Jörg von Scheidt/Marie-Luise Eikelbeck

Gerontopsychologie

Jörg von Scheidt/Marie-Luise Eikelbeck

Gerontopsychologie

Eine Einführung
für die Pflege alter Menschen

BELTZ
PsychologieVerlagsUnion

Anschrift der Autoren:

Dipl.-Psych. Jörg von Scheidt
Diakoniewerk Kaiserswerth
Kaiserswerther Seminare
Postfach 310120, D-40489 Düsseldorf

Dipl.-Psych. Marie-Luise Eikelbeck
Diakonisches Werk
Zentrum für Fort- und Weiterbildung in der Pflege
Am Hedreisch 6, D-44221 Dortmund

Lektorat: Gerhard Tinger

Die Deutsche Bibliothek – CIP-Einheitsaufnahme

Scheidt, Jörg von: Gerontopsychologie: Eine Einführung für die Pflege alter Menschen / Jörg von Scheidt/Marie-Luise Eikelbeck. – Weinheim: Beltz, Psychologie Verlags Union, 1995
ISBN 3-621-27268-2
NE: Eikelbeck, Marie-Luise:

Umschlaggestaltung: Dieter Vollendorf, München
Herstellung: Goldener Schnitt, Rainer Kusche, Sinzheim
Druck und Bindung: Druckhaus Thomas Müntzer, Bad Langensalza
Printed in Germany
Gedruckt auf säurefreiem Papier

ISBN 3-621-27268-2

Inhaltsverzeichnis

Vorwort

Nachdem wir 1991 ein Lehrbuch der Psychologie für die Krankenpflege veröffentlicht haben, legen wir nun ein spezielles Einführungsbuch in die Gerontologie und Gerontopsychologie für Pflegeberufe und pflegende Angehörige vor.

Dieses Buch kann in erster Linie in der Aus-, Fort-, und Weiterbildung der Altenpflege eingesetzt werden. Wir haben hier bislang recht erfolgreich mit dem Krankenpflegebuch gearbeitet, denn selbstredend ist psychologisches Wissen rund um die Krankheit - und darum geht es in unserem Krankenpflegebuch - für alle Pflegeberufe interessant. Aber auch wenn das Thema Krankheit für den Altenbereich wichtig ist (etwa angesichts der Multimorbidität vieler Älterer), so sind doch noch viele weitere Aspekte interessant, etwa die psychologischen Seiten zahlreicher nicht-pathologischer Alternsprozesse.

Das Buch eignet sich aber auch für die Aus-, Fort- oder Weiterbildung in der Krankenpflege. Dies deshalb, weil auch hier die Themen Altern und Versorgung/Pflege Älterer aktuell sind und auch zunehmend wichtiger werden. Sei es, daß viele Krankenschwestern/-pfleger in Alten(pflege)heimen oder Sozialstationen arbeiten, oder daß viele ältere Menschen stationär in Krankenhäusern aufgenommen werden. Immer zeigt sich einerseits die Wichtigkeit gerontologischen Fachwissens, andererseits das häufige Fehlen dieser Kenntnisse in der Praxis.

Last not least ist dieses Buch auch für pflegende Angehörige geschrieben. Dies deshalb, weil der überwiegende Teil der gesellschaftlich erforderlichen Pflegeleistungen nach wie vor in den Familien (und dort von den Frauen) erbracht wird. Neben den praktischen Folgen, die dies für eine Familie hat (Umstrukturierung des Alltags, zusätzliche Belastungen für den Haushalt), zeigt sich immer wieder, daß die Angehörigen auch durch die Unsicherheiten belastet werden, die durch fehlendes Wissen und fehlende praktische Schulung in der Pflege entstehen. Dieses Buch will auch diese Defizite beseitigen helfen.

Allen, die dies Buch lesen, wünschen wir jedenfalls einen guten Einstieg in gerontologische Themen und etwa Spaß dabei.

Zur Schreibweise:

1. Über die „richtige“ geschlechtsneutrale Schreibweise wird mittlerweile mehr auf der meta- kommunikativen Ebene diskutiert als auf der Sachebene. Es geht mehr um den Sinn oder Unsinn grammatikalischer Veränderungen des Deutschen und seine Vor- und Nachteile für den tagtäglichen Gebrauch u. ä. als um die Sache.
2. Die letzten Vorschläge und Entscheidungen der Dudenredaktion befriedigten uns nicht.
3. Der Pflegeberuf ist (fast) ein reiner Frauenberuf. Wir verwenden deswegen in diesem Buch fast ausschließlich die weibliche Schreibweise. Männer sind dabei ausdrücklich mitgemeint.

1 Einleitung

In der Einleitung geht es um einige Informationen, die Sie wissen sollten, bevor Sie dieses Buch lesen: es geht um die Grenze von Wissen und Büchern, die verwendeten Begriffe und die gegenwärtige Situation der (Alten-)Pflege.

1.1 Grenzen des Wissens

Viele Vorgänge in der Natur, beim Menschen und in der Gesellschaft sind bis auf den heutigen Tag nicht bekannt. Über zahlreiche Vorgänge gibt es derzeit nicht eine, sondern meist mehrere (oft einander widersprechende) wissenschaftliche Theorien. Die Gerontologie macht insofern auch keine „wahren" Aussagen über einen natürlichen Prozeß des Alterns oder über natürliche Veränderungsprozesse im Alter. Sie kann keine „bewiesenen" oder „wahren" Empfehlungen zur Gestaltung von Heimen oder Sozialstationen geben. Sie kann lediglich Vermutungen, Hypothesen oder vorläufige Theorien über diesen Prozeß entwickeln, die mehr oder weniger brauchbar sind. Sie wurde und wird dabei auch immer durch Vor-Urteile, Meinungen oder aktuelle Modeströmungen in der Wissenschaft beeinflußt. Die Auswahl der Inhalte und die Darstellung der Ergebnisse in diesem Buch spiegeln insofern vielfach unsere Meinung wider und nicht (nur) neutrale wissenschaftliche Erkenntnisse. Unsere Meinungen wiederum gehen auf Vorstellungen und Entscheidungen zurück, wie wir Menschen leben wollen, die meist nicht weiter beweis- oder begründbar sind. Die Aufnahme des Buchinhaltes wird sich insofern auch immer daran zu messen haben, inwieweit Ihre eigenen Vorstellungen mit unseren übereinstimmen, oder inwieweit die Theorien, Ideen und Vorstellungen überhaupt praktikabel, finanzierbar usw. sind. Hierbei ist aber auch zu beachten, daß wissenschaftliche Erkenntnisse die Gestaltung unserer Welt weit weniger beeinflussen als früher angenommen. Gerontologisches Wissen hat insofern immer nur einen begrenzten Einfluß, es ist ein Faktor in einem Bündel vielfältiger und unterschiedlicher Interessen.

Und: Ohne Frage kann theoretisches Wissen für praktisches Handeln von Bedeutung sein. Nur etwas zu wissen, bedeutet aber noch lange nicht, entsprechend zu handeln! Die Umsetzung theoretischer Erkenntnisse in die Praxis ist vielmehr ein komplizierter und zeit- und kräfteraubender Prozeß. Dies gilt auch für das in diesem Buch beschriebene gerontologische Wissen. Wenn Sie dieses Buch gelesen haben, dann wissen Sie zwar viel über die derzeitige wissenschaftliche Sichtweise menschlicher Alterungsprozesse. Aber auch im Rahmen professioneller Aus- und Weiterbildungen (etwa zur Altenpflegerin) wird dieses ganze Wissen allein niemals ausreichen, ein professionelles Handeln im Sinne dieser Erkenntnisse zu erzeugen. Nur praxisnahe Aus- und Weiterbildungen, die ein umfassendes Verhaltenstraining, viel Selbsterfahrung, Gefühlsarbeit und Persönlichkeitsentwicklung beinhalten, können hier überdauernde Veränderungen bewirken. Dies braucht aber immer auch viel Zeit.

Wir stoßen zudem leider immer wieder auf die Vorstellung, daß ein praxisnahes Buch Anweisungen oder Tips für möglichst alle Situationen im beruflichen Alltag bieten sollte. Bei Problemen und Schwierigkeiten läßt sich dann kurz nachschlagen, was am besten zu tun ist, was dieses Verhalten bedeutet usw. Ein solches Rezeptbuch kann und sollte es nicht geben. Allein schon deshalb nicht, weil bereits die oben angesprochene Umsetzung in die Praxis so kompliziert ist, daß es nicht mit dem Lesen eines Buches getan ist.

Das erklärte Ziel dieses Buches ist es trotzdem, Ihnen eine Hilfe für den praktischen Umgang mit alten Menschen zu bieten. Was wir dazu vorlegen, ist eine Theorie über die Praxis. Eine Theorie, die wir erhalten, wenn wir mit Hilfe der Gerontologie über die Altenpflege und das Altern nachdenken. Beides betrachten Sie auch jetzt schon durch eine theoretische Brille, nämlich durch Ihre eigenen Vorstellungen, Vorurteile, Stereotype, Theorien und Gedanken zu alten Menschen, zur Heimunterbringung oder zur Altenpflege. Diese Einstellungen beeinflussen auch jetzt schon Ihre Begegnung mit älteren Menschen. Ja, vielleicht legen diese Einstellungen überhaupt erst fest, wen Sie als alt bezeichnen, wie Sie mit alten Menschen umgehen, wie Sie mit Ihnen reden, was Sie tun usw. Wir laden Sie mit diesem Buch ein, eine neue Brille auszuprobieren. In einigen wesentlichen Punkten werden Sie vielleicht durch diese neue Brille die Welt älterer Menschen anders sehen als bisher.

1.2 Geronto-?? – Über Begriffe und ihren Sinn

Vor etwa drei Jahren hat die Deutsche Gesellschaft für Geriatrie zusammen mit der Deutschen Gesellschaft für Gerontologie eine Schrift veröffentlich, in der insgesamt 17 Merkmale benannt werden, die die

Geriatrie von anderen medizinischen Disziplinen (insbesondere von der Inneren Medizin) unterscheiden, und zu einer entsprechenden Zuordnung der Patientinnen führen sollen. Dies macht bereits deutlich, um was es bei Abgrenzungen dieser Art oft geht: um handfeste berufspolitische/-ständische Interessen.

Viele der aufgeführten Merkmale machen aber auch weniger die Grenzen der Geriatrie deutlich, als vielmehr notwendige Grenzüberschreitungen mit anderen medizinischen und nicht-medizinischen Disziplinen, etwa Interdisziplinarität, psychosomatische Zusammenhänge, präventive und rehabilitative Anteile, Umweltbezogenheit. Sie zeigen, wie schwierig eine eindeutige Abgrenzung ist. Und genau dies gilt auch für die Gerontologie und alle anderen Gerontowissenschaften, also Gerontopsychologie, – soziologie usw.

Die Gerontologie kann dabei als Oberbegriff verstanden werden, als Wissenschaft oder Lehre vom Altern. Sie „beschäftigt sich mit der Beschreibung, Erklärung und Modifikation von körperlichen, psychischen, sozialen, historischen und kulturellen Aspekten des Alterns und des Alters, einschließlich der Analyse von alternsrelevanten und alternskonstituierenden Umwelten und sozialen Institutionen“ (Baltes & Baltes 1992, 8).

Die Deutsche Gesellschaft für Gerontologie ist 1967 aus der Deutschen Gesellschaft für Alternskunde entstanden. Ihre Entstehung ist eng verknüpft mit der Einsicht, daß das Altern betreffende Fragestellungen nicht nur durch die Medizin (Geriatrie) bearbeitet werden sollten, sondern auch andere Wissenschaften daran beteiligt werden müssen. Entsprechend wurden zu Beginn eine Sektion Psychologie (Gerontopsychologie) und eine Sektion Soziologie (Gerontosoziologie) gegründet. Das erscheint auf den ersten Blick recht einfach und problemlos, auch hinsichtlich der Abgrenzung der Disziplinen untereinander. Dies ist aber auf den zweiten Blick nicht der Fall: So kann sich etwa die Gerontopsychologie mit der Intelligenzentwicklung im Alter beschäftigen (ein typisch psychologisches Thema). Stellt sich bei diesen Untersuchungen aber heraus, daß die Intelligenz sehr stark von den Lebensbedingungen der Menschen abhängt, so ist die Grenze bereits nicht mehr eindeutig zu ziehen. Diese Lebensbedingungen werden nämlich von der Soziologie oder von der Sozialpolitik untersucht, z. B. die zeitspezifischen Möglichkeiten zur Schul- und Berufsausbildung oder die Arbeitsbelastungen. Eine solch grenzüberschreitende Entwicklung geschieht in der Tat in immer mehr Forschungsbereichen, wodurch die Forderung nach Interdisziplinarität in der Gerontologie in ihrer Berechtigung immer deutlicher wird. Zudem sind die Zielgruppe dieses Buches Pflegende bzw. pflegende Angehörige. Gerade hier zeigt sich, daß wir es mit einem überaus komplexen Handlungsfeld zu tun haben, welches nur mit einer möglichst breiten Perspektive zu untersuchen ist. Ein Handlungsfeld, in dem wissenschaftliche Erkenntnisse obendrein auch immer nur eine begrenzte Gestaltungs- oder Einflußchance haben, da es letztlich darum geht, die zukünftigen Lebens- und Arbeitsbedingungen von ungefähr 30 – 40 % der Bevölkerung dieses Landes zu erforschen und zu gestalten. Insofern agieren hier neben der Wissenschaft eine Fülle von Handelnden, Gruppen, Institutionen, Verbänden usw. mit-, neben- oder gegeneinander. Auch wenn der Schwerpunkt dieses Buches insofern im gerontopsychologischen Bereich liegt, so werden wir angesichts dessen doch an vielen Stellen notwendigerweise über eine enge psychologische Themenauffassung hinausgehen. Wir verwenden deswegen häufig den Oberbegriff „Gerontologie" und nehmen eine interdisziplinäre Perspektive ein, in der auch historische, soziologische und politische Aspekte Platz finden.

1.3 Zeit der Veränderung

Im Jahre 1994 ein Geronto-Lehrbuch für Pflegende und pflegende Angehörige zu schreiben, geschieht in einer Zeit der Veränderung. Der Gesundheits- und Sozialbereich wird durch viele Gesetze neu gestaltet, etwa durch das Gesundheitsreformgesetz oder die Pflegeversicherung. Andererseits ist der Diskussionsprozeß über unsere zukünftige „ergraute Gesellschaft" (Deutsches Zentrum für Altersfragen 1989) – immer noch – unabgeschlossen. In beiden Bereichen ist derzeit zudem noch weitgehend unklar, was sich wie verändern wird bzw. soll. Dies deshalb, weil beide Bereiche derart kompliziert sind, daß praktisch alles mit allem irgendwie zusammenhängt. Sowohl Vorhersagen als auch Gestaltungsmöglichkeiten müssen immer mit vielen unbekannten oder nicht kalkulierbaren Faktoren rechnen. Die folgenden Ausführungen umreißen deswegen mehr das Thema, als daß sie unumstößliche Fakten liefern wollen.

1.3.1 Demographische Veränderungen

Die Bevölkerungsstruktur in Deutschland wird sich bis zum Jahre 2030 grundlegend verändern. Denn die geburtenstarken Jahrgänge aus der Zeit vor dem ersten Weltkrieg werden älter, die Lebenserwartung der Bevölkerung steigt bzw. die Sterblichkeit sinkt und die Zahl der Geburten geht in den letzten Jahrzehnten zunehmend zurück. Folgt man den Modellrechnungen des statistischen Bundesamtes dann ist das Resultat dieser Entwicklung, daß die Bevölkerung insgesamt zunächst zurückgehen wird, und zwar von derzeit etwa 60 Millionen auf ca. 48 Mill. im Jahr 2030 oder – wenn die neuen Bundesländer mit einbezogen werden – von 80 auf 70 Mill. Zudem ändert sich die Struktur oder Zusammensetzung: Es wird zu einer starken Zunahme der über 60jährigen kommen und zu einem noch stärkeren Wachstum der über 80jährigen. Die Zahl der unter 20jährigen nimmt demgegenüber weiter ab (siehe Tabelle 1).

Tabelle 1. Anteil verschiedener Altersgruppen an der Bevölkerung in den Jahren 1990 bzw. 2030 (bezogen auf Gesamtdeutschland)

	unter 20jährige	über 60jährige	über 80jährige
1990	13,0 Mill.	16 Mill.	3,0 Mill.
2030	7,3Mill.	24 Mill.	4,5 Mill.

Prozentual sind somit im Jahre 2030 vermutlich 35 % der Bevölkerung über 60 Jahre alt (gegenüber derzeit ca. 20 %) und über 6 % älter als 80 (derzeit: ca. 4 %). Hinsichtlich dieser allgemeinen Entwicklungsrichtung sind sich alle Untersuchungen einig. In bezug auf die Größenordnung gibt es allerdings unterschiedliche Modellrechnungen. Diese weichen teilweise erheblich von den Daten des statistischen Bundesamtes ab. Dies deshalb, weil alle Untersuchungen mit bestimmten Faktoren rechnen müssen, die schlicht und einfach nicht genau vorherzusagen sind, wie etwa die Geburten- oder Todesrate, die durchschnittliche Lebensdauer, die Entwicklung des Krankheitsspektrums oder die Zuwanderungsquote aus anderen Ländern. Über den Einfluß dieser Faktoren auf die vorliegenden Prognosen sind sich die Statistikerinnen wiederum nicht einig, manche halten ihn für gering, andere nicht.

Und: Diese Modellrechnungen betreffen zunächst nur den rein demographischen Aspekt. Schwieriger wird es insofern, wenn wir uns einige der in der Öffentlichkeit immer wieder diskutierten Folgen der Altersstrukturveränderung anschauen. Denn aus demographischen Prognosen läßt sich nicht einfach folgern, daß

- der Bedarf an professioneller Pflege steigen wird,
- die Bedarfsdeckung mangels zur Verfügung stehender Erwerbspersonen schwieriger wird und
- sich die Versorgung in der Pflege dramatisch verschlechtern wird.

So einfach liegen die Dinge nämlich nicht! Wir wollen dies lediglich an drei Punkten diskutieren und aufzeigen.

1. Alter ist nicht gleich pflegebedürftig.

Eine Zunahme älterer Menschen führt nicht notwendigerweise zu einer Zunahme von Pflegebedürftigen. Altern führt nicht zwingend zu Krankheit oder Pflegebedürftigkeit. Entscheidende Einflußfaktoren sind hier etwa die körperlichen und psychischen Belastungen durch den Arbeits- und Freizeitbereich, die Ernährungsgewohnheiten oder die gesellschaftlichen Hilfsangebote zur Erhaltung einer selbständigen Lebensführung. Diese Faktoren sind aber gestaltbar. Eine Vorhersage der Anzahl der pflegebedürftigen Menschen in zwei oder drei Jahrzehnten ist aus diesen Gründen recht schwer. Die Pflegeberufe sind im übrigen selbst ein gutes Beispiel für den Zusammenhang zwischen Krankheit, Berufsunfähigkeit oder Pflegebedürftigkeit und der gesellschaftlichen Gestaltbarkeit der Lebens- und Arbeitsbedingungen. Denn erstens sind für diesen Beruf die körperlichen und psychischen Belastungen bekannt. Zweitens ist bekannt, daß etwa die körperlichen Belastungen zu muskulo-skelettalen Schädigungen führen können (und damit zu diversen Krankheiten, zu Berufsunfähigkeit oder Pflegebedürftigkeit). Drittens sind viele der Belastungen vermeid- bzw. gestaltbar. Mit anderen Worten: Durch eine entsprechende Gestaltung der Pflege kann heute verhindert werden, daß Altenpflegerinnen morgen zu ihrem eigenen Klientel, also krank oder pflegebedürftig werden.

Dies ist aber nur die Oberfläche des Problems. Derzeit sind Berechnungen zukünftig Pflegebedürftiger vor allem deswegen schwierig, weil völlig (oder zumindestens weitgehend) unklar ist, was Pflegebedürftigkeit eigentlich ist, wer welchen Grad an Pflegebedürftigkeit aus welchen Gründen erreicht hat und welche Art der Versorgung bei gegebener Pflegebedürftigkeit angemessen oder notwendig ist. Die hier anstehenden Probleme sind gewaltig: Zunächst einmal ist der Begriff der Pflegebedürftigkeit immer noch stark von der Medizin geprägt. Diese bindet ihn wiederum an den Krankheitsbegriff, und zwar meist insoweit, als daß Pflegebedürftigkeit eine Folge von Krankheit ist. Eine Folge, die sich aber andererseits von einer Krankheit dadurch unterscheidet, daß medizinische Maßnahmen keine Verbesserung des Zustandes oder die Verhütung einer Verschlimmerung versprechen. Letzteres hat insofern weit über den Bereich der engen medizinischen Behandlung hinausgehend versicherungsrechtliche Folgen: Die Krankenversicherung zahlt in diesem Fall nämlich nicht mehr – zumindestens im Fall stationärer Versorgung. Die Abgrenzung von Krankheiten ist andererseits nicht so einfach, weil es eine Reihe von Erkrankungen gibt, die sehr schleichend verlaufen, dauerhafte Schädigungen oder Beeinträchtigungen zur Folge haben oder chronisch werden, etwa Schlaganfall, Knochenbrüche, Gelenkrheumatismus, Herzinsuffizienz, Diabetes u. a. Wo eine behandlungsbedürftige Krankheit hier aufhört und ein Pflegefall anfängt, ist häufig schwer zu sagen. Daß hier in Zukunft Verbesserungen oder Klärungen zu erwarten sind, darf bezweifelt werden. Der Erste Altenbericht der Bundesregierung bzw. der in diesem enthaltene Bericht der Sachverständigenkommision hilft hier beispielsweise nicht weiter. Hier wird zwar für eine Auflösung der Unterscheidung von Krankheit und Pflegebedürftigkeit plädiert, aber lediglich dadurch, daß das Konzept der Pflegebedürftigkeit als überflüssig erklärt wird. Diese wird als eine Krankheitsfolge verstanden, die einerseits Einschränkungen der Selbstversorgungsfähigkeit zur Folge hat, andererseits „Behinderungen, die es dem Betroffenen erschweren, die ihm unter Bedingungen der Nicht-Behinderung zufallenden Rollen auszufüllen" (BMFuS 1993, 153). Damit wird die Pflegebedürftigkeit

- wieder in die alleinige Definitionsmacht der Medizin gerückt, ihre Definition und Attestierung als Krankheitsfolge erfolgt durch Ärztinnen,
- diese als Behinderung (!) definiert,
- Behinderung diskriminierend als unzureichende Rollenerfüllung verstanden.

Dies sind aber alles Merkmale, die – ungeachtet ihrer prinzipiellen Problematik und Fragwürdigkeit – berufspolitisch für die Pflege unannehmbar sind. Dies vor allem deshalb, weil die Auflösung des Konzeptes der Pflegebedürftigkeit und die entsprechende Anbindung derselben an den Krankheitsbegriff den Bemühungen der Pflege um Eigenständigkeit diametral entgegenläuft.

Weiterhin ist für die Sozialgesetzgebung der anfallende Pflegeaufwand zu ermitteln. Dies deshalb, weil die Finanzierung der Versorgungsstruktur, des Personals oder der notwendigen Maßnahmen davon abhängt. Auch hier zeigt sich derzeit keine systematische Einigung auf entsprechende Bestimmungskategorien, etwa Pflegestufen. Bislang unterscheiden sich diese von Bundesland zu Bundesland erheblich. Von der Problematik solcher Einteilungsversuche für die betroffenen Menschen und Institutionen einmal abgesehen, fehlt es an einheitlichen Einteilungskriterien. Die Pflegeversicherung schafft hier zwar oberflächlich betrachtet Abhilfe, nämlich durch die Vorgabe von drei Pflegestufen. Aber deren konkrete Anwendung, vor allem die Beurteilung und Begutachtung der Pflegebedürftigkeit, steht derzeit noch vor ganz erheblichen Problemen (fehlende Trennschärfe der Abgrenzung, unzulängliche Abgrenzungskriterien, fragwürdige Beurteilungsdelegation an den medizinischen Dienst der Krankenkassen u.v.m.).

Die prognostizierte Zunahme der Pflegebedürftigen – um bis zu einer Million bis zum Jahre 2030 für alle Pflegekategorien – ist insofern mit Vorsicht zu geniessen. Ja, selbst die aktuellen Angaben über die Zahl der gegenwärtigen Pflegebedürftigen in Deutschland schwankt stark, und zwar um über eine Million (!) für die zu Hause lebenden pflegebedürftigen Personen. Vorzufindende Schätzungen beginnen bei 0,4 Mill. und gehen bis zu 1,6 Mill. Solche Schwankungen gelten entsprechend auch für die gesellschaftlichen Anforderungen hinsichtlich der Finanzierung dieser Pflegeleistungen.

Jede Prognose oder Schätzung der Anzahl Pflegebedürftiger steht somit einerseits bereits heute auf unsicheren Füßen, andererseits muß sie noch zusätzlich und deutlich relativiert werden:

- Einmal ist es wichtig darauf zu verweisen, daß derzeit etwa ein Viertel aller insgesamt Pflegebedürftigen jünger als 60 Jahre sind.
- Zum anderen sind die meisten Menschen auch im hohen Alter nicht hilfs- oder pflegebedürftig.
- Letztlich zeigt sich in bezug auf die Finanzierung der Pflegebedürftigkeit in vielen Modellrechnungen, „daß auch unter ökonomischen Aspekten die zunehmende Langlebigkeit der Population keine katastrophalen Züge trägt" (DZA 1989, 17). Dies deshalb, weil etwa durch Produktivitätssteigerungen, Ausschöpfung des Erwerbspotentials im höheren Alter, durch Senkung des Einkommensniveaus oder durch die Privatisierung von Risiken der Finanzierungsrahmen tragbar bleiben kann, denn durch diese Maßnahmen können die Einnahmen der Kranken- bzw. Pflegekassen erhöht und die Ausgaben gesenkt werden. (Maßnahmen, die ihrerseits bzw. durch ihre Folgen allerdings problematisch sind oder werden können. So führt beispielsweise eine Privatisierung von Risiken in bezug auf die Pflege, unter Umständen dazu, daß nicht mehr alle Menschen den Pflegeaufwand in Anspruch nehmen können, den sie brauchen oder wünschen.)

Pauschal und diskriminierend von einer „Alterslast" der Gesellschaft zu sprechen, verbietet sich also.

2. Die Zahl der Beschäftigten im Pflegebereich ist nur bedingt von den zur Verfügung stehenden Erwerbspersonen abhängig.

Es kann sein, daß der zukünftige Bedarf an Pflegepersonal aufgrund der abnehmenden Zahl von (jungen) Erwerbspersonen nicht mehr gedeckt werden kann. Nur zwei Dinge dürfen dabei nicht aus dem Auge verloren werden:

a. Der Bedarf an Pflegepersonal hängt nur bedingt von der Zahl der Pflegebedürftigen ab. Wichtig ist auch immer, wie und von wem diese versorgt werden. Professionelle Pflege ist dabei aber immer nur eine Möglichkeit; Selbstpflege, Förderung von nicht-professionellen Unterstützungsformen (etwa Wohngemeinschaften von Jung und Alt), familiäre oder ehrenamtliche Pflege sind andere.
b. Bereits derzeit existiert eine große Lücke zwischen dem Bedarf an Pflegepersonal und dem Angebot bzw. den aktuell Beschäftigten. Die Schätzungen über die Größe dieser Lücke sind entsprechend den Berechnungsgrundlagen oder den verfolgten Interessen sehr unterschiedlich; sie bewegen sich aber sowohl für den Krankenpflege- als auch für den Altenpflegebereich meist weit im fünfstelligen Bereich. Je höher dabei die Anforderungen an die Pflege sind, etwa hinsichtlich der Pflegequalität, der Qualifikation der Pflegeberufe oder der Beschäftigungsgrundlagen (sozialversicherungspflichtige Beschäftigung, Absicherung bei Teilzeittätigkeit usw.), je höher sind auch die Schätzungen in bezug auf den „Pflegenotstand". Aktuelle Rechnungen der Bundesanstalt für Arbeit gehen – auch mit Blick auf die Pflegeversicherung – von einem (zusätzlichen) Bedarf von 150.000 Stellen im Altenpflegebereich aus (vgl. Forum Sozialstation, Heft 68). Die derzeitige Lücke zwischen Angebot und Nachfrage bei den Pflegenden zeigt aber deutlich, daß diese eben nicht nur von den zur Verfügung stehenden Erwerbspersonen abhängt, und damit indirekt von der Geburtenrate. Vielen andere Faktoren spielen hier eine Rolle, etwa die Arbeits- oder Beschäftigungsbedingungen, die Arbeitszeit, die Attraktivität des Ausbildungsberufes Pflege, die gesellschaftliche Anerkennung oder Akzeptanz u.v.m. Rein demographische Berechnungen reichen also nicht aus, den zukünftigen Bedarf an Pflegepersonal zu schätzen bzw. eine personelle Unterversorgung zu prognostizieren. Erst recht nicht, wenn dabei nur junge Erwerbspersonen berücksichtigt werden. Denn die geringe Verweildauer im Pflegeberuf führt zu einem vermutlich (auch langfristig) sechsstelligen Wiedereingliederungspotential in der Pflege. Damit sind Pflegekräfte gemeint, die nach einer relativ kurzen Verweildauer (etwa nach 5 Jahren) den Beruf verlassen, aber prinzipiell bereit sind wieder zurückzukehren. Dieses Rückkehrpotential ist bereits heute erkannt. Es ist aber auch wiederholt festgestellt worden, daß eine Rückkehr – etwa von Frauen nach der Geburt eines Kindes – nicht nur von der prinzipiellen Rückkehrmöglichkeit abhängt. Eine „rückkehrfreundliche" Gestaltung der Arbeitsbedingungen ist dazu ebenfalls notwendig, etwa in Form familienfreundlicher, flexibler Ar-

beitszeiten. Auch dies zeigt, daß Personalplanung in der Pflege nicht nur mit vereinfachten demographischen Daten arbeiten darf.

3. Zukunftsprognosen dürfen nicht von der Gegenwart ablenken.

Die erwarteten und diskutierten Entwicklungen verstellen häufig den Blick darauf, daß es bereits seit Jahrzehnten mit der Pflege und Gesundheitsversorgung nicht zum Besten steht. Ein paar Stichworte dazu:

Der in der Öffentlichkeit häufig diskutierte „Tod der Familie“ oder der anstehende „Krieg zwischen den Generationen“ verstellt den Blick darauf, daß ungeachtet aller sozialen Veränderungen etwa 90 % aller Pflegeleistungen nach wie vor in den Familien erbracht werden, und zwar überwiegend von Frauen, die selbst bereits über 60 sind. Er verstellt auch den Blick darauf, daß die familiäre Pflege aufgrund der enormen Belastung seit Jahrzehnten bereits der staatlichen Hilfe bedürfte, daß diese Hilfe aber gesetzlich, finanziell oder organisatorisch bislang nicht ausreichend bereitgestellt wurde, mit der Folge unverantwortlicher Belastungen für die Pflegenden und extremen Defiziten bei der Pflege der Älteren. Nur: Die Bekanntheit dieser Mißstände hat bislang nur zu wenigen politischen Verbesserungsmaßnahmen geführt.

Das Gesundheitssystem in Deutschland ist bislang an einseitigen nicht mehr zeitgemäßen Maßstäben orientiert, vor allem an
- einem fragwürdigen Krankheitsbegriff (regelwidriger Körper- oder Geisteszustand, fast ausschließliche Orientierung an der Wiederherstellung der Erwerbsfähigkeit),
- der versicherungsrechtlichen Orientierung an diesem Krankheitsbegriff (weshalb Pflegeleistungen derzeit primär von der Sozialhilfe finanziert werden müssen, – ungeachtet der Pflegeversicherung, die daran wahrscheinlich nur wenig ändern wird, da ihr Finanzierungsrahmen zur Deckung der tatsächlichen Kosten kaum ausreichen dürfte),
- an einer Medizinalisierung des gesamten Gesundheitsbereiches, also an der alleinigen Definitionsmacht der Medizin,
- an einem Defizitmodell vom Alter, was zu der Vorstellung von „natürlichen Verschleißerscheinungen“ führt bzw. diese fördert, weswegen letztlich
- das Gesundheitssystem insgesamt wenig verhaltenstherapeutisch oder rehabilitativ ausgerichtet ist.

Hinzu kommen erheblich Defizite im stationären und ambulanten Pflegebereich:

– in der ambulanten Altenpflege fehlt es an Kurzzeit- oder Tagespflegeeinrichtungen (derzeit nur etwa 3.200 Plätze bei einem ca. 10fachen Bedarf),
– die Sozialstationen decken den Bedarf auch nicht, sie sind finanziell und personell meist schlecht ausgestattet, die finanzierten Leistungen reichen – gemessen an einem 24-Stunden-Tag – nur für einen Bruchteil der notwendigen Versorgung, von möglichen psychosozialen oder rehabilitativen Aufgaben einmal ganz abgesehen,
– in der stationären Pflege fehlt es an Pflegepersonal, vor allem auch an gerontopsychiatrisch qualifizierten Fachkräften,
– mögliche Wohnraumanpassungen zur Förderung der Selbständigkeit älterer Menschen erfolgen bislang wenig oder gar nicht.

Diese Mängelliste ließe sich noch eine Weile fortsetzen. Sie zeigt aber überdeutlich, daß das gegenwärtige System der Gesundheitsversorgung vielfältiger Verbesserungen bedarf und heute bereits den Anforderungen bei weitem nicht gerecht wird. Dies zeigen auch internationale Vergleiche, etwa mit den Niederlanden oder Dänemark. Inwieweit und für welche Gruppen in Zukunft noch weitere Verschlechterungen dieser Versorgung zu erwarten sind, bleibt abzuwarten. Generell sind Prognosen hier aber schwierig. Mit Sicherheit aber – und damit wollen wir diesen Teil abschließen – kann die Zukunft älterer Menschen und ihrer Pflege nicht nur auf der Grundlage demographischer Daten diskutiert werden. Zuviele zusätzliche Einfluß- und Gestaltungsfaktoren wirken hier ein.

1.3.2 Strukturelle Veränderungen

Strukturwandel des Alters

Die bisherigen Ausführungen sind für eine Prognose auch deswegen viel zu einseitig, weil sie die demographischen Veränderungen ausschließlich aus der Perspektive einer „Alterslast" betrachten. Altern wird demnach einseitig als Versorgungs- oder Pflegeproblem betrachtet. Dies wird aber dem insgesamt erfolgten „Strukturwandel des Alters" nicht gerecht. Ältere Menschen sind ja nicht nur krank oder pflegebedürftig. Für die große Masse älterer Menschen gilt dies eindeutig nicht! Deren Bedeutung wächst aber andererseits gesellschaftlich allein schon dadurch, daß sie einen immer größeren Teil der Bevölkerung ausmachen und somit möglicherweise auch eine bedeutende, sprich: gestaltende, Rolle, für Konsum, Politik und andere gesellschaftliche Bereiche gewinnen. Aufgrund der Unsicherheit über Form, Wirkung oder Richtung dieser wachsenden „Altenmacht", wird dies aber derzeit in der Gerontologie sehr kontrovers diskutiert. Viele Gerontologinnen sehen in den wachsenden älteren Bevölkerungsteilen allerdings eine Chance für die Gesamtgesellschaft. Folgen wir positiven Prognosen, können sich dadurch nämlich eine Reihe fruchtbarer Entwicklungstrends durchsetzen: neue Formen von Beziehungen und Familienstrukturen, „androgyne" (geschlechterübergreifende) Entwicklungen von Männern und Frauen im Alter, Sinnfindung für die neue Lebensphase des Alters u.v.m.

Grundlage vieler dieser Prognosen ist der bereits sich abzeichnende sogenannte Strukturwandel des Alters (s. Naegele & Tews 1993). Hans Peter Tews beschreibt diesen Wandel anhand von fünf Merkmalen:

- Verjüngung des Alters
  Damit sind sehr verschiedene Phänomene gemeint, von einer vermehrten Selbsteinschätzung Älterer als jung beginnend, über eine frühzeitige (vor Erreichen der derzeitigen Altersgrenze) Ausgrenzung von Arbeitnehmerinnen aus dem Erwerbsleben bis zu einem – im Gegensatz zu früheren Generationen – frühzeitigen Abschluß der Kindererziehungsphase.
- Entberuflichung
  Dieses Merkmal soll die kontinuierlich abnehmende Erwerbsbeteiligung älterer Menschen kennzeichnen.
- Feminisierung
  Mit zunehmendem Alter erhöht sich der Anteil der Frauen an der älteren Bevölkerung, was z.B. auch spezifische Probleme schafft. Eines dieser Probleme wird mit dem Begriff der „kumulativen Benachteiligung" umschrieben. Gemeint ist damit, daß verschiedene gesellschaftliche und soziale Strukturen, beispielsweise das Rentenrecht oder die soziale Lage, insgesamt zu einer kumulativen (angehäuften) Benachteiligung von Frauen führen (Armut, Isolierung, schlechte Wohnverhältnisse u. ä.).
- Singularisierung
  Mit zunehmendem Alter nimmt der Anteil Alleinlebender zu.
- Hochaltrigkeit
  Immer mehr Menschen werden immer älter. Der Anteil von über 80- oder 90jährigen nimmt stark zu.

Über die Richtigkeit dieser Annahmen oder Beschreibungen des Strukturwandels wird derzeit noch viel diskutiert. Viel wichtiger als die Frage ihrer Richtigkeit oder Angemessenheit ist jedoch, daß durch Diskussionen dieser Art deutlich wird, daß Altern nicht mehr gleichförmig nach einer „Normalbiographie" oder einem entsprechenden Lebenslauf erfolgt. Die Faktoren, die einen solchen Lebenslauf bestimmen, sind allesamt in Bewegung geraten, so etwa der Bildungsbereich, die Familienstrukturen und Wohnverhältnisse, das System sozialer Sicherung, die Struktur des Erwerbslebens, die durchschnittliche Lebenserwartung, der Gesundheitszustand u.v.m. Die alten Ordnungen werden in Zukunft wahrscheinlich zunehmend weiter zerfallen. Das Problem für die Gerontologie ist nun, die Konsequenzen dieses Wandels für das Alter zu untersuchen. Dabei muß Neues und Altes, Kontinierliches und Brüchiges, individuelle Entwicklungsmöglichkeiten und gesellschaftliche Bestimmung u.v.m. voneinander abgegrenzt werden. Sicher erscheint lediglich, daß allgemeine Aussagen über das Alter mittlerweile nicht mehr möglich sind, Altern in unserer Gesellschaft ist vielfältiger geworden. Insofern kann nur vor Vereinseitigungen bei der Beschreibung der Lebenslage älterer Menschen gewarnt werden. Genausowenig wie alle Älteren krank und pflegebedürftig sind, sind sie Angehörige der Gruppe der „Neuen Alten“, also der gutsituierten, gebildeten, aktiven, engagierten Älteren. So wie es kumulative Benachteiligungen gibt, so gibt es auch kumulative Vorteile für manche Älteren (Doppelrenten-Haushalte). Alt-sein auf dem Land, ist etwa anderes als Alt-sein in der Stadt. Alleinleben kann für die einen eine verstärkte soziale Isolierung, eingeschränkte Unterstützungsmöglichkeiten und Selbständigkeit oder geringere Aktivitäten nach sich ziehen, für die anderen zu einer erhöhten Autonomie führen. Kurz: Der Strukturwandel des Alters eröffnet neue Chancen, aber auch neue Ungleichheiten, setzt alte Chancen außer Kraft, aber auch fort. Derzeit bleibt noch aufklärungsbedürftig, was auf wen warum zutrifft.

Strukturwandel der Altenhilfe

Der Pflegebereich verarbeitet zur Zeit die Folgen einiger gravierender Erneuerungen. Gesundheitsstrukturgesetz, Pflegepersonalverordnung, Heimpersonalverordnung, Pflegeversicherung, AFG-Novellierung, beabsichtigte Veränderungen in den Pflegeausbildungen (dreijährige Altenpflegeausbildung, gemeinsame Grundausbildung für Pflegeberufe) benennen Eckpfeiler von Um- und Neustrukturierungen der Organisation und Durchführung von Pflegeleistungen, ihrer Finanzierung und den entsprechenden Aus-, Fort- und Weiterbildungen. Betrachten wir hier die Prognosen vom Deutschen Zentrum für Altersfragen (DZA) und vom Kuratorium Deutsche Altershilfe (KDA), dann wird die Altenpflege sich mit folgenden Entwicklungen auseinandersetzen müssen (s. DZA/KDA 1991):

a. Die Hochaltrigkeit (also über 80- oder 90jährige Bewohnerinnen) wird in Zukunft eher der Normalzustand als die Ausnahme sein. Gerade für den stationären Bereich hat dies erhebliche Konsequenzen, etwa Zunahme von Multimorbidität, Verwirrtheit oder schwerer Pflegebedürftigkeit, sinkende Verweildauer der Bewohnerinnen und steigende Sterbequoten in den Heimen.

b. Viele der oben genannten Gesetze oder Verordnungen führen zu einer veränderten Aufgabenteilung zwischen Krankenhäusern und Heimen und neue Erkenntnisse über Behandlungs- und Aktivierungsmöglichkeiten führen zu veränderter Pflege. Es kommt vermutlich zu einer Ausdifferenzierung des den Heimen vorgelagerten ambulanten Dienstes, das heißt, daß die Vielfalt und Spezifität der ambulanten Dienstleistungen zunehmen wird.

c. Dies verlangt den Heimen ebenfalls differenziertere Dienstleistungen ab. Bereits heute kristallisieren sich spezielle Heimtypen heraus, die unterschiedliche Grundleistungen anbieten, etwa (betreutes) Wohnen, qualifizierte Pflege oder Rehabilitationsangebote. Innerhalb dieser Heimtypen werden sich weitere Spezialisierungen ausbilden, je nachdem welche spezifische Ausprägung der jeweils angebotenen Grundleistung erforderlich ist, etwa mit Blick auf die Selbstversorgungsfähigkeit der Bewohnerinnen. Dies führt mittelbar auch zu einer Ausdifferenzierung von Heimtypen, mit Angeboten auf einer breiten Bandbreite vom selbständigen Wohnen bis zur Pflege chronisch Kranker. Dazwischen findet sich etwa betreutes Wohnen, Betreuungsverhältnisse auf Zeit, Pflegefamilien und Rehabilitations- oder erhaltenstherapeutischen Angebote. Dies wird eventuell durch ein leistungsabgestuftes Baukastensystem organisiert bzw. in dieser Form angeboten.

d. Die Leistungsabstufung betrifft aber nicht nur die Angebots-, sondern auch die Finanzierungsseite. Es wird keine pauschale Objektförderung mehr geben: Die Anbieter altenpflegerischer Leistungen werden gefördert entsprechend dem individuellen Bedarf der Klientinnen/Bewohnerinnen. Die Bedarfsdeckung (bzw. die Finanzierung derselben) erfolgt durch die Bereitstellung verschiedener Leistungsbereiche, die in einem Baukastensystem organisiert sind. Innerhalb jedes einzelnen Bereichs gibt es dann wieder gemäß den Erfordernissen und/oder Bedürfnissen weitere diffenziertere Angebote. So gibt es für den Pflegebereich etwa eine Kernleistung, die in der Bereitstellung von Wohnraum besteht (unterschieden wiederum nach Ein- oder Mehrbettzimmern mit oder ohne Naßzelle). Diese Leistung kann nun durch andere Leistungsbereiche ergänzt werden: hauswirtschaftliche Leistungen, soziale und kulturelle Leistungsangebote usw.

e. In der Altenpflege/Altenhilfe wird sich eine stärkere Lebensweltorientierung durchsetzen, eine Orientierung an den Bedürfnissen und Lebensformen der älteren Menschen. Dadurch wird keine standardisierte Pflege mehr möglich sein, sondern eine Vielzahl aufeinander abgestimmter vernetzter Einzelleistungen von unterschiedlichen Anbietern. Zwei zentrale Gestaltungsprinzipien für die Heime werden sich durchsetzen: die Normalisierung und die Individualisierung. Ersteres bedeutet eine Ausrichtung der Versorgung am normalen bisherigen Alltag der älteren Menschen, etwa mit Blick auf den Tagesrhythmus, der sich nicht notwendigerweise am Krankenhaus zu orientieren hat, oder die Möglichkeit, Sexualität im Alter zu leben. Individualisierung bedeutet, eine individuelle Planung und Organisation der Versorgung einzurichten, die sich primär an der spezifischen Situation, an den Wünschen und Bedürfnissen der Bewohnerinnen orientiert, beispielsweise eine individualisierte Bereitstellung von Pflegeleistungen, eine breite Angebotspalette in der Essensversorgung oder in den sozialen und kulturellen Leistungen.

f. Diese Zukunftsaussichten erfordern eine durchgehende Professionalisierung der Altenpflege/Altenhilfe, von der Heimorganisation bis zur Qualifikation des Personals, allen voran natürlich der Heimleitung.

Stehen einige der genannten Entwicklungen vermutlich außer Frage, etwa die Ausdifferenzierung der Leistungsangebote und die veränderte Leistungsabrechnung, so dürften andere eher dem Wunschdenken von DZA/KDA entspringen, etwas die Individualisierung, Normalisierung und Lebensweltorientierung der Altenhilfe oder -pflege oder die durchgehende Professionalisierung und Qualifikationsverbesserung. Hinsichtlich der Lebensweltorientierung wäre der Altenbereich der erste Bereich, dem es gelänge, Abstand von politischen und wissenschaftlichen Expertinnen zu gewinnen. Abstand davon, daß „die (meist jüngeren) Gerontologen „Experten des Alterns“ sind und in besserwisserischer „Gerontophilie“ die alten Menschen darüber aufklären, wie man angemessen und „erfolgreich“ zu altern hat“ (Karl 1990, 55). Abstand also davon, daß wissenschaftliche, politische oder pflegerische Expertinnen wissen, was für alte Menschen gut ist und wie diese am besten zu leben haben. Gerade die intensive gesellschaftliche Beschäftigung mit dem Thema und die ebenso intensive Planungswut in diesem Bereich lassen uns hier stark an der Durchsetzungsfähigkeit einer „lebensweltorientierten Altenpflege oder -hilfe“ zweifeln.

Abzuwarten bleibt weiterhin, wie die auf breiter Linie sich abzeichnende Umorientierung an betriebswirtschaftlichen Kriterien der Effizienz und Effektivität und an der Politik der leeren Kassen mit der Qualität der Versorgung Älterer und der Humanität der Arbeitsbedingungen der Pflegenden in Einklang zu bringen sein wird. Qualifikationsverbesserungen sind hier sicher nicht zu erwarten, eher entsprechende

Rückschritte, wie die Einführung einer Altenpflegehelferinnen-Ausbildung zeigt, die ab 1995 wahrscheinlich in mehreren Bundesländern kommen wird. Gleiches gilt etwa auch für den Personalschlüssel, der eine Schlüsselgröße für die Versorgung älterer Menschen und für die Arbeitsbelastung der Altenpflegerinnen ist. Auch hier dürfen substantielle Verbesserungen nicht erwartet werden, wie die wachsende Kritik an den Vorgaben der 93er Heimpersonalverordnung zeigt – vor allem hinsichtlich des Anteils an qualifiziertem Personal. Letztlich ist es sehr fraglich, ob die derzeit viel diskutierte Pflegeversicherung positive Veränderungen für das Klientel oder die Mitarbeiterinnen der Altenpflege bringen wird. So selbstverständlich, wie es in manchen Darstellungen erscheint, ist dies keineswegs. Es ist auch gut vorstellbar, daß eine Verschlechterung der Versorgungsstruktur, der Pflegearbeit, der Autonomie der Pflege, der Versorgung der Bewohnerinnen und Klientinnen u.v.m. die Folge sein wird. Dies etwa deshalb, weil die Pflegeversicherung insgesamt zu einer Durchsetzung marktwirtschaftlicher Prinzipien im Altenpflegebereich führen wird. Der dadurch erreichte Konkurrenzdruck zwischen verschiedenen Leistungserbringern (Krankenhäuser, freie Sozialstationen, kirchliche Einrichtungen usw.) wird vielleicht positive Folgen für die Pflegekassen haben, nämlich in Form einer Kostensenkung. Da aber Mindeststandards für die Qualität der Pflege nicht existieren, steht einer „fabrikmäßigen" Organisation zukünftiger Pflegeleistungen eigentlich nichts im Wege. Eine ambulante, defizitäre, notdürftig von unqualifiziertem Personal erbrachte Versorgung der Pflegebedürftigen sowie sozial- und arbeitsrechtlich fragwürdige Beschäftigungs- und Arbeitsbedingungen des Personals können die Folge sein.

2 Einführung in die Gerontologie und Gerontopsychologie

Dieses Kapitel befaßt sich – nach einer kurzen historischen Betrachtung – zunächst einmal mit der Frage, womit sich die Gerontologie beschäftigt. Natürlich lautet die erste spontane Antwort darauf: mit dem Altern oder mit älteren Menschen! Aber können wir so ohne weiteres sagen, wer alt ist und wer nicht? Und können wir davon ausgehen, daß Altern etwas Besonderes ist, etwas so Besonderes, daß es einer eigenen Wissenschaftsrichtung bedarf, um es zu untersuchen? Dies sind schwierige Fragen, die wir erörtern werden. Abschließend geht es um den Nutzen gerontologischen Wissens für die Altenpflege.

2.1 Historische Perspektiven

Zu Beginn dieses Kapitels wollen wir eine historische Perspektive einschlagen. Dies deshalb, weil einmal der unkritische Blick in die Vergangenheit häufig benutzt wird, um unserer derzeitigen gesellschaftlichen Umgang mit dem Altern oder mit alten Menschen zu beurteilen. Meist verbunden mit Kritik und moralischem Zeigefinger sowie mit dem Hinweis auf die „glorreichen, guten alten Zeiten" der Drei-Generationen-Familie inmitten der gutbürgerlichen Stube. Oder aber im Gegenteil: Die Gegenwart wird im Vergleich zu vergangenen Gesellschaften als überaus altenfreundlich dargestellt.

Zunächst einmal zeigt sich beim Blick in die Vergangenheit ein sehr wechselhafter Umgang mit dem Alter, mal war er von Achtung, mal von Mißachtung geprägt. Zum anderen ist sowohl die Achtung vor dem Alter als auch dessen konkrete historische Erscheinungsform in jeder Epoche sehr abhängig von zusätzlichen Faktoren, wie der Wirtschafts- und Sozialorganisation der Gesellschaft, vom sozialen Stand der alten Menschen, ihrer Schichtzugehörigkeit, ihrem Geschlecht oder Gesundheitszustand. Das Alter gab es folglich damals so wenig wie heute. Dies ist sicher auch die wichtigste Vorbemerkung für jede historische Betrachtung.

Seit Tausenden von Jahren sind die Gesellschaftsstrukturen weltweit durch Ungleichheiten zwischen verschiedenen gesellschaftlichen Gruppen, Schichten oder Klassen geprägt. Macht, Reichtum, Entwicklungsmöglichkeiten, gesellschaftliche Anerkennung usw. sind nicht gleich verteilt. Und das Alter ist – neben Herkunft, Geschlecht, Religion, Bildung u. a. – auch immer als Quelle (oder Rechtfertigung) von Ungleichheit benutzt worden. Dies gilt im positiven wie im negativen Sinne, also für Privilegierung, Macht, Status, Achtung einerseits, für Diskriminierung oder Mißachtung andererseits. Das ist auch insofern von Bedeutung, als daß die historischen Überlieferungen über die Situation der Älteren auch immer vor dem Hintergrund dieser Ungleichheiten gesehen werden müssen. Dies gilt für die Herkunft der jeweiligen Überlieferungen, also aus welcher sozialen Gruppe oder Klasse sie stammen. Aber es gilt auch in bezug auf die Funktion der Überlieferung. Diese stand nämlich meist – ob gewollt oder nicht – im Dienste der Auseinandersetzung mit diesen Ungleichheiten, etwa als Rechtfertigung oder Anklage bestehender Zustände. Junge, die die Macht oder Position der Älteren anstrebten, waren beispielsweise in allen historischen Epochen schneller mit negativen Alterscharakterisierungen bei der Hand, als Ältere, die eben diese Macht erhalten wollten. Oder: Existenzielle gesellschaftliche Notzeiten (Hunger, Armut u. ä.) verursachten negativere Einstellungen oder Maßnahmen gegen Ältere als sozialer Überfluß.

Insofern wird verständlich, warum eine historische Betrachtung allgemein gültiger Alterscharakterisierungen nicht möglich ist, denn diese gab es zumindestens in den letzten 5.000 Jahren gar nicht. Was wir im folgenden wiedergeben, sind globale Tendenzen und Unterschiede zwischen verschiedenen Zeiträumen der letzten 300 Jahre.

Im 16./17. Jahrhundert wurde der alte Mensch als Jammergestalt dargestellt, war der Verachtung seiner Mitmenschen und dem Spott der Kinder ausgesetzt. Die sogenannten Großeltern waren eigentlich die Kleinen: tapsig, nicht ganz gescheit, kindisch, hilfsbedürftig usw. Alter war Makel, Zerfall, Abbau, Rückbildung, Krankheit, Invalidität, Vorstufe zum Tod, durch Medizin nicht zu lindern. Zeitgenössische Darstellungen stellen das Alter insofern dem Tode nahe und ergießen sich in Grausamkeit und Scheußlichkeiten seiner Darstellung, nur verbunden mit der Hoffnung der Erlösung durch den Tod. Demgegenüber wurde die Jugend verherrlicht, ihre „rohe Freude am prallen Leben" und Kraft.

Dies veränderte sich im späten 17. und dann im 18. Jahrhundert, wo eine Art Zivilisationsschub einsetzte, der die Menschlichkeit des Menschen in der Versittlichung und Disziplinierung sah. Zu dieser Zeit wurden Forderungen nach Achtung der Mitmenschen und damit auch des Alters laut. Folgerichtig nahm die Achtung vor dem Alter deutlich zu. Damit änderte sich auch die Vorstellung vom Alter, es wurde nicht mehr mit Verfall, Krankheit oder Tod gleichgesetzt, sondern auch mit Bildern von weisen, genügsamen und zufriedenen Menschen, die die Freuden des Lebens mit Bedacht genießen können, ob ihrer Weisheit gelobt und geschätzt werden und denen mit Ehrfurcht begegnet wird. In der zweiten Hälfte des 18. Jahrhunderts entzündete sich auch eine Diskussion über die Beeinflußbarkeit der Lebensdauer. Wunderheiler, künstlerische Darstellungen, aber auch medizinische Arbeiten (etwa die Makrobiotik Hufelands) setzten sich gegen den Tod zur Wehr und mit Möglichkeiten zur Lebensverlängerung auseinander. Dies veränderte sich Ende der 60er Jahre des 18. Jahrhunderts wiederum so, daß hier zumindestens die Jugend wieder eine Aufwertung erfuhr, Neues, Flexibilität, Innovationsbereitschaft hoch bewertet wurden. Die gute Erziehung verhinderte allerdings die offene Revolte oder Mißachtung, wie sie wohl 100 – 200 Jahre vorher noch gegeben gewesen wäre. Hier liegt auch die Geburtsstunde der Verherrlichung der Drei-Generationen-Familie. Obwohl deren Darstellung (gemütliches Klima) nicht so ganz der Realität entsprach, die ja häufig von Armut und Elend geprägt und alles andere als paradiesisch war.

Im 19. Jahrhundert wurden die Alten dann langsam wieder weniger bedeutsam und zentral. Zunächst noch geachtet, aber nicht mehr hofiert oder um Rat gefragt, wurden sie gegen Ende des Jahrhunderts ausgestoßen – ins Altenheim als arme, einsame Alte ohne schützende Familie. Parallel findet sich wieder die Glorifizierung der Jugend. Diese Entwicklung ging bis zum ersten Weltkrieg, indem die Verhöhnung der Alten wieder einen neuen Gipfel erreichte, der dann durch die NSDAP im Nazi-Deutschland weiter bestiegen wurde.

Zur sozialen Lage der Älteren muß hier aber deutlich gesagt werden, daß die Lobpreisungen des Alters in den vergangenen Jahrhunderten sich in der Realität vielfach nicht wiederfanden, weil hier die Arbeitskraft lange Zeit die wichtigste und einzige Stütze war und nicht Familie oder Gemeinde. Ehrwürdiges Alter war also viel an Vermögen, Schicht u. ä. gebunden. Fehlte dies, fand das Altern in Elend und Armut statt. Die andere Seite war allerdings, daß die lange Zeit vorherrschende Realität eines lebenslangen Arbeitens in der Regel keine altersgebundene Grenze kannte. Gearbeitet wurde das ganze Leben, nur wer dazu zu schwach war, wurde durch verschiedene Einrichtungen (Armenpflege, Versicherungssysteme) unterstützt. Diese Unterstützung war aber nicht ans chronologische Alter gebunden, sondern an einen – wodurch auch immer begründeten – Leistungsabfall.

Der Altersruhestand wie wir ihn heute kennen und diskutieren ist ein recht junges Phänomen. Er geht auf die schrittweise Herausbildung von Pensionssystemen zurück, die ab dem ausgehenden 16. Jahrhundert Stück für Stück entstanden, zunächst für Pfarrers- und Beamtenwitwen oder arbeitsunfähige Soldaten, dann für Beamte, später für Arbeiter durch die Knappschaftsversorgung.

Ab 1886 finden wir dann erstmals ein festes Ruhealter von 65 für Beamte und 70 für Arbeiter in Preußen, wobei die Berentung lediglich die nachlassende Arbeitskraft ausgleichen sollte, aber keinen vollständigen Ruhestand bedeutete. Diesen finden wir erst in diesem Jahrhundert in den Industrieländern. Eingeführt wurde er allerdings weniger aus Altenfreundlichkeit, sondern weil das wissenschaftliche Management der Industriearbeit mit seinen Vorstellungen von Produktivität und Effizienz, ältere, weniger leistungsfähige Arbeitnehmer vom Arbeitsmarkt fern halten wollte. Die Intensivierung der Arbeit und die damit verbundenen extremen Leistungsanforderungen führten zu dieser Ausgrenzung Älterer.

Durch diese Entwicklung wurden die noch im 19. Jahrhundert weit verbreiteten „Marginaltätigkeiten" zusehends abgeschafft, also leichte, randständige Tätigkeiten für nicht mehr voll leistungsfähige Arbeitnehmer (etwa Nachtwächter, Glockenläuten, Botengänge u. ä.). Und damit verschwand auch ein wichtiges Merkmal früher Unterstützungssysteme. Diese waren nämlich immer nur Ersatz- und Zusatzleistungen für Einkommens- oder Lohnminderungen. Somit beginnt auch eine problematische Phase der Älteren in der industriellen Gesellschaft: Aus dem Arbeitsprozeß ausgegrenzt, fehlt ihnen dieser zur Kompetenzerhaltung, zur Integration in die Gesellschaft und auch zur sozialen Sicherung. Außerhalb des Arbeitsprozesses gibt es aber keine weiteren Funktionen, die die Gesellschaft für diese wachsende Gruppe bereitstellt oder vorsieht.

Sie sind somit ausgegrenzt und funktionslos, ihre Kapazitäten – so ihnen welche zugestanden werden – werden nicht gebraucht. Eine Stellung, die sich in einer so sehr an Arbeit und Leistung orientierten „Arbeitsgesellschaft" zwangsläufig ergibt. Sie sind allerdings aufgrund des gesellschaftlichen Reichtums zunehmend besser materiell abgesichert. Wobei dies immer noch für viele Rentenempfängerinnen nicht der Fall ist. Der gesellschaftliche Reichtum der Industrieländer ist zudem im Weltmaßstab betrachtet teuer erkauft. Die mittlerweile hohe existentielle Gefährdung des ökologischen Gleichgewichtes der Erde und die große Armut vieler Länder Afrikas, Asiens und Lateinamerikas sprechen hier eine deutliche Sprache. Für beides sind die Industrieländer aber primär verantwortlich.

Die randständige Stellung in der modernen Industriegesellschaft teilen sich die Älteren im übrigen mit den Jungen (Verlängerung der Bildungsphase, zunehmend späterer Einstieg ins Erwerbsleben, Jugendarbeitslosigkeit), den Frauen und Arbeitslosen. Sie alle dienen als Puffer einer Industriegesellschaft, deren Produktivität und Leistung zu einem Paradox führt: immer mehr Arbeit für immer weniger Arbeitende. Sie werden eingesetzt, wenn zusätzliche Arbeitskräfte gebraucht werden; sie werden ausgegrenzt, wenn sie nicht gebraucht werden. Wie gesagt, reicht der Reichtum der Industrieländer aber aus, Millionen von Menschen, die immer länger leben, noch zehn oder zwanzig Jahre nach ihrer Pensionierung materiell abgesichert leben zu lassen. Damit stellt sich heute für diese Menschen das Problem, das früher nur für Wohlhabende existierte: die Gestaltung ihrer Altersphase jenseits des Erwerbslebens. Und: Diese Gestaltung erfolgt in einer Gesellschaft, in der Arbeit und Leistung über alle Maßen hoch bewertet werden; sie erfolgt also aus einer denkbar ungünstigen Startposition heraus.

Historisch finden wir verschiedene – positive wie auch negative – Altersbilder oder -stereotype für diesen Lebensabschnitt vor. Wie aber sieht es heute aus? Um diese Frage zu beantworten, könnten wir einmal Untersuchungen referieren, die sich mit verschiedenen Altersbildern in verschiedenen gesellschaftlichen Bereichen beschäftigen. Wir könnten auf die Vermittlung solcher Bilder durch die Medien und auf ihre Folgen eingehen (s. dazu etwa Tews 1991). Stattdessen werden wir uns im folgenden mit den Auseinandersetzungen über das Alter in der wissenschaftlichen Gerontologie beschäftigen. Welche Altersbilder können wir hier finden? Welche Altersbilder werden durch gerontologische Arbeiten unterstützt? Und welche Perspektiven ergeben sich daraus für die Gestaltung einer historisch neuen Lebensphase?

2.2 Das Altern und seine Besonderheiten

Die Gerontologie kann zunächst einmal als eine Wissenschaft verstanden werden, deren Thema von der Lebensweise älterer Menschen bis zu möglichen Veränderungen ihrer körperlichen, psychischen oder sozialen Prozesse und Vorgänge reicht. So wie es etwa eine Psychologie gibt, die sich mit Kindern beschäftigt, so gibt es eben auch eine Psychologie älterer Menschen, eine Gerontopsychologie. Aber diese zunächst einfache Definition führt sofort zu Problemen.

2.2.1 Wer ist alt?

Die Frage „Wer ist alt?“ läßt sich zunächst einmal nur dann beantworten, wenn die Art der erwarteten Antwort deutlich ist. Es gibt bekanntlich die Redeweise „Man ist so alt, wie man sich fühlt“. Danach wäre die Frage, wer alt ist, eine Sache des individuellen Standpunktes. Wir müßten die jeweiligen Personen lediglich fragen, wie alt sie sich fühlen, und könnten auf dieser Grundlage dann beantworten, wer alt ist und wer nicht.

Die Wissenschaft sucht aber nach anderen Antworten. „Wer ist alt“ ist nicht an einzelne Menschen und auf deren Urteil gerichtet. Wissenschaftliche Altersdefinitionen müssen etwa folgenden Kriterien genügen: Sie sollen nach Möglichkeit für alle Menschen gelten. Altersphänomene müssen sich auch eindeutig von anderen Erscheinungen abgrenzen lassen, etwa von Krankheiten, Umwelteinflüssen oder genetischen Defekten. Eine altersbedingte sollte beispielsweise von einer krankheitsbedingten Pflegebedürftigkeit abgegrenzt werden. Denn Krankheiten sind ja durch die Medizin behandel- und heilbar, also sind es auch entsprechende Einschränkungen wie Pflegebedürftigkeit. Für altersbedingte Folgen soll dies nicht gelten; sie sind – in den Vorstellungen der Medizin – weder heil- noch umkehrbar.

Wer alt ist, was Alter ist, wann es beginnt und wodurch es eigentlich bestimmt wird, ist aber trotz oder gerade wegen der anspruchsvollen Kriterien derzeit noch weitgehend unklar. Zwar gibt es auf den ersten Blick eine Reihe von Anhaltspunkten, etwa das (chronologische) Lebensalter, körperliche oder psychische Veränderungen, die Pensionierung oder die notwendige Unterstützung bei Aktivitäten des täglichen Lebens. Aber es läßt sich leicht zeigen, daß diese Anhaltspunkte keine ausreichende Bestimmung dafür bieten, wer alt ist und wann Alter beginnt.

Kalendarisches oder chronologisches Alter: Die zunächst offenkundigste und einfachste Entscheidung darüber, ob jemand alt ist oder nicht, bindet das Alter an den Kalender. Je mehr Jahre jemand gelebt hat, desto älter ist er oder sie. Diese Definition ist natürlich denkbar unzureichend, wie schnell verdeutlicht werden kann:

- Einmal verändert sich die Lebenserwartung des Menschen beständig. Insbesondere in den letzten 80 Jahren ist die Lebenserwartung bei der Geburt in Deutschland um fast 30 Jahre gestiegen (von etwa 45 auf über 70). Damit ändert sich natürlich auch das kalendarische Maß für das Alter beständig.
- Die gegenwärtige Situation auf der Erde zeigt große Unterschiede hinsichtlich des durchschnittlichen Lebensalters je nach Rasse, Kontinent, Geschlecht u. ä. Weder körperliche, noch psychische oder soziale Veränderungen sind also an die reine Anzahl der Jahre gebunden, sondern sind immer von zusätzlichen Faktoren abhängig, etwa von der Lebensweise, der Gestaltung der Lebensbedingungen u. ä.
- Genau diese Lebensbedingungen führen derzeit in Deutschland dazu, daß das kalendarische Alter als Kriterium untauglich geworden ist. Denn trotz einiger Gemeinsamkeiten (Lebenserwartung, gesetzliche Altersgrenze, Rentensystem u. ä.), sind die Unterschiede in der Lebensweise und den Lebensmöglichkeiten bei älteren Menschen ungeheuer groß (s. dazu auch Kapitel 3). Hier pauschal eine kalendarische Altersgrenze zu benutzen, wird diesen Unterschieden nicht gerecht.

- Die Lebensbedingungen der modernen Gesellschaft führen aber auch dazu, daß viele im kalendarischen Sinn junge Menschen sich in einer für das Alter typischen Lebenslage befinden, etwa durch schwere oder chronische Krankheiten, Pflegebedürftigkeit, vorzeitige Erwerbsunfähigkeit oder Dauerarbeitslosigkeit.
- Psychologisch ist eine kalendarische Bestimmung deswegen schwer, weil sie immer vom eigenen Alter beeinflußt wird. Für Kinder beispielsweise ist ein 30jähriger bereits alt, für eine 80jährige Rentnerin ist er sehr jung.
- Letztlich ist eine Bestimmung des Alters nach dem Kalender gar nicht möglich, ohne eine zusätzliche Annahme, wann denn das Alter beginnen soll, wann ein Mensch als alt bezeichnet wird. Die reine Anzahl gelebter Jahre sagt dies keineswegs aus. Soll hier nicht willkürlich vorgegangen werden, müssen weitere Kriterien bestimmt werden, nach denen dies entschieden werden kann.

Das biologische Alter: Nach heutiger Sichtweise biologischer Alterungsprozesse verändert sich im Laufe des Lebens die Vitalität des Organismus. Diese wird verstanden als „Gesamtheit seiner funktionellen Fähigkeiten“ (Hofecker 1991). Unter „funktionellen Fähigkeiten“ wiederum werden die Funktionen der Organe und Organsysteme zur Aufrechterhaltung der Balance der Körperfunktionen verstanden, etwa die Sauerstoffsättigung des Blutes bei unterschiedlichen Belastungen. Mit Veränderung der funktionellen Fähigkeiten ist meist eine Beeinträchtigung oder Minderung gemeint, etwa der Leistung der Lunge oder des Herz-Kreislaufsystems. Dies geschieht aufgrund verschiedener zellulärer Veränderungen und führt zu Anpassungsproblemen des Gesamtorganismusses bei Veränderungen der Umwelt, wodurch sich beispielsweise das Krankheitsrisiko erhöht. Aufgrund dieser Veränderungen wird in diesem Wissenschaftsbereich etwa ab dem siebzigsten Lebensjahr vom alten Menschen gesprochen. Die Abbildung 1 stellt einige dieser Veränderungen hinsichtlich ihrer Substanz oder Funktion dar.

Offensichtlich wird dieser biologische Alternsprozeß bereits beim äußeren Erscheinungsbild: die Haare werden weiß oder fallen aus, die Haltung wird gebückter, der Mensch etwas kleiner, der Gang vorsichtiger, die Haut wird dünn und faltig und verliert an Elastizität. Weniger sichtbar sind dagegen: das Knochensystem wird brüchiger, die Empfindlichkeit der Sinnesorgane nimmt ab, Herz und Kreislauf sowie Muskeln verlieren an Leistungsfähigkeit. Diese (im wahrsten Sinne des Wortes) offensichtlichen Veränderungen machen verständlich, wenn Alternsforschung zunächst einmal als medizinisch-biologisch orientierte Wissenschaft verstanden wird, die einen kaum beeinflußbaren biologischen Alterungsprozeß untersucht. Hauptziel dieser Forschung kann

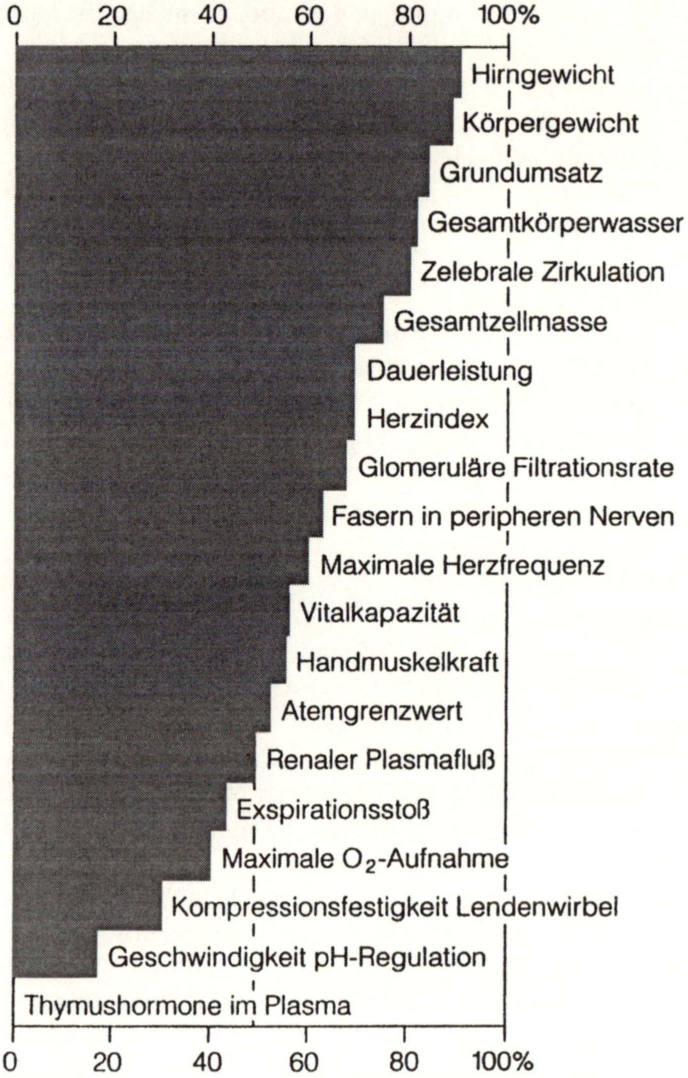

Abb. 1. Abnahme an Substanz und Funktion bis zum siebzigsten Lebensjahr (aus: Hofecker 1991, 21)

nur die Diagnostizierung und Beschreibung der biologischen Veränderungen des menschlichen Körpers im Alternsprozeß sein. Diese wiederum wird weitgehend von der Vorstellung einer mangelnden Leistungsfähigkeit des alten Menschen geprägt. Dies beginnt bereits bei der Grobdefinition des Alters, die wie gezeigt meist an eine Abnahme der Leistungspotentiale der Organe geknüpft wird, die letztere benötigen, um das biologische Gleichgewicht und damit den Organismus am Leben zu erhalten. Dies zeigt sich entsprechend immer wieder an Vergleichen und Abbildungen, die deutlich machen, um wieviel weniger leistungsfähig der Körper Älterer gegenüber jüngeren ist (s. eben Abb. 1).

Inwieweit kann nun diese biologische Sichtweise zur Bestimmung des Alters benutzt werden?

1. Zunächst muß auf häufige untersuchungstechnische Mängel solcher Vergleiche hingewiesen werden. Querschnittsvergleiche zwischen Älteren und Jüngeren zum gegenwärtigen Zeitpunkt sind problematisch, weil unterschiedliche Lebensbedingungen nicht berücksichtigt werden können. Diese können aber sehr wohl Leistungsunterschiede hervorrufen, denn schließlich sind die heute 70jährigen unter wesentlich schlechteren Lebensbedingungen aufgewachsen als die heute 20jährigen. Diese Bedingungen können aber für deutliche Leistungsunterschiede verantwortlich sein.
2. Es kann sicher nicht bestritten werden, daß im Zeitraum zwischen Geburt und Tod biologische Veränderungen des menschlichen Körpers stattfinden. Aber bereits die Beziehung zwischen der höchsten und der durchschnittlichen Lebenserwartung macht uns auf Alterungsfaktoren jenseits der Biologie aufmerksam. Die höchste Lebenserwartung ist das maximale Alter, daß ein Mensch erreichen kann. Dieses Alter betrug bereits vor 15.000 Jahren 95 und beträgt derzeit etwa 115–120 Jahre. Das Alter, was ein Mensch im Durchschnitt zu einer bestimmten Zeit in einem bestimmten Land erreichen kann, stieg (in Deutschland) erst in den letzten 80 Jahren auf – je nach Geschlecht – knapp oder deutlich über 70. Die Antwort auf die Frage, warum Menschen nicht die höchste Lebenserwartung haben oder die Feststellung, daß die durchschnittliche Lebenserwartung von vielen nicht-biologischen Faktoren abhängt, führt uns weit weg von der Vorstellung einer gleichmäßig ablaufenden biologischen Uhr. Dies wird auch mittlerweile in der Geriatrie und Gerontologie so gesehen. Niemand stirbt am Alter heißt es, sondern meist an Krankheiten und deren Folgen. Oder: „Altern ist ein sozio-kulturell überformter biologischer Prozeß" (Rückert 1992, 104). Damit ist gemeint, daß die letztlich den Tod hervorrufenden Krankheiten sozio-kulturell, also durch unsere Lebensweise, beeinflußbar sind und damit auch veränderbar.

   Problematisch an dieser Sichtweise ist weniger, daß Altern ein soziokulturell überformter Prozeß ist, dies steht außer Frage. Denn der Mensch ist nunmal ein gesellschaftliches und soziales Wesen. Nichts Menschliches kann insofern ohne diese Tatsache gesehen werden. Einen unberührten Naturzustand gibt es nicht mehr. Wenn Altern allerdings hauptsächlich auf Krankheiten bezogen wird, nährt dies medizinische Allmachtsphantasien. Den Tod besiegen, ein langes Leben führen, die Beseitigung aller Krankheiten, Behinderungen u. ä. gehört häufig zu den Grundlagen medizinischen Denkens und verschafft der Medizin eine Macht, wie sie nur wenige Professionen oder Berufsgruppen haben. Nicht zuletzt werden sie häufig die „Herrgötter in Weiß" genannt. Es führt aber auch dazu, daß die Medizin häufig den Menschen und sein derzeitiges Leben wenig achtet und sich jenseits allen Respekts vor dem Menschen anmasst, zugunsten ihrer utopischen Allmachtsphantasien frei über ihn zu verfügen. Einmal abgesehen davon, daß diese Phantasien wenig realen Untergrund haben, denn so erfolgreich, wie sie gerne wäre, ist die Medizin nicht (vgl. McKeown 1982).

3. Der Rückgriff auf biophysische Veränderungen, etwa der Abnahme der Muskelkraft, Trübung der Augenlinse oder Einschränkung der Hörfähigkeit, hilft zudem nicht weiter, da sie bereits recht früh beginnen (ab dem dritten Lebensjahrzehnt), individuell verschieden ausgeprägt sind und vielfältig kompensiert werden können (durch Brille, Hörgerät, technische Hilfsmittel).
4. Biologische Veränderungen und veränderte Leistungspotentiale sind als solche nicht geeignet zu entscheiden, ob jemand alt ist oder nicht. Denn die Feststellung, daß beispielsweise die Sauerstoffaufnahme bei starker körperlicher Belastung bei einem 70jährigen nur noch halb so groß ist wie bei einem 30jährigen, hilft uns zunächst nicht weiter. Sie sagt nämlich nichts über alt und jung aus. Erst die zusätzliche Bewertung, daß ein Mensch alt ist, wenn er nur noch halb so viel Sauerstoff aufnehmen kann wie ein 30jähriger, macht den 70jährigen zu einem alten Menschen. Diese Bewertung wird uns aber durch keinen natürlichen Alterungsprozeß oder durch harte wissenschaftliche Fakten aufgedrängt; sie ist eine Frage der Entscheidung.

Psychologisches Alter: Psychologische Alterstheorien haben hauptsächlich den Zweck, daß Altern aus psychologischer Perspektive zu beschreiben. Sie beschäftigen sich damit, was psychologisch während des Alterns beim Menschen geschieht. Dies wiederum kann zweierlei bedeuten:

- Zum einen kann es um einen Versuch gehen, zu beschreiben, wie Menschen ihren Alternsprozeß erleben, und wie sie sich damit auseinandersetzen.
- Zum anderen kann es darum gehen, zu beschreiben, was sich während des Alterns psychologisch verändert. Unter dem psychologischen Alter wird in diesem Sinne die Bestimmung menschlichen Alters anhand psychologischer Größen verstanden, etwa verändertes Gedächtnis, Denken oder Fühlen, abnehmende psychische Belastbarkeit oder Veränderungen in der Identität oder Lebenszufriedenheit des Menschen. Diese Veränderungen müssen dem betroffenen Menschen nicht unbedingt bewußt sein, so daß er diese unter Umständen nicht erlebt und sich mit den Folgen auseinandersetzt. Die auftretenden Veränderungen werden eventuell erst durch die psychologische Diagnostik festgestellt.

Ein Beispiel für die erste Interpretation sind z. B. die Arbeiten zu den sogenannten Altersformen, die sich im Gefolge der Bonner Gerontologischen Längsschnittstudie ergeben haben (etwa Kruse 1992b). In diesen Arbeiten wird die Vorstellung aufgeben, daß Altern ein universeller Prozeß ist, der für alle Menschen gleichartig abläuft. Stattdessen wird davon ausgegangen, daß verschiedene Menschen unterschiedlich altern und verschiedene Merkmale (körperliche Fähigkeiten, Gedächtnis, logisches Denken) bei einem Menschen unterschiedlich altern. Die angesprochenen Studien versuchen diese unterschiedlichen Alterungsprozesse zu beschreiben und daraus verschiedene „Altersformen“ abzuleiten.

Der zweite Aspekt psychologischer Alternsforschung betrifft alle Untersuchungen, die verschiedene Faktoren oder Fähigkeiten auf psychologischer Ebene untersuchen, um zu Ergebnissen über alternsspezifische Veränderungen zu kommen. Solche Untersuchungen beschäftigen sich mit Veränderungen der Intelligenz, des Gedächtnisses, oder der Fähigkeit Auto zu fahren. Entsprechend finden sich in Fachbüchern und -zeitschriften auch viele Untersuchungen, die nachweisen, daß die Intelligenz des alten Menschen in bestimmten Bereichen abnimmt, ebenso wie die psychomotorische Leistungsfähigkeit (etwa zum Autofahren) oder die Gedächtnisleistungen beim Lernen u.v.m.

Die Einwände gegen ausschließlich psychologische sind nun die gleichen wie bei biologischen Altersbestimmungen. Auch hier müssen kulturelle, geschichtliche und soziale Einflüsse beachtet werden, die ihrerseits die Psychologie einer Generation beeinflussen können. Auch hier drängen uns keine harten Fakten eine Altersgrenze auf, sondern diese muß festgelegt werden. Im lebenslangen Prozeß menschlicher Entwicklung muß ein Punkt festgelegt werden, bei Erreichen dessen ein Mensch als psychologisch alt bezeichnet wird.

Meist wird „alt“ auch als „zu alt für ...“ verstanden oder festgelegt. Dies wiederum ist problematisch, weil dabei häufig die äußeren Umstände als gegeben hingenommen werden. Wenn etwa die Konzentrationsfähigkeit eines 55jährigen für eine bestimmte Arbeitstätigkeit nicht mehr ausreicht, dann stellt sich immer auch die Frage, ob diese Tätigkeit so verändert oder gestaltet werden kann, daß sie von der betreffenden Person ausgeführt werden könnte. Eine solche individuelle Gestaltung der Arbeitsbedingungen macht die Frage überflüssig, ob und wann jemand zu alt für etwas ist.

Soziales Alter: Die Grundvorstellung, soziale Prozesse oder Zustände zu benutzen, um über das Alter eines Menschen zu befinden, macht sich zunutze, daß Altern ein sozialer Prozeß ist. Dies wird daran deutlich, daß das Leben eines Menschen durch und durch von sozial entstandenen Festschreibungen geprägt ist, was in welchem Alter möglich oder unmöglich ist. Solche Festschreibungen sind etwa: das Einschulungsalter, Führerscheinalter, Volljährigkeit u. ä. Das Alter auf diese Weise zu bestimmen, bedeutet nun, nach Merkmalen zu suchen, die in dieser Gesellschaft als soziale Fest- oder Zuschreibungen für „alt" benutzt werden. Hierzu können etwa zählen: Übergang in den Altersruhestand, Verlassen des elterlichen Hauses durch die Kinder, Erwerbs- oder Berufsunfähigkeit, Menopause u. ä.

Solche sozialen Altersdefinitionen stehen aber auch vor einer Fülle von Problemen, von denen wir drei erwähnen wollen:

- Das erste Problem ergibt sich daraus, daß soziale Altersgrenzen häufig als quasi natürliche mißverstanden werden. Die Pensionierungsgrenze von 65 Jahren wird etwa so verstanden, als daß dies „von Natur aus" ein Alter ist, ab dem nicht mehr gearbeitet werden kann. Dies aber ist weder historisch noch für die derzeitige Situation in Deutschland richtig. Denn die geplante Rentenreform wird die starre Altersgrenze von 65 ab 1998 aus ganz anderen Gründen einführen, etwa mit Blick auf den zukünftigen Arbeitsmarkt und die Rentenfinanzierung. Sie ist als solche weder eine natürliche Grenze für den Ruhestand, noch eine sinnvolle und gerechtfertigte Maßnahme, sondern eine politische Entscheidung.
- Zweitens besteht bei diesen Definitionen häufig die Gefahr eines Zirkelschlusses. Werden auf die Frage „Wer ist alt?" soziale Merkmale benutzt, wird unter Umständen nicht beachtet, daß diese Merkmale nur existieren, weil diese Frage schon beantwortet wurde. Hinter „Wer nicht mehr arbeitet, ist alt" steht ja häufig „Wer alt ist, soll nicht mehr arbeiten".
- Drittens zeigt gerade das Beispiel Pensionierungsgrenze die Uneindeutigkeit vieler sozialer Altersdefinitionen. Denn in einer Zeit in der Millionen von Arbeitslosen existieren, in der Hunderttausende frühpensioniert und erwerbs- oder berufsunfähig werden, kann das Merkmal „Arbeitet nicht mehr" oder das sogenannte Pensionsalter von 65 kaum noch als soziales Alterskriterium benutzt werden. Einmal ganz davon abgesehen, daß dies für Frauen ohnehin nicht gilt, da hier bislang ganz andere Arbeitsformen (Hausarbeit, Teilzeitarbeit) und Erwerbsbiographien (Berufsausbildung, „Familienpause", Wiedereingliederung ins Berufsleben) existieren. Oder das neben der Grenze von 65 Jahren innerbetrieblich schon immer andere Grenzen galten, ab denen Beförderungen, der Zugang zu Weiterbildungen, Einstellungen u.v.m. aufgrund des Alters nicht mehr vorgenommen werden; Grenzen, die je nach Branche und Betrieb bereits im dritten oder vierten Lebensjahrzehnt liegen können.

Es zeigt sich: Auch mittels wissenschaftlicher Erkenntnisse ist es keineswegs möglich, die Frage „Wer ist alt?“ so ohne weiteres zu beantworten. Jede Entscheidung für bestimmte Kriterien ist problematisch, gleich ob diese der Biologie, Psychologie, Soziologie oder anderen Wissenschaften entlehnt werden.

Wenn die Gerontologie als eine Wissenschaft von älteren Menschen verstanden wird, dann bedeutet dies weiterhin, daß ältere Menschen aus wissenschaftlicher Perspektive bestimmte besondere Merkmale haben (müssen oder können). Denn andernfalls würde sich eine spezielle Geronto-Wissenschaft erübrigen. Erst wenn angenommen wird, daß Alterungsprozesse zu mehr oder weniger tiefgreifenden und speziellen Veränderungen menschlicher Prozesse oder Fähigkeiten führen, dann hat die Gerontologie überhaupt ein sinnvolles Aufgabengebiet. Ansonsten reicht eine „normale Erwachsenenwissenschaft“. Wir werden in diesem Buch auch fragen, ob diese Annahme haltbar ist.

2.3 Altersmodelle

Die Schwierigkeiten, sich mit dem Alter zu beschäftigen (eben aufgrund der problematischen Abgrenzung von anderen Lebensphasen), haben dazu geführt, daß vermehrt bis ausschließlich der Begriff Altern benutzt wird, um deutlich zu machen, daß es sich hier um einen lebenslangen Veränderungsprozeß handelt, und nicht um ein lebensphasenspezifisches Phänomen. Altern beginnt bei der Geburt und nicht mit 70 – dies kann als eine Standardthese der modernen Gerontologie betrachtet werden.

Betrachten wir die Arbeiten in der Gerontologie aber näher, stoßen wir bis heute immer wieder auf drei bemerkenswerte Phänomene:

- Erstens finden wir häufig den Versuch, doch eine Altersgrenze begründen oder festlegen zu wollen.
- Zweitens zeigt sich eine starke Orientierung an Leistung, was zu unzähligen Untersuchungen führt, die sich damit beschäftigen, was alte Menschen im Vergleich zu jüngeren doch noch oder immer noch können. Oder – gerade in der Gerontopsychologie – es wird untersucht, wie alte Menschen mit ihren Leistungseinbußen zurecht kommen und wie diese bewältigt werden.
- Drittens schließlich zeigt sich eine merkwürdige Paradoxie: Zwar soll eigentlich das Altern und nicht mehr das Alter untersucht werden, also eine Öffnung zum gesamten Lebenslauf von der Geburt bis zum Tod stattfinden. Andererseits werden in der Gerontologie aber meist Themen untersucht, die nur eine bestimmte Bevölkerungsgruppe, eben die Menschen in höherem Lebensalter, betreffen.

Als Erklärung für diese Phänomene finden wir in der gerontologischen Forschung häufig den Hinweis, daß auch wissenschaftliche Untersuchungen von Altersstereotypen, von entsprechenden Vorurteilen und Alter(n)s-modellen beeinflußt werden. Solche Altersmodelle müssen von Alternstheorien unterschieden werden. Letztere sind Theorien in einzelnen wissenschaftliches Disziplinen, die aufgestellt wurden, um den Prozeß menschlichen Alterns aus der Sicht dieser Wissenschaft zu erklären. So gibt es etwa in der Biologie verschiedene Theorien, die den Alterungsprozeß menschlicher Zellen erklären.

Die hier vorgestellten Altersmodelle sind etwa anderes: Sie sind quasi Hintergrundannahmen über den allgemeinen Alterungsprozeß des Menschen. Was passiert im Alter mit dem Menschen? Ist Alter Verlust, Abbau, Rückzug, Leistungsabfall? Oder ist Alter ein neuer Lebensabschnitt, in dem einfach etwas anderes geschieht, in dem aber Entwicklung, Kompetenz u. ä. möglich ist? Solche und ähnliche Fragen (bzw. die Antworten darauf) bilden den Boden für verschiedene Altersmodelle.

2.3.1 Das Defizitmodell des Alterns

Bis heute wird Altern häufig aus einer überwiegend biologisch-medizinischen geprägten Sichtweise betrachtet: Demnach läuft der Alterungsprozeß des Menschen nach einer „biologischen Uhr" ab; seine Richtung und Geschwindigkeit sind weitgehend biologisch (genetisch) festgelegt: Ein Mensch wird mit bestimmten (vererbten) Anlagen geboren, die sich in einem natürlichen Reifeprozeß während der Kindheit und Jugend entfalten. Die so entfaltete Persönlichkeit festigt diese Anlagen in der frühen Erwachsenenphase, indem sie ebenfalls bestimmten – genetisch und/oder gesellschaftlich vorgegebenen – Verhaltensmustern folgt, etwa Familiengründung, Berufstätigkeit oder Hausarbeit. Eine Weiterentwicklung über diese frühe Erwachsenenphase hinaus findet nicht mehr statt; das Alter/Altern ist vom langsamen Verlust der entfalteten Fähigkeiten und Fertigkeiten geprägt.

Dieses Bild wurde auch durch wissenschaftliche Untersuchungen bestätigt. Untersuchungen, die sich anfangs (etwa ab 1920) hauptsächlich mit Veränderungsmessungen in den Bereichen Intelligenz, Motorik und Reaktionsfähigkeit beschäftigten, und die ergaben, daß alte Menschen im Vergleich zu jüngeren deutlich schlechtere Ergebnisse zeigten. Die in der Abbildung 2 wiedergegebene Kurve zeigt den damals als typisch betrachteten Verlauf (nicht nur) der intellektuellen Leistungsfähigkeit.

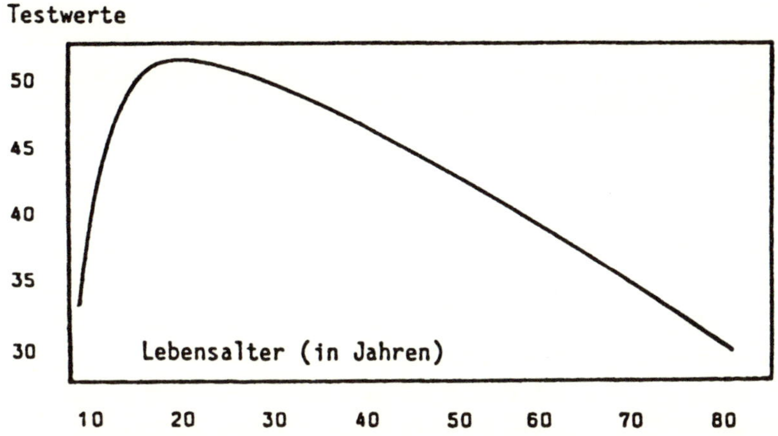

Abb. 2. Hypothetischer Verlauf der Intelligenz auf der Grundlage des Defizitmodells (aus: Geuß 1988, 97)

Dieses Defizitmodell ist mittlerweile vielfach kritisiert, abgelehnt und widerlegt worden. Für den Bereich der Intelligenzentwicklung sind etwa die folgenden Einwände geltend gemacht worden:

- Zunächst wurde in Frage gestellt, daß es so etwas wie die Intelligenz überhaupt gibt. Stattdessen kann Intelligenz auch als ein Bündel verschiedener Fähigkeiten oder Funktionen gesehen werden, die sich im Alternsprozeß unterschiedlich entwickeln (können), und die sich nicht alle verringern oder verschlechtern.
- Frühe Studien zur Intelligenzentwicklung machten den Fehler direkter Vergleiche zwischen Jüngeren und Älteren. Dadurch wurde nicht berücksichtigt, daß verschiedene Generationen oder Jahrgänge sehr unterschiedlich aufwachsen, also andere Schulbildungen, Berufstätigkeiten oder Lebensbedingungen haben, die verschieden gute Entwicklungsmöglichkeiten hinsichtlich der Intelligenz bedingen. Festgestellte Unterschiede zwischen verschiedenen Generationen sowie alternsbedingte Abbauprozesse sind häufig darauf zurückzuführen und können nicht als Funktion oder Konsequenz des Älterwerdens betrachtet werden.
- Verschiedene Untersuchungen zeigten, daß ältere Menschen prinzipiell die gleichen Leistungen bringen konnten, wie jüngere, daß sie dazu nur mehr Zeit benötigten.
- An den „Defizituntersuchungen" wurde auch kritisiert, daß häufig alte, kranke Menschen mit jungen und gesunden Menschen verglichen wurden. Die festgestellten Unterschiede haben somit unter Umständen weniger mit dem Alter als vielmehr mit dem Gesundheitszustand zu tun.

- Weiterhin zeigten sowohl ältere als auch jüngere Untersuchungspersonen so starke Leistungsstreuungen, daß es nicht sinnvoll erschien, pauschal zwischen Jüngeren und Älteren zu unterscheiden.
- Schließlich wurde gefragt, ob in Labors mit Hilfe von recht abstrakten Intelligenztests gewonnene Ergebnisse überhaupt eine Bedeutung für den Alltag haben.

Das Defizitmodell war und ist eine aus vielen Gründen populäre Beschreibung des menschlichen Alterungsprozesses. Aber nachdem die frühen Fehler der Vergleichsuntersuchungen ausgeräumt wurden (also keine direkten Vergleiche unterschiedlicher Generationen mehr durchgeführt wurden), ließ sich dieses Modell immer weniger wissenschaftlich beweisen. Die Vorstellung vom (biologischen) Altersabbau wurde immer weniger tragbar, andere Vorstellungen nahmen ihren Platz ein. Trotzdem finden sich innerhalb der Gerontologie bis auf den heutigen Tag Untersuchungen, denen dieses Modell zugrundeliegt!

2.3.2 Kompetenzmodelle des Alterns

Kompetenzmodelle setzen ihren Akzent weniger auf Altersabbau, als auf Veränderung und Entwicklung. Dabei gibt es derzeit nicht das Kompetenzmodell des Alterns. Verschiedene Forscherinnen haben vielmehr unterschiedliche (aber teilweise ähnliche) Gedanken und Arbeiten vorgelegt. Weiterhin gibt es auch nicht die Kompetenz oder ein Bündel weniger Kompetenzen, die nun im Alter besonders wichtig sind, und entsprechend untersucht werden müssen. Denn es gibt auch nicht eine Kompetenz als solche, sondern immer nur eine Kompetenz für eine bestimmte Tätigkeit, etwa zum Einkaufen oder Autofahren (s. Abb. 3).

Das heißt auch, daß Kompetenz immer als Beziehung zwischen den Umweltanforderungen, etwa beim Autofahren, und den persönlichen und sozialen Ressourcen der betreffenden Person verstanden wird. Die Fähigkeit zum Autofahren hängt somit nicht nur von den Fähigkeiten eines Menschen ab, sondern auch von der Gestaltung der Verkehrsbedingungen und den Verkehrsverhältnissen.

Ausgangspunkt der Kompetenzmodelle ist nun die Erkenntnis, daß unterschiedliche Sozialisations-, Lebens- oder Arbeitsbedingungen einen Einfluß auf das Altern haben können, unterschiedliche Entwicklungen somit auch noch im Alter stattfinden können, indem sich
- die vorhandenen Fähigkeiten verändern, ausbauen oder erhalten oder
- neue Fähigkeiten, Bedürfnisse oder Interessen entwickeln.

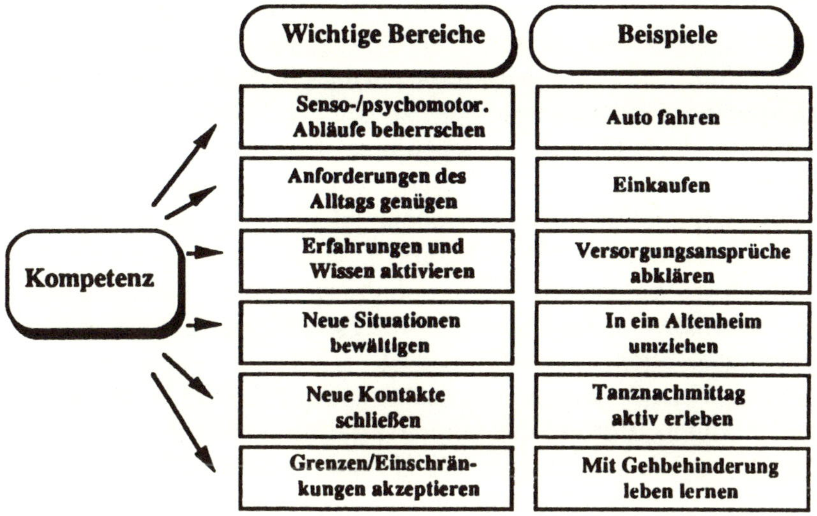

Abb. 3. Altersrelevante Kompetenzen (aus: Wahl 1991, 43)

Aufgabe einer „Kompetenzforschung“ wäre somit etwa die Klärung der folgenden Fragen:

- Welche Anforderungen werden an ältere Menschen unter gegebenen Umständen gestellt?
- Welche Kompetenzen sind dafür erforderlich?
- Inwieweit sind diese in welchem Alter (noch) gegeben?
- Können durch geeignete Trainingsmaßnahmen oder Umweltgestaltungen die Menschen unterstützt werden, wenn dies nicht mehr der Fall ist?
- Welche Kompetenzen können sich im Alter unabhängig von den konkreten gegenwärtigen Anforderungen entwickeln?
- Gibt es Kompetenzen, Fähigkeiten, Bedürfnisse, die sich überhaupt erst im Alter entwickeln können? Und unter welchen Voraussetzungen ist dies der Fall?
- Welche Aufgaben könnten ältere Menschen gerade aufgrund der für sie typischen Kompetenzen übernehmen?

Altern als selektive und kompensierende Anpassung

Dieses Modell des deutschen Entwicklungspsychologen Paul Baltes geht zunächst einmal von folgenden Annahmen aus:

- Entwicklung ist kein Phänomen der Kindheit oder Jugend, sondern dauert ein ganzes Leben.
- Jeder Entwicklungsprozeß oder -schritt (gleich in welchem Alter) ist immer von Gewinnen und Verlusten geprägt. Dies bedeutet etwa, daß

Entwicklung in einem bestimmten Bereich (Beruf, Musik, Sport) immer (oder meist) zur Vernachlässigung anderer Bereiche führt.

- Entwicklung und Altern wird somit auch als Spezialisierung oder Kanalisierung von Entwicklungsmöglichkeiten verstanden. Von den prinzipiell vielen Möglichkeiten im Leben eines Menschen werden durch das Älterwerden einige ausgesucht und gelebt, andere eben nicht.
- Die Beziehung zwischen Gewinnen und Verlusten verschiebt sich im Alter eindeutig in den Verlustbereich, sprich: es werden mehr Verluste als Gewinne gemacht. Dies deshalb, weil im Alter die Kapazitäten des Menschen abnehmen, auf Anforderungen und Veränderungen reagieren zu können, er somit generell verletzlicher wird, und dadurch die Wahrscheinlichkeit von Verlusterfahrungen steigt. Außerdem werden im Alter aufgrund der langen Erfahrung und der vielen bereits getroffenen Entscheidungen, die „Freiheitsgrade“ für neue Entwicklungen geringer, es stehen nicht mehr soviel Wege offen.
- Das Modell verweist trotzdem auf Entwicklungsmöglichkeiten wie etwa Weisheit, die überhaupt nur im Alter erreicht werden können. Es beinhaltet somit die Vorstellung einer speziellen Alterskultur, also von Umgangs- und Lebensformen, die nur im Alter gelebt werden können.

Vor dem Hintergrund dieser Annahmen nimmt Baltes nun drei psychologische Mechanismen an, die bewirken, daß ein positives Selbstbild im Alter erhalten bleibt, nämlich Selektion, Kompensation und Optimierung.

- **Selektion** bedeutet, daß die Menschen sich im Alter zunehmend auf die Bereiche beschränken, die subjektiv wichtig sind und in denen Anforderungen und Leistungsfähigkeit einander entsprechen. Geringere Reserven und höhere Morbidität machen es zudem notwendig, sich weniger vorzunehmen, auf weniger zu konzentrieren und Lebensziele den Gegebenheiten, also der geringeren Leistungsfähigkeit, anzupassen.
- **Kompensierende Maßnahmen** setzen ein, wenn irreversible Einschränkungen oder Ausfälle bestimmte Funktionsbereiche beeinträchtigen. Sie können interner Art sein (Gedächtnistechniken, die den Gedächtnisverlust ausgleichen) oder durch externe Maßnahmen erfolgen (Prothetik, altersfreundliche Umweltgestaltung).
- **Optimierung** schließlich bedeutet, die qualitative und quantitative Verbesserung der einmal gewählten Lebensbereiche. Denn Menschen sind in der Lage, ihre körperlichen und mentalen Reserven zu üben und zu stärken.

Genau genommen, ist dieses Modell eine etwas komplizierte Mischung aus Defizit- und Kompetenzmodell. Denn einerseits finden wir eine ganz klare Defizitorientierung (Altern als Abnahme von Leistungs-, Entwicklungs- und Kapazitätsreserven), und somit doch wieder eine Orientierung an der Leistungsfähigkeit jüngerer. Eigentlich ist dieses Modell sogar nicht anderes als ein Versuch, zu erklären, warum in vielen Untersuchungen immer wieder gezeigt wurde, daß ältere Menschen trotz ihrer angeblich eingeschränkten Entwicklungs- und Handlungsmöglichkeiten und trotz gestiegener körperlicher Anfälligkeit sich noch ein positives Selbstbild erhalten.

Andererseits wird alten Menschen in diesem Modell eine doppelte Kompetenz zugesprochen. Nämlich einmal die Kompetenz, diese Verluste so zu bewältigen, daß ein eingeschränktes, aber selbstwirksames Leben möglich ist. Zum anderen wird dem Alter auch ein eigenes, bisher unentdecktes Potential zugesprochen (Alterskultur), was es zu entdecken und entfalten gilt.

Diese beiden Kompetenzen sind nun auf den ersten Blick wenig problematisch und lassen sich durchaus sehr positiv interpretieren. Auf den zweiten Blick sieht dies allerdings anders aus. Die Bewältigungskompetenz für auftretende Einschränkungen oder Verluste wird häufig im Rahmen einer Forschungsrichtung untersucht, die sich mit dem „erfolgreichen Altern" beschäftigt. Dieser Begriff wurde bereits vor 40 Jahren von dem Entwicklungspsychologen Havighurst geprägt und findet sich bis heute in der deutschsprachigen gerontologischen Literatur wieder: So wird beispielsweise vom „normalen", „pathologischen" und „optimalen" Alter gesprochen. Dabei werden bestimmte Kriterien gesetzt, die für einen erfolgreichen Alterungsprozeß angeblich wichtig sind, etwa die Lebenslänge, körperliche und seelisch-geistige Gesundheit, soziale und gesellschaftliche Produktivität, psychosozialer Entwicklungsstand, Lebenssinn, Lebenszufriedenheit, Selbstwirksamkeit hinsichtlich persönlicher Handlungskontrolle u. a. Anhand dieser Kriterien wird nun untersucht, ob und wie alte Menschen es erreichen, erfolgreich zu altern. Je nach Ausprägung der Kriterien kann dann vom „normalen", „pathologischen" oder „optimalen" bzw. „erfolgreichen" Altern gesprochen werden. Letzteres wäre etwa gegeben, wenn ein Mensch lange lebt, körperlich sowie seelisch-geistig gesund geblieben ist, er zufrieden ist usw.

Als erstes taucht hier natürlich die Frage auf, wer hier welche Kriterien für wen festsetzt und wie Erfolg bei solchen Kriterien gemessen werden soll. Werden die Betroffenen danach gefragt oder legen Expertinnen aus der Gerontologie Normwerte für Erfolg fest? Das eine ist unter Umständen so problematisch wie das andere. Weiterhin kann das Modell erfolgreichen Alterns zu einem erheblichen Leistungsdruck führen. Wir müssen, wie in jungen Jahren bereits, auch im Alter „erfolgreich" sein. Nach der beruflichen Karriere, die erfolgreiche „Rentenkarriere" im Alter. Wenn wir z. B. betrachten, welcher „Gesundheitsterror" mittlerweile durch die Norm, lang und gesund leben zu müssen, in Nord-

amerika und Europa verbreitet ist, wird vielleicht deutlich, was wir damit meinen. Folgen wir den Empfehlungen der Standardkataloge entsprechender Programme zur Gesundheitsförderung, sollen wir:
- eine lebenslange sportliche Betätigung ausüben,
- psychohygienische Maßnahmen gegen Belastungen und Streß aller Art ergreifen, etwa Yoga, Meditation u. ä.,
- uns schon frühzeitig aufs Alter vorbereiten,
- Genußmittelmißbrauch (vor allem Tabak und Alkohol) vermeiden,
- ausreichende Empfehlungen zur Krankheitsvorbeugung beachten,
- ausgleichende Urlaubs-, Freizeit- und Erholungsgestaltung nicht vergessen und
- die Möglichkeiten zur gesundheitlichen Aufklärung nutzen.

Ähnlich steht es mit der sogenannten Alterskultur oder -kompetenz. Auch hier finden wir bei der Erörterung der unentdeckten Potentiale des Alters häufig eine starke Leistungsorientierung, etwa bei Sport-, Intelligenz- und Gedächtnisleistungen oder Höchstleistungen von Prominenten, wie Adenauer, Goethe u. a. Oder aber die Alterskompetenz wird von vorneherein als eine sogenannte „adaptive Kompetenz“ (Rupprecht u. a. 1994, 218) verstanden, „d. h. als Fähigkeit, sich an Veränderungen im Alternsprozeß anzupassen“ (ebd.). Wobei die Veränderungen ähnlich wie bei Baltes hauptsächlich als alternsbedingte Leistungseinschränkungen oder Verluste verstanden werden, und zwar in Bereichen, die von der Gerontologie für erfolgreiches Altern als wichtig erachtet werden.

Ein anderes Verständnis von Kompetenz im Alter finden wir im Rahmen von Forschungsarbeiten zum „konstruktiven Altern“ oder zu den sog. „Altersformen“ (s. u.). Auch hier liegt die Vorstellung von lebenslangen Entwicklungsaufgaben zugrunde. Aber die Auseinandersetzung mit diesen Aufgaben ist nicht durch ein vorgegebenes Muster eines allgemeinen Leistungs- oder Bedeutungsverlusts geprägt, sondern sieht stattdessen die Möglichkeit weiterer persönlicher (konstruktiver) Entwicklungen in und durch die Auseinandersetzung mit diesen Aufgaben. Der Ausgang von alternsspezifischen Anforderungen (etwa Ruhestand oder Partnerinnenverlust) ist nicht vorherbestimmt durch die Überzeugung von einer resignativen Anpassung. Diese Anforderungen ermöglichen vielmehr unter Umständen bedeutsame, eben unter Umständen auch konstruktive, Persönlichkeitsentwicklungen. Weiterhin werden Entwicklungspotentiale auch in Bereichen angenommen, die nicht zwingend gesellschaftlich vorgegeben sind, wie etwa der Ruhestand.

Die Entwicklungswege im Alter sind somit vielfältig, es lassen sich nicht alle Menschen „über einen Kamm scheren“. Aufgabe der Gerontologie ist es, diese Vielfalt von unterschiedlichen und möglichen „Alternsformen" zu beschreiben. Und auch durch den Hinweis auf mögliche Gestaltungsmöglichkeiten, diese entfalten zu helfen. Dies bedeutet auch, zu fragen, inwieweit die gegenwärtigen gesellschaftlichen „Pflichtaufgaben" im Alter sinnvoll sind. Dies betrifft etwa die gesetzlich vorgegebene Ruhestandsgrenze oder die Struktur der Altenhilfe. Gerade diese beiden Beispiele haben mittlerweile deutlich gemacht, daß hierdurch auch viele prinzipielle Entwicklungsmöglichkeiten im Alter verhindert werden (s. u.).

Im Rahmen dieser Modelle zum „konstruktiven Altern" finden wir die am weitesten vom Defizitmodell abgerückten Forscherinnen. Hier wird auf weitgehende Vorannahmen, Ziele usw. verzichtet, werden häufig Erlebnisweisen und Lebenswege alter Menschen studiert und vorsichtig nach Möglichkeiten geschaut, welche Entwicklung im Alter möglich sein kann.

3 Alternsverläufe – die Entwicklung des Menschen im Lebensalter

Neben dem Problem der Angemessenheit der Altersmodelle, gibt es derzeit noch eine Reihe von generellen Problemen in der Gerontopsychologie. Diese haben in erster Linie mit der Frage zu tun, was wie untersucht werden soll. Unsere Psyche ist ja nicht wie der Körper von vorneherein in klar erkennbare, deutlich voneinander zu unterscheidende „Organe", also Einzelkomponenten, unterteilt. Sie ist vielmehr zunächst einmal ein undifferenziertes Ganzes, was zudem mit Körper, Seele, Mit- und Umwelt engstens verbunden ist. Hier zu unterscheiden und ein bestimmtes Merkmal oder eine bestimmte Fähigkeit hervorzuheben und zu untersuchen, bedeutet gleichzeitig immer folgende Fragen stellen zu müssen:

1. Warum wird ausgerechnet dieses Merkmal untersucht?

2. Was wird vernachlässigt oder ignoriert?

Zu 1.: Hierbei geht es um die generelle Frage, warum sich in der Psychologie die Aufmerksamkeit auf bestimmte Themenbereiche konzentriert. Dies ist nämlich kein Zufall! Es kann durchaus gezeigt werden, daß die Vorliebe für bestimmte Themen oder Untersuchungsmethoden immer auch auf die Rolle der Psychologie in der und für die Gesellschaft verweist. Dies gilt beispielsweise für die vielen Versuche, den Menschen anhand bestimmter globaler Kennwerte, wie Intelligenz, Neurotizismus u. ä., zu charakterisieren. Diese Kennwerte wurden niemals nur rein wissenschaftlich, aus reiner Freude an der Erkenntnis, erfunden und benutzt. Immer ging es auch um den (fragwürdigen) Nutzen solcher Kennwerte für die Zulassung von Menschen in bestimmte gesellschaftliche Bereiche, etwa bei militärischen Eignungsprüfungen, Einstellungen für bestimmte Berufe, Zulassungen für Studiengänge oder Karrieremöglichkeiten, Zuweisungen zu bestimmten Schultypen oder Einweisungen in psychiatrische Anstalten oder Gefängnisse usw. Die andere Seite: Durch dieses

„Können" etablierte die Psychologie sich als Wissenschaft und sicherte sich ihrerseits den Zugang zu gesellschaftlicher Förderung oder zu Berufsfeldern für Psychologinnen. Schärfer formuliert: Durch die Teilnahme an diesen gesellschaftlich erwünschten Unternehmungen konnte sich die Psychologie als akzeptierte Wissenschaft etablieren. Somit entsteht für die Wissenschaft Psychologie oder für einzelne Psychologinnen auch immer ein bestimmter Druck, ihre Arbeit in bestimmten Bereichen auf eine bestimmte Art und Weise zu tun (genauer ist dies in Scheidt 1994 ausgeführt). Aus dieser Perspektive heraus müssen die Voraussetzungen, die Art oder Funktion gerontopsychologischer Forschung hinterfragt werden, insbesondere bei der Untersuchung der Intelligenz, leistungsbezogener Fähigkeiten bei Vergleichsuntersuchungen mit jüngeren Menschen oder den Forschungsarbeiten zu Potentialen und Entwicklungsmöglichkeiten im Alter.

Zu 2.: Die Orientierung an globalen Kennwerten ist stark erwerbs- und leistungsorientiert. Dadurch wird vermieden, ältere Menschen aus anderen Blickwinkeln zu betrachten und die in diesem Lebensabschnitt möglichen anderen Entwicklungspotentiale des Menschen zu entdecken, sie zu beschreiben und ihre Entwicklung durch entsprechende politische Gestaltungsmaßnahmen anzuregen. Anregungen für diese Sichtweise finden sich in der Forschung durchaus, etwa die Beschäftigung mit Themen wie Lebensqualität, Glück oder Weisheit. Oder die Arbeiten, die zeigen, daß sich möglicherweise im Alter die psychische Struktur verändern kann, beispielsweise hin:

- zu mehr Gelassenheit,
- einer stärkeren Akzeptanz des eigenen Schicksals,
- der Integration von männlichen und weiblichen Anteilen,
- der Akzeptanz bisher vernachlässigter oder verleugneter Persönlichkeitsanteile oder
- der stärkeren Berücksichtigung der sozialen Konsequenzen des eigenen Handelns und entsprechend differenzierterer Wahrnehmung und Beurteilung praktischer Lebensfragen oder -probleme.

Hier bestände prinzipiell die Möglichkeit, völlig neue Perspektiven für das Leben des Menschen im Alter zu entwickeln bzw. diese Potentiale überhaupt erst einmal zu erfassen und zu beschreiben. Die Gerontowissenschaften stehen diesbezüglich aber erst am Anfang.

Ebenso umstritten ist das Wie der gerontopsychologischen Untersuchungen. Wir haben oben bereits einige Merkmale wissenschaftlichen Arbeitens erwähnt. In bezug auf die Gerontopsychologie geht es dabei etwa um die wichtige Frage, inwieweit es eine Ziel der Gerontopsychologie sein muß oder soll, allgemeine und für alle Menschen gültige Alternsprozesse zu beschreiben und zu erklären. Oder – so die Alternative – ist Altern so speziell, daß hier nur die zahlreichen verschiedenen „Alternsformen" beschrieben werden sollten?

Die Unterschiede in der Art der Untersuchungen, der Arbeitsweise und somit auch der Ergebnisse und der vorgeschlagenen gerontopsychologischen Maßnahmen zwischen diesen beiden Arbeitsweisen sind erheblich. Je nachdem, welche Seite sich hier durchsetzt oder politisch beachtet wird, kann dies auch sehr unterschiedliche Folgen für die Menschen haben, die Ziel einer gerontopsychologischen Maßnahme werden. Auch hier gilt folglich: Es könnte anders sein.

Folgt man nun neueren Darstellungen, so beschäftigt sich die Gerontopsychologie hauptsächlich mit den folgenden Themenbereichen (vgl. Wahl & Reichert 1991, Weinert 1992):

1. Beschreibung und Analyse der Alternsveränderungen psychischer Merkmale und Mechanismen. Hier geht es also darum, was sich in unserer Psyche im Alter verändert: Denken, Fühlen, Bewältigungsmechanismen usw.
2. Analyse der psychischen oder psychisch sich manifestierenden Bedingungen des Alterns. Hierbei wird untersucht, wie sich die Bedingungen des Alterns in unserer Gesellschaft beim einzelnen Menschen psychisch widerspiegeln. Beispielshafte Forschungsfragen sind: Was sind die psychischen Folgen, wenn Hilfsangebote für Ältere, diese zu verstärkter Passivität zwingen?
3. Psychische Verarbeitung und Bewältigung des Alters. Beispiel: Führt die Erfahrung des Älterwerdens zu Resignation und Depressivität oder zu vermehrter Zufriedenheit?
4. Psychosoziale Beeinflussung unerwünschter Alterserscheinungen. Beispiel: Durch welche Maßnahmen kann das Altern unterstützt werden oder die Lebensqualität oder – zufriedenheit verbessert werden?

Betrachten wir hierbei den deutschsprachigen Raum und dort publizierte Arbeiten, so liegt ein Schwerpunkt der Arbeiten der letzten Jahre beim ersten Themenbereich und hier nochmals eingeschränkt auf den Veränderungen in Folge von Demenzerkrankungen und den entsprechenden Interventionsmöglichkeiten. Eher sozialwissenschaftlich und weniger psychologisch orientierte Arbeiten der Gerontologie beschäftigen sich etwa mit folgenden Themen (vgl. Backes 1994):

- Soziale Sicherung,
- Versorgung und Pflege im Alter,
- ältere Arbeitnehmer,
- soziales und kulturelles Leben im Alter.

3.1 Geistige Leistungsfähigkeit: Sinne – Psychomotorik – Intelligenz

Untersuchungen dieser Art beschäftigen sich mit dreierlei:

- Veränderungen der Sinnesfunktionen:
  Hier wurden etwa die Veränderungen der Hör- und Sehfähigkeit untersucht, etwa bei der Augenlinse (z. B. die Verhärtung der Linsensubstanz), der Retina (etwa: schlechtere Farbwahrnehmung, Blendempfindlichkeit, verzögerte Dunkelanpassung) oder im Innenohr. Aus psychologischer Perspektive kann untersucht werden, wie Menschen mit diesen Veränderungen umgehen, welche Konsequenzen sie haben usw.
- Psychomotorische Leistungen:
  Darunter wird das komplizierte für unser Handeln erforderliche Zusammenspiel von Wahrnehmungs-, Denk- und Verhaltensprozessen verstanden, wie es etwa typisch für das Treppensteigen oder Autofahren ist (wahrnehmen der Verkehrssituation – Einschätzung derselben – Ausführung entsprechenden Verhaltens). Typische Untersuchungsbereiche sind insofern Kraft, Beweglichkeit, Gleichgewichtsfähigkeit oder Übungen zur Auge-Hand-Koordination.
- Kognitive Leistungen, etwa Intelligenz- oder Gedächtnisleistungen.

3.1.1 Sinnesfunktionen und psychomotorische Leistungen

Generell wird davon ausgegangen, daß es im Alter zu einer Verminderung bzw. Verlangsamung der Sinnesfunktionen und ihrem Zusammenspiel mit der Motorik kommt. D. h. es werden weniger Reize aufgenommen und ihre Verarbeitung und Beantwortung erfolgt langsamer. Diese Prozesse setzen allerdings bereits recht früh ein, teilweise bereits im dritten oder vierten Lebensjahrzehnt. Außerdem zeigen sie sich umweltabhängig, sei es durch den Einfluß äußerer Faktoren (beispielsweise der Einfluß des Nikotins auf Geruchs- und Geschmacksempfindlichkeit) oder durch den Gebrauch bzw. Nichtgebrauch der jeweiligen Sinnesorgane (Nichtgebrauch führt in der Regel zu höheren Empfindlichkeitseinbußen).

Im einzelnen finden sich:

- Beim Auge ist eine verminderte Akkomodationsfähigkeit festzustellen, bedingt durch muskuläre Veränderungen und den Elastizitätsverlust der Augenlinse. Letztere wird zudem weniger lichtdurchlässig. Die Licht- und Farbempfindlichkeit der entsprechenden Rezeptoren (Stäbchen, Zäpfchen) nimmt ab und die Reaktionsfähigkeit der Pupillen verringert sich.

- Generell verringert sich das Spektrum wahrnehmbarer Frequenzen des menschlichen Ohres mit zunehmendem Alter, insbesondere im Bereich hoher Frequenzen/Töne. Verantwortlich dafür sind eine ganze Reihe von Veränderungen im Ohr, etwa eine Verringerung der Sensibilität der Hörzellen oder – nerven, eine Verknöcherung der Gehörknöchel oder eine Erschlaffung der Bandapparate.
- Ähnliche Tendenzen – also eine Verringerung der Empfindlichkeit – zeigen sich beim Geruch, Geschmack oder bei der Hautsensibilität (Tast- oder Vibrationsempfindlichkeit).
- Motorisch sind etwa eine Bewegungsverlangsamung, eine Abnahme der Reaktionsschnelligkeit, zunehmende Steifheit der Muskulatur, eine Koordinationsminderung bei komplizierten Bewegungsabläufen oder abgeschwächte Reflexe festzustellen.

Aus psychologischer Perspektive ergeben sich nun mit Blick auf diese Ergebnisse drei weitere Fragestellungen, die wir im folgenden erörtern wollen.

1. Gibt es psychologische Veränderungen im Bereich der Sinne und Motorik? Hier ist vor allem nach psychologischen Veränderungen der Regulationszentren der menschlichen Psyche gefragt, etwa in bezug auf allgemeine Aktivierungsimpulse oder auf die Art und Weise der Verarbeitung. Es kann aber auch um den generellen Einfluß der Psyche auf Sinne und Motorik gehen, etwa Rückzugstendenzen, die zu einem Nicht-Gebrauch und damit langfristig zu geringerer Funktionsfähigkeit führen. Letzteres könnte im Sinne einer psychologischen Disengagement-Theorie verstanden werden (s. u.).
   Dieser ganze Fragenkomplex ist unseres Erachtens derzeit nur unzureichend bis gar nicht untersucht und bleibt dies wohl aufgrund der ihm zu eigenen Schwierigkeiten.
2. Wie reagieren und verarbeiten Menschen die angesprochenen Veränderungen der Sinne und der Motorik? Verallgemeinerbare Ergebnisse finden sich hier bislang nicht.
3. Welche lebenspraktische Bedeutung hat dies? Zunächst sei festgestellt, daß viele dieser Veränderungen nicht zur Feststellung des Alters geeignet sind oder typisch fürs Alter sind, denn sie beginnen bereits recht früh; Hör- und Sehschwächen teilweise schon im dritten oder vierten Lebensjahrzehnt. Zum anderen können alle diese Veränderungen durch vielfältige Maßnahmen kompensiert werden, etwa durch Hilfsmittel (wie Augengläser), eine dementsprechende Gestaltung von Arbeitsplatz, Wohnung, Verkehr u. ä. oder eine veränderte Lebensführung. Diese sogenannten Leistungseinbußen können aber auch auf viele Selbstverständlichkeiten unserer Kultur verweisen, sie machen dann nachdenklich, ob die Bezeichnung Leistungseinbußen

angemessen ist. Sicher sind die Veränderungen des Auges und seiner Sehfähigkeit für eine Kultur bedeutsam, die sehr aufs Sehen konzentriert ist. Eine Kultur,
- in der das gesprochene Wort nur gilt, wenn es „schwarz auf weiß" nachlesbar ist,
- in der viele Aktivitäten des täglichen Lebens verschriftlicht sind, etwa der gesamte Geldverkehr von der Lohnabrechung über die Steuererklärung bis zum Bankauszug oder viele Kommunikationsvorgänge,
- Zeitung und Fernsehen für viele der Hauptkanal zum Leben sind,
- abstrakte Hinweistafeln die persönliche Auskunft ersetzt haben,
- komplizierte Verkehrsstrukturen, komplizierte Fahrpläne und ebensolche Fahrkartenautomaten erfordern, die dann wieder mittels komplizierter und schriftlicher Anweisungen bedient werden müssen,
- Videospiele erzählte Geschichten abgelöst haben usw.

Und natürlich ist eine Bewegungsverlangsamung und geringe Reaktionsschnelligkeit als solche schon eine Provokation für eine Kultur,
- in der Hetze und Hektik zum Alltag gehören,
- Zeit Geld ist,
- Hochleistungssport alltäglich wird,
- in der Goldmedaillen vergeben werden für Millisekundenvorsprünge beim Start,
- in der Status und Prestige durch Zehntelsekundenvorteile bei der Beschleunigung von Kraftfahrzeugen gemessen werden; Vorteile, die mit sechsstelligen Summen bezahlt werden.

Hier zeigen sich tiefgreifende Bewertungen unserer Kultur, was gut, normal, jung oder alt ist. Bewertungen, die wiederum die Gestaltung unserer Lebenswirklichkeit beeinflussen, und zwar so beeinflussen, daß diese Wirklichkeit für Ältere, Behinderte oder andere zu einem Problem wird. Aber nicht, weil diese Gruppen etwa aufgrund ihrer sogenannten mangelnden Leistungsfähigkeit ein Problem *sind*, sondern nur deswegen, weil bei der Gestaltung unserer Umwelt diese Gruppen schlicht und einfach nicht beteiligt werden.

Wir wollen dies abschließend an einem gut geeigneten Beispiel diskutieren, nämlich am Autofahren. Dies ist deswegen gut geeignet, weil einerseits das Autofahren ein Handlungsfeld ist, indem die Leistungsfähigkeit der Sinne und der Psychomotorik überaus gefordert ist, und zum anderen die demographischen Veränderungen natürlich auch zu einer Zunahme älterer Verkehrsteilnehmerinnen führen, die einen Führerschein haben und mit dem Auto am Straßenverkehr teilnehmen.

Beides zusammen bedeutet: Die Leistungsfähigkeit der Sinne nimmt ab, die Geschwindigkeit der Informationsverarbeitung, die Aufmerksamkeit, Merkfähigkeit, Bewältigungsfähigkeit neuer Situationen ebenfalls. Eine Zunahme älterer Kraftfahrerinnen ließe somit eine stärkere Selbst- und Fremdgefährdung im Straßenverkehr vermuten. Dies läßt sich auch in Laboruntersuchungen bestätigen.

Und läßt sich trotzdem so auf den ersten Blick nicht sagen! Denn der erste Blick ist auf Unfallhäufigkeit, Schwere des Unfalls, Verursachung und ähnliche Merkmale gerichtet. Hier schneiden Ältere aber in der Regel gegenüber jüngeren Autofahrerinnen gut ab. So sind die absoluten Zahlen der Unfallbeteiligten im höheren Lebensalter vergleichsweise gering, etwa im Vergleich zu der Gruppe der unter 20jährigen. Ähnlich sieht der relative Vergleich aus, etwa wenn die Unfallbeteiligten prozentual mit der Zahl der Gruppe Gleichaltriger verglichen wird oder die Zahl der gefahrenen Kilometer berücksichtigt wird. Auch hier schneiden jüngere Kraftfahrerinnen immer schlechter ab.

Lebenspraktische Untersuchungen (etwa Schlag 1990) zeigen auch, warum dies so ist, und ältere Autofahrerinnen entgegen den Vermutungen und Laboruntersuchungen kein ungünstigeres Fahrverhalten zeigen. Die genannte Untersuchung stellte insgesamt nur geringe Unterschiede im Fahrverhalten zwischen Älteren und Jüngeren fest, lediglich zwei die Gefahren erhöhende Merkmale wurden festgestellt:
- Ältere fahren insgesamt langsamer, d. h. die gefahrene Geschwindigkeit, aber auch Beschleunigung, Überholmanöver u. ä. sind insgesamt geringer, dies kann mitunter zu Gefährdungen führen, etwa an Autobahnauffahrten;
- Ältere reagieren in manchen kritischen Situationen gar nicht oder zu langsam, etwa bei undeutlichen Rechts-vor-links-Einmündungen, an Bahnübergängen u. ä.

Beide Merkmale führen aber ganz offensichtlich nicht zu einer schlechteren Fahrweise älterer Menschen, zumal diese die Gefährdung auch noch durch ein verändertes Verkehrsverhalten vielfältig kompensieren können, etwa durch Fahrten zu verkehrsarmen Zeiten und nicht in der „Rushhour“ und unter günstigen Lichtverhältnissen (keine Dämmerungs- oder Nachtfahrten). Dies ist nun der Stand der Dinge.

Nicht diskutiert wurde dabei, inwieweit Ältere ihre Vorstellung von „normalen“ Verkehrsverhältnissen überhaupt in die Verkehrsplanung einfliessen lassen können. Nicht diskutiert wurde ebenfalls, inwieweit der gegenwärtige Stand der Dinge hinsichtlich unserer Verkehrslage überhaupt akzeptiert werden kann. Ist es in Ordnung, daß
- immer schnellere und größere Autos gebaut werden,

- immer breitere Straßen, die immer schlechter für Kinder und Ältere zu überqueren sind,
- immer mehr Verkehr, immer höhere Anforderungen an die Leistungsfähigkeit der Verkehrsteilnehmerinnen stellt,
- Tausende von Verkehrstoten (unter ihnen auch wieder viele Kinder und Ältere) schon normal sind?

Eine alternative Verkehrspolitik kann hier andere Maßstäbe setzen, kann durch Verkehrsberuhigung, Tempolimits, Verkehrsverlagerung auf die Schiene u. ä. eine andere Situation schaffen. Erst recht kann dies aber eine Politik, die nach dem Sinn einer Lebensweise fragt, in der Autofahren deswegen existentiell notwendig wird, weil der Bedarf des täglichen Lebens umfangreiche Fahrten notwendig macht, von der Bank im Stadtinnern, zum Supermarkt auf der grünen Wiese außerhalb der Stadt, zum Freizeitpark in 150 Kilometer Entfernung, zum Megakino-Palast in 80 Kilometer Entfernung und zum neuen Arbeitsplatz in der Nachbarstadt. Älterer Mitbürgerinnen können uns von einer Welt berichten, in der dies alles anders war. Sie können uns vielleicht auch daran erinnern, daß anders und früher nicht unbedingt gleichbedeutend mit schlechter ist.

3.1.2 Kognitive Leistungen: Intelligenz/Gedächtnis

Intelligenz

Auch hier zunächst einige allgemeine Vorbemerkungen: Eine Grundidee vieler Forschungsarbeiten zur kognitiven oder geistigen Leistungsfähigkeit generell ist die Annahme einer allgemeinen und globalen Fähigkeit. Dies ist weder besonders plausibel noch bewiesen. Denn es ist überhaupt nicht einleuchtend, daß die vielfältigen geistigen Fähigkeiten des Menschen auf eine einzige globale Fähigkeit zurückgehen. Dies würde im Extrem bedeuten, daß Leistungen in der Musik oder Mathemathik, beim Lernen von Sprachen, künstlerischen oder sportlichen Fertigkeiten oder in der Fahrschule, beim Lösen von Kreuzworträtseln und physikalischen Problemen usw. alle auf eine einzige allgemeine Fähigkeit zurückzuführen seien. Die Auseinandersetzungen über diesen Punkt dauern dementsprechend bis heute an. Den Stand der Dinge in der Gerontopsychologie berichten wir weiter unten.

Offensichtlich hat dieser Gedanke aber Menschen, insbesondere Wissenschaftlerinnen, seit Jahrhunderten fasziniert. Insbesondere die Intelligenz erfreut sich hier einer bereits sehr langen und großen Beliebtheit. Wir haben oben bereits erläutert warum. Wenn es möglich ist, Menschen mittels allgemeiner Fähigkeiten wie Intelligenz zu erfassen, zu messen und zu beurteilen, dann können entsprechende gesellschaftliche Planungen oder Strukturen auf recht einfache Weise vorgenommen oder eingerichtet werden.

Wenn es nämlich so etwas wie Intelligenz gibt, wenn sie mehr oder weniger einfach zu messen ist und wenn sich dann zeigt, daß viele Menschen nicht sehr intelligent sind, einige wenige aber hochintelligent, dann muß etwa das Schulwesen nur bis zur Hauptschule ausgebaut werden. Das reicht für die Masse der wenig intelligenten. Gymnasium und Universität können und dürfen dann nur für wenige sehr intelligente Schülerinnen zugänglich werden, gleiches gilt für verantwortliche gesellschaftliche Positionen, wie Politiker, Manager großer Firmen u. ä.

Wenn weiterhin angenommen und bewiesen werden könnte, daß diese Intelligenz universellen Abläufen folgt, daß etwa ein Anstieg bis zum 20. Lebensjahr erfolgt, eine gleichbleibende Leistung bis zum 40. Lebensjahr zu verzeichnen ist und schließlich ab dem 40. Lebensjahr ein langsamer Abbau erfolgt, dann wäre es sinnvoll, anspruchsvolle Tätigkeiten nicht an Menschen unter 20 bzw. über 40 oder 50 zu vergeben.

Diese und weitere Vorstellungen und Phantasien haben die Wissenschaft bis auf den heutigen Tag fasziniert und den Versuchen, diese Vorstellungen auch tatsächlich zu finden und zu beweisen, viel Auftrieb gegeben. Es wurde versucht, die Intelligenz mit speziell entwickelten Methoden (Intelligenztests) zu messen, und diesen angenommenen defizitären Verlauf auch nachzuweisen. Nichtsdestotrotz ist Intelligenz ein Kunstprodukt der Wissenschaft und kein natürlicher Bestandteil des Menschen und seiner Psyche! In der Frühphase der Intelligenzforschung wurde ein Intelligenzabbau mit Hilfe von Querschnittsuntersuchungen auch nachgewiesen. Der Haken: Bei diesen Untersuchungen wurden zu einem bestimmten Zeitraum Menschen verschiedener Altersgruppen miteinander verglichen. Die festgestellten Unterschiede müssen aber nicht Resultat unterschiedlichen Alters sein, sondern können auf Sozialisations-, Bildungs- oder Lebensbedingungen zurückgehen, die sich für unterschiedliche Altersgruppen ja erheblich unterscheiden können. Auch die Kritik an den Intelligenztests ist bis auf den heutigen Tag nicht verstummt, etwa die Frage, ob es tatsächlich Intelligenz ist (was auch immer das sei), was gemessen wird oder die Frage, inwieweit solche Messungen auch Bedeutung für die Alltagsrealität haben.

Wie auch immer, trotz dieser ganzen Einwände und Kritikpunkte hat die Intelligenzforschung nichts von ihrer Attraktivität verloren. Sie ist auch im Bereich der Gerontowissenschaften populär. Dabei ist insbesondere die Unterscheidung von Cattell populär, der zwei Intelligenzfaktoren annahm:

- eine sogenannte **fluide Intelligenz**, die biologisch verankert und angeboren sein sollte. Sie heißt fluide, also flüssig, weil hiermit in erster Linie Leistungen angesprochen sind, die geschwindigkeitsabhängig sind. Sie beinhaltet insofern im wesentlichen alles, was für die Orientierung in einer neuen Situation erforderlich ist, etwa die Geschwindigkeit Informationen verarbeiten zu können oder die Konzentrationsfähigkeit. Nach Cattel's Annahmen soll die fluide Intelligenz einem altersbedingten Abbau unterliegen, der hauptsächlich in einer Verlangsamung besteht.
- die **kristalline Intelligenz**, die durch Kultur und Sozialisation vermittelt und entwickelt wird. Es geht dabei also um verschiedene Formen des Erfahrungswissens, um Problemlösestrategien oder um die Fähigkeit, Sprache zu verstehen. Hier wird angenommen, daß diese Intelligenzform auch im Alter erhalten bleibt.

Viele Untersuchungen in der Gerontopsychologie basieren auf dieser Unterscheidung, vielen anderen liegen darauf basierende ähnliche oder leicht erweiterte bzw. veränderte Ansätze zugrunde, etwa der Bonner Gerontologischen Längsschnittstudie oder der Berliner Arbeitsgruppe um P. und M. Baltes. Nicht zuletzt, weil häufig die These vertreten wird, daß es im Alter zu einer sogenannten Dedifferenzierung kognitiver Leistungen, also auch der Intelligenz, kommt. Gemeint ist damit, daß sich viele Einzelfaktoren (etwa Wahrnehmungsgeschwindigkeit, Reaktionszeiten, logisches Denken, Gedächtnis, räumliches Vorstellungsvermögen, Sprachgewandtheit u. a.) wieder zu einigen allgemeinen Faktoren zusammenfassen lassen. Hier wiederum hat sich die Unterscheidung zwischen den zwei allgemeinen Faktoren fluide und kristalline Intelligenz weitgehend durchgesetzt.

So untersucht etwa die bekannte Bonner Gerontologische Längsschnittstudie (BOLSA) die Intelligenz auf der Grundlage eines Drei-Komponenten-Modells, welches eng an Cattell angelehnt ist. Wir finden im Bereich der Intelligenzforschung aber auch Modelle, die wesentlich mehr Komponenten für kognitive Leistungsfähigkeit/Intelligenz annehmen. Einige arbeiten auf der Grundlage von sogenannten primären geistigen Fähigkeiten, etwa der Fähigkeit Sprache zu verstehen, zu rechnen oder zu schlußfolgerndem Denken. Andere orientieren sich eher am Verhalten des Menschen und untersuchen musikalische, praktische, soziale oder Bewegungsintelligenz.

Zu den Ergebnissen: Hinsichtlich der Ergebnisse im Rahmen der BOLSA läßt sich zusammenfassen: Im Rahmen dieser Studie wurden zwischen 1965 und 1981 222 bzw. 48 ältere Menschen aus den Jahrgängen 1890–95 und 1900–05 untersucht. Die erste Zahl, also 222, bezieht sich auf den Beginn der Studie, die letzte, 48, auf den letzten

Termin im Jahre 1981. Ein solcher Rückgang ist bei Längsschnittuntersuchungen dieser Art immer zu verzeichnen, da nicht nur Teilnehmerinnen während der Zeit versterben, sondern auch aus vielen anderen Gründen nicht mehr an der Untersuchung teilnehmen. Eine allgemeine Altersnorm (etwa genereller Abfall) läßt sich für die Intelligenzentwicklung nicht nachweisen, sondern zunehmende Unterschiede zwischen verschiedenen Menschen. Andere Längsschnittuntersuchungen, etwa aus den USA, kommen zu anderen Ergebnisse und zeigen in bestimmten Dimensionen der Intelligenz Einbußen ab einer bestimmten Altersstufe, die zwischen dem 53. (etwa für schlußfolgerndes Denken oder Sprachflüssigkeit) und dem 74. Lebensjahr liegt.

Häufig finden sich auch folgende Ergebnisse in der Literatur: Mit Blick auf Cattells Unterscheidung wird ein Leistungsabfall der fluiden Intelligenz und eine Stabilität der kristallinen festgestellt, ersterer wiederum kann durch Trainings stark gebremst werden, die jedoch nicht so große Leistungsverbesserungen erzielen wie bei jüngeren.

Es hat hier allerdings wenig Sinn auf Details einzugehen, weil der bisherige Forschungsstand sehr kompliziert und unübersichtlich ist. Neben den üblichen oben bereits erwähnten Problemen, etwa der Frage nach der Alltagsrelevanz der mittels Intelligentests ermittelten Ergebnisse oder der Frage der Zusammensetzung der Intelligenz, spielen auch untersuchungstechnische Probleme eine große Rolle. Wird dann noch berücksichtigt, daß viele Untersuchungen – so auch die BOLSA – einen hohen Einfluß von Erziehung, sozialem Status, Gesundheitszustand und anderen Umweltfaktoren auf die Intelligenz nachweisen konnten, dann muß der Faktor Alter mit seinem Einfluß auf die Intelligenz zurückhaltend betrachtet werden. Eine Zurückhaltung, die noch wächst, wenn wir beachten, daß sich auch viele Gerontologinnen sehr kritisch mit diesen Ergebnissen auseinandersetzten. Dies deshalb, weil sie feststellten oder behaupteten, daß sich die grundlegende Struktur der menschlichen Intelligenz im Alter verändert. Ältere Menschen können demnach gar nicht mehr mit den Maßstäben jüngerer untersucht werden, die üblichen Intelligenztests passen für die Gruppe älterer nicht mehr. Die Veränderung der menschlichen Intelligenz mit zunehmendem Alter wurde recht verschieden beschrieben, etwa als Entwicklung vom abstrakten zum pragmatischen Denken. Damit ist vereinfachend ein wachsender kompetenterer Umgang mit lebenspraktischen Fragen, Problemen und Anforderungen gemeint, etwa eine differenziertere Wahrnehmung und Beurteilung derselben oder eine flexiblere Auseinandersetzung mit ihnen. Abstrakte Intelligenz messende Tests erfassen dies nicht.

Gedächtnis

Ähnlich sind die Ergebnisse für den Bereich der Gedächtnisforschung. Auch in der Gedächtnisforschung werden häufig zwei Gedächtnisfaktoren angenommen, die ebenfalls „geschwindigkeitsabhängig bzw. -unabhängig" bestimmt werden. Andere Unterscheidungen mit mehr oder anderen Faktoren sind aber auch hier zu finden. So etwa die bekannte Aufteilung des Gedächtnisses nach dem Drei-Speicher-Modell: sensorischer Speicher, Kurzzeitgedächtnis, Langzeitgedächtnis. Auch hier kommen verschiedene Untersuchungen zu widersprüchlichen Ergebnisse, die aber bis heute unseres Erachtens nicht für einen allgemeinen Gedächtnisabbau bei älteren Menschen sprechen. Hierbei ist wichtig zu erwähnen, daß es durchaus eine Reihe von Untersuchungen gibt, die Leistungsdefizite Älterer feststellen, etwa beim Lernen neuer Inhalte, also bei deren Aufnahme ins Gedächtnis, oder bei der Wiedergabe von Gedächtnisinhalten. Ebenso deutlich ist, das häufige Klagen über Gedächtnisprobleme bei Älteren. Aber auch hier ist letztlich wie bei der Intelligenzforschung die entscheidende Frage, ob es sich wirklich um eine „Alterserscheinung" handelt.

Neben den bereits genannten, hat die Intelligenz- und die Gedächtnisforschung bis heute mehrere gravierende Probleme:

- Plastizität

  Hier geht es um die Frage, ob Leistungsabfälle in bestimmten Bereichen, die mittels einer Untersuchung erfaßt werden, möglicherweise durch den Nichtgebrauch der entsprechenden Bereiche entstanden sind. Dementsprechend könnten diese Leistungsminderungen durch Trainingsmaßnahmen verbessert werden. Hier ist der Stand der Dinge in der Forschung der, daß Trainingseffekte tatsächlich möglich sind und zu entscheidenden Verbesserungen bestimmter Leistungsbereiche führen. Trotzdem zeigen sich in all diesen Untersuchungen – insbesondere im Hochleistungsbereich – Trainingsgrenzen für Ältere (was nun je nach Standpunkt als altersspezifischer Leistungsabfall interpretiert werden kann oder nicht).
- Alltagsbedeutung

  Die meisten Untersuchungen zur Intelligenz erfolgten mit Intelligenztests. Insofern wurde schon recht früh die Frage gestellt, ob diese Ergebnisse überhaupt eine Bedeutung für das alltägliche Leben hätten. Denn im Alltag wirken mindestens zwei Faktoren zusätzlich auf die tatsächliche Leistungsfähigkeit ein: die Erfahrung und die Umgebungsbedingungen.

  Die Erfahrung, das Erfahrungswissen, bildet häufig eine ausreichende Grundlage für menschliches Handeln. Die in Intelligenztests erfaßten Dimensionen werden insofern gar nicht häufig benutzt oder in

ihrer Anwendung notwendig. Durch Anpassung an äußere Anforderungen, aber auch durch aktive Gestaltung der Umgebungsbedingungen an die eigenen Bedürfnisse und Voraussetzungen sind Altereinbußen ebenfalls merklich zu kompensieren. Ähnliche Einwände wurden gegen viele Gedächtnisstudien eingebracht.
- Unklar ist auch, inwieweit die vorgefundenen Ergebnisse untersuchungsabhängig sind, weil etwa keine altersgerechten Verfahren benutzt wurden oder die Untersuchungen von vorneherein defizitorientiert waren. Es wird gesucht bzw. untersucht, was möglicherweise schlechter ist, nicht aber, welche Ressourcen ältere Menschen durch ihre spezifisches Gedächtnis noch haben, etwa
  - ihre vielfältigen Erinnerungen an die kulturelle, soziale und gesellschaftliche Vergangenheit (zu den Ausnahmen, s. Delius 1990) oder
  - spezielle nur im Alter und durch das Alter mögliche Entwicklungen, die aufgrund der Defizit- und Leistungsorientierung bisher allenfalls theoretisch bedacht, aber keinesfalls untersucht wurden.

„Die Blickrichtung künftiger Forschung dürfte daher eher weg von der Beschreibung alterstypischer Entwicklung in einzelnen Leistungsdomänen hin zu Fragen der Prophylaxe, des Erhalts, der Optimierung und der Wiedergewinnung von alltagspraktisch bedeutsamen (...) Leistungen führen. Es wird nicht nur darum gehen, die Grenzen der Stabilität auszuloten, sondern vor allem die Bedingungen zu klären, unter denen eine optimale Entwicklung und Nutzung verfügbarer Leistungsreserven möglich ist“ (Fleischmann 1990, 120).

Unter dieser Perspektive werden allgemeine Aussagen, die für alle älteren Menschen gelten, im gesamten Bereich kognitiver Leistungen aber zusehends unwahrscheinlicher. Leitend für eine in diesem Sinne „differentielle Gerontologie“ sind heute deswegen die folgenden Annahmen (nach Kruse 1992a, b):
- **intraindividuelle Variabilität**, damit ist gemeint, daß einzelne Merkmale einer Person recht unterschiedliche Verläufe im Altern zeigen. Folglich läßt sich das Altern auch nicht mit einem Merkmal ausdrükken. Altern betrifft viele verschiedene Dimensionen und Merkmale einer Person, etwa körperliche Leistungsfähigkeit, Gedächtnis, Konzentrationsfähigkeit, soziale Kontakte, Persönlichkeit oder Identität. Diese Merkmale oder Dimensionen können ihrerseits natürlich noch weiter differenziert werden. So kann die körperliche Leistungsfähigkeit danach unterschieden werden, inwieweit schwere körperliche Arbeit (Heben, Tragen) gemeint ist oder etwa Arbeiten unter ungünstigen Umgebungsbedingungen (Lärm, Schmutz u. ä.). Beim Gedächtnis kann etwa unterschieden werden zwischen dem Behalten von Namen oder Telefonnummern oder der Erinnerung an erlebte Ereig-

nisse. Jede dieser Dimensionen und Merkmale muß für sich im Alternsverlauf betrachtet werden. Dies heißt, daß kein Mensch pauschal und in allen Bereichen altert.

- Es gibt große **interindividuelle Unterschiede**. Von einem generellen Abbau bestimmter Leistungsbereiche bei allen alten Menschen kann überhaupt nicht die Rede sein. Vielmehr zeigen sich alle denkbaren Verläufe, Abbauerscheinungen bei einigen Personen genauso wie Konstanz bestimmter Merkmale oder der Aufbau neuer Bereiche und das Wachstum vorhandener Merkmale bei anderen.
- Die **Dynamik des Alternsprozesses** besteht darin, daß bestimmte Merkmale zwar in Richtung Einschränkung oder Verlust gehen, andere aber durch positive Entwicklungsverläufe (Differenzierung, Weiterentwicklung, Neuerwerb) gekennzeichnet sind.
- Unter dem Stichwort **Potentiale des Alterns** wird auf Entwicklungspotentiale verwiesen, deren Entfaltung speziell im Alter erst möglich wird, etwa die Zunahme an Lebenserfahrung/-wissen, Fähigkeit zur realistischen Einschätzung eigener Möglichkeiten und Grenzen, Integration der Grenzen in die Zukunftsperspektive, trotz bestehender Belastungen werden die positiven Aspekte der Situation betont usw.
- Mit **Kontextualität des Alterns** wird auf die Bedeutung von Situation und Umwelt bzw. der subjektiven Bedeutung derselben verwiesen. Es geht also nicht um Entwicklungen, die nur innerhalb der Person stattfinden. Vielmehr werden die Anforderungen und Möglichkeiten der Umwelt und der jeweiligen Lebenssituation betrachtet. Sie können bestimmte Entwicklungen erst ermöglichen, aber eben auch behindern. Die Bedeutung der subjektiven Bedeutung der Umwelt wird von Thomae in seiner sogenannten „kognitiven Alternstheorie" aufgezeigt. Thomae vertritt darin drei wichtige Annahmen:
  - Alternsbedingte Verhaltensänderungen stehen mit den subjektiv erlebten Änderungen der Umgebung in engerem Zusammenhang als mit objektiven Umweltveränderungen. Sprich: Es kommt nicht so sehr darauf an, was einem Menschen im Alternsprozeß geschieht (Krankheit, Frühverrentnung, Tod der Lebenspartnerin, Wiederheirat), sondern wie er dies erlebt.
  - Wie Veränderungen subjektiv erlebt werden, ist von den Bedürfnissen und Erwartungen des Menschen abhängig.
  - Die entscheidende Voraussetzung für ein zufriedenes Altern ist eine Ausgewogenheit zwischen diesen Bedürfnissen und Erwartungen und der erlebten Realität.

Diese Theorie verweist auf eine vermittelnde Rolle der menschlichen Psyche zwischen der Realität und den individuellen Auswirkungen. Dies wurde z. B. bei Untersuchungen zur Lebenszufriedenheit oder zur Gesundheit deutlich. Immer zeigte sich, daß objektive Daten, etwa

ärztliche Diagnosen oder Einkommensberichte, nicht ausreichten, um die Lebenszufriedenheit und die Gesundheit der Menschen zu beschreiben oder zu erfassen. Die subjektive Einschätzung der Untersuchten wich häufig davon ab. Andererseits bestimmte die subjektiv empfundene Gesundheit oder Lebenszufriedenheit wiederum die Lebenssituation der Menschen, etwa ihre Aktivitäten oder Pläne.
- **Lebenslaufperspektive:** meint die Bedeutung früherer Lebensabschnitte fürs Altern. Hierzu zählen die individuelle Kompetenz-, Erlebens- und Verhaltensstruktur, die im Laufe des gesamten Lebens aufgrund individueller, biographischer Erfahrungen erworben wurde.

3.1.3 Trainingsmaßnahmen zur Beeinflussung kognitiver Leistungen

Die gegenwärtigen Forschungsergebnisse und die häufig real vorgefundenen Defizite im kognitiven Bereich rechtfertigen oder erfordern es, über Trainingsmaßnahmen kognitiver Leistungen nachzudenken, diese zu konzeptualisieren und durchzuführen. Denn nur auf der Basis einer „harten" Defizithypothese wäre dies unsinnig, also bei der Vorstellung von einem natürlichen, biologisch begründeten und unumkehrbaren und nicht beeinflußbaren Altersabbau. Insofern überrascht es nicht, wenn insgesamt recht viele solcher Programme in den letzten zwei bis drei Jahrzehnten entwickelt worden sind. Programme, die teilweise auch bereits Eingang in die ambulante wie stationäre Pflege gefunden haben, etwa
- Gedächtniskurse oder -spiele, in denen verschiedene Maßnahmen oder Techniken zur Gedächtnisverbesserung durchgeführt oder eingeübt werden, sei es zum Abruf vorhandener Informationen oder zur besseren Merkfähigkeit neu aufgenommener Informationen;
- das ROT = Realitätsorientierungstraining, speziell für das Training dementer Bewohnerinnen;
- entsprechend angelegte Gesprächskreise oder
- psychomotorische Programme zur Förderung kognitiver Leistungen durch Bewegung.

Viele dieser Programme oder Untersuchungen konnten auch nachweisbare Trainingseffekte aufzeigen. Allerdings gibt es noch viele offene Diskussionspunkte: So kann bislang vielfach nicht immer beurteilt werden, ob die Trainingseffekte auch langfristig erhalten bleiben oder ob sie immer alltagsrelevant sind, also tatsächlich die Bewältigung des Alltags verbessern. Ebenso wird die fehlende Spezifität und die Ungezieltheit der Maßnahmen kritisiert. Ersteres meint, daß mit diesen Trainings häufig angenommene allgemeine Fähigkeiten trainiert werden, diese aber noch nicht gezielt nach den tatsächlichen Problemen eingesetzt werden. Letzteres meint, daß die Maßnahmen häufig eher zufällig in Volkshochschulen oder Altenheimen angeboten werden. Es nimmt teil, wer eben kommt, und nicht, wer diese Trainings braucht oder wünscht. Ein letzter derzeit noch umstrittener Punkt ist die Präventionsfähigkeit dieser Trainings, insbesondere bei Demenz. Können etwa Gedächtnistrainings präventiv und nicht nur kurativ eingesetzt werden? Können Sie also den Abbau kognitiver Leistung bei Demenzerkrankungen verhindern?

Wir wollen als nächstes einige dieser Maßnahmen konkret vorstellen, damit deutlich wird, was und wie genau trainiert wird.

Als erstes bleibt dabei festzuhalten, daß die meisten der heute angewendeten Programme sich in ihrer Anlage bemühen, folgende Punkte zu berücksichtigen (deren tatsächliche Berücksichtigung natürlich viel von der Kompetenz der Trainerinnen abhängt):
- ein Rahmenprogramm, etwa Auflockerungs-, Atmungs- und Entspannungsübungen,
- Anbindung an die Alltagserfahrung der Teilnehmerinnen,
- allgemeine Informationsvermittlung über die Grundlage der Trainings, also über Intelligenz- oder Gedächtnistheorien, Gedächtnistechniken u. ä.,
- Besprechung der persönlichen Situation der Teilnehmerinnen, etwa mit Blick auf eigene Einschätzungen der Leistungsfähigkeit, diesbezügliche Ängste, Sorgen oder Vorurteile.

Gedächtnistrainings beinhalten beispielsweise folgende Einzelübungen:
- Übungen zum kurzfristigen Behalten von Buchstaben, Namen, Telefonnummern.
- längerfristiges Behalten von Textpassagen.
- Übungen zur Verbesserung von Wahrnehmung, Konzentration, Aufmerksamkeit: Eine der typischen Konzentrationsübungen ist etwa eine Buchstabenliste mit einer beliebigen Anordnung von Buchstaben, bei der etwa jedes B, D, und P angestrichen werden muß. Hier gilt es, nur alle diese Buchstaben, aber keine anderen, anzukreuzen.
- Schulungen der Aufnahmekanäle:
  Einerseits ist die Informationsaufnahme für die Merkfähigkeit entscheidend. Zum anderen ist die Merkfähigkeit umso besser, je mehr Sinne genutzt werden können. Insofern wird in diesen Trainings die Wahrnehmung über Auge, Ohr, Tastsinn, Nase, Mund trainiert. Hierzu gibt es eine Fülle von Übungen, etwa zur Duftwahrnehmung: Verschiedene Düfte werden gerochen; es gilt sie zu erkennen und sie sich zu merken, um sie anschließend zu notieren. Oder Tastübungen bei

der die verschiedensten Gegenstände abgetastet werden, um auch hier eine differenziertere Wahrnehmung zu trainieren. Oder: Bekannte Gegenstände werden mit verbundenen Augen abgetastet und sollen anschließend erinnert werden.

- Gedächtnistechniken:
  Hilfen zum Merken von Zahlen, etwa das Zusammenfassen von Telefonnummern, also von vielen Zahlen, in wenige zusammengehörende Einheiten. Aus 02222/010101 wird dann 0–22–22–010–101. Damit sind insgesamt 11 Zahlen zu 5 Einheiten zusammengefaßt, was das Merken erheblich erleichert. Denn die Gedächtniskapazität für solche Aufgaben ist beschränkt. Eine ähnliche Übungen ist etwa das Finden von Oberbegriffen für verschiedene Wörter, etwa den Oberbegriff Obst für die Wörter Äpfel, Birnen, Bananen, Kirschen und Pfirsiche.
- Abruftechniken:
  Hier geht es um die Tatsache, daß eine fehlende Erinnerung nicht immer daran liegt, etwas tatsächlich nicht gelernt zu haben, sondern etwas in der Fülle der Erinnerungen im Gedächtnis nur nicht wiederzufinden. Abruftrainings versuchen dies durch gezielte Übungen zu verbessern. Das bekannte Spiel Stadt/Land/Fluß ist eine solche Übung oder eine Variante davon. Denn in diesem Spiel kommt es ja darauf an, nach der Nennung eines Buchstabens möglichst schnell, eine Stadt, ein Land, einen Fluß, einen Beruf u. ä. „abzurufen“, sich also daran zu erinnern. Dieses Spiel, ohne den zeitlichen Wettbewerb, könnte auch als Abruftraining benutzt werden.

Diese Beispiele sollen genügen. Aufgrund der Vielzahl der Trainings gibt es natürlich sehr viele und unterschiedliche Übungen, Varianten von Übungen usw. Wir meinen, daß die Konzeption dieser Trainings eines sehr deutlich macht: Die Leistungsfähigkeit und das Training des menschlichen Gedächtnisses hängt sehr stark von seiner Übung ab. Insofern dürfen – ungeachtet ihrer Effekte – solche Trainings nicht darüber hinwegtäuschen, daß die Gestaltung und der Anregungsgehalt der Umwelt, die Anforderungen an ältere Menschen u.v.m. eine große Rolle für die Entwicklung kognitiver Fähigkeiten im Alter spielt.

Dies wird in der Gerontologie auch so gesehen. Insbesondere im stationären Altenpflegebereich und hier wiederum besonders bei Förderprogrammen mit dementen Bewohnerinnen, gehen die meisten Konzepte insofern weit über ein individuelles Training (etwa Realitätsorientierung) der einzelnen Bewohnerinnen hinaus. Sie beinhalten in der Regel auch eine entsprechende Gestaltung der Umwelt, sprich: des Altenheims. Dies etwa durch eine stimulierende Gestaltung der räumlichen Umgebung: farbliche Gestaltung, Hinweisschilder, Veranstaltungsräume, Ausflüge u. ä. Oder durch Fort- und Weiterbildung der Mitarbeiterinnen, so daß diese etwa eine aktivierende, auf weitgehende Selbständigkeit zielende Pflege anwenden können sowie durch fortlaufende Supervision derselben.

Aber nicht nur im Bereich der Pflege Dementer haben aktivierende, die Selbständigkeit fördernde Maßnahmen ihren Sinn. Eine entsprechende Gestaltung des Heimalltags und der Pflege wird von Gerontologinnen auch generell in der Altenpflege gefordert und in einigen Modellprojekten mittlerweile auch erprobt. Die Grundannahme dieser Projekte ist eben genau die, daß die Anforderungen und Gestaltung der Heimumwelt einen großen Einfluß auf die psycho-soziale Entwicklung der Bewohnerinnen hat. Grundsätzlich geht es dabei darum, die „Überpflege" (Beimdiek u. a. 1992) zu vermeiden, also die Übernahme möglichst vieler Tätigkeiten des täglichen Lebens durch das Pflegepersonal. In Zusammenarbeit mit diesem und den Bewohnerinnen wird entsprechend ein Tagesablauf der Wohn-/Pflegeeinheit entwickelt, der dies vermeidet. Die Bewohnerinnen können hauswirtschaftliche und selbstpflegerische Tätigkeiten (Kochen, Backen, Spülen, Näharbeiten, Bügeln, Bettenmachen, Waschen usw.) übernehmen, ebenso sind Einkäufe möglich und vielfältige Aktivitäten wie Gymnastik, Tänze, Ballspiele, Singen, Lesen u.v.m.

Dazu gehört aber auch der Respekt vor der Privatsphäre der Bewohnerinnen, der sich durch folgende Gestaltungsmaßnahmen zeigen kann: Verfügbarkeit über einen Hausschlüssel, Nicht-betreten der Zimmer ohne Einwilligung oder ohne anzuklopfen, ungestörte Besuchsmöglichkeiten, flexible Zeiten für Waschen, Mahlzeiten u. ä.

3.2 Aktivität oder Disengagement

Hintergrund dieses Untersuchungsbereiches ist die Frage, ob das Altern generell oder in speziellen Bereichen – etwa bei sozialen Kontakten oder verschiedenen Aktivitäten – zu einem Rückzug führt (Disengagement-Theorie) oder ob im Gegenteil erst die Suche nach neuen Tätigkeiten oder Rollen erfolgreiches oder zufriedenes Altern ermöglicht (Aktivitätstheorie).

Die Grundannahmen der **Aktivitätstheorie** besagen, daß der Mensch im Laufe seines Lebens unterschiedliche Rollen übernimmt (beispielsweise im Beruf oder als Vater bzw. Mutter). Hierbei werden bestimmte Aufgaben übernommen, dementsprechende Verhaltensweisen ausgeübt und spezifische Rechte wahrgenommen. Der Umgang mit Menschen innerhalb einer Rolle ist somit weitgehend vorgegeben. Für die Ausübung einer Rolle wird vorausgesetzt, daß der Mensch aktiv ist und Kontakte zu anderen hat.

Für das Leben des alten Menschen bedeutet dies nach Witterstätter (1985, 71):

- „Je größer seine Aktivität im Alter, desto glücklicher und zufriedener ist der alte Mensch“;
- „Ein Rückzug aus Bestätigungen und Verpflichtungen dagegen bedeutet geringen Alterserfolg“;
- „Glücklich ist nur der alte Mensch, der aktiv ist, von anderen Menschen gebraucht wird, noch etwas leisten kann und noch Funktionen in der Gesellschaft hat“.

Aus diesen Annahmen kann geschlossen werden, daß die Zufriedenheit des alten Menschen und der Alterserfolg bestimmt wird durch das Ausüben bestimmter Rollen und den Kontakt zu anderen Menschen. Die gelebten Rollen des älterwerdenden Menschen verändern sich jedoch:

- durch die Berentung muß der Mensch aus der Berufsrolle heraustreten;
- durch einen schlechteren Gesundheitszustand kann die Aufgabenerfüllung einer bestimmten Rolle erschwert sein;
- durch eine Unterbrechung der gewohnten Kontakte fallen Aufgaben und Pflichten weg, etwa durch den Auszug der Kinder oder den Tod der Partnerin.

Somit kann es zu einem Ungleichgewicht zwischen den Bedürfnissen älterer Menschen nach Kontakt zu anderen und der realen Situation kommen. Nicht selten zeigt sich dadurch eine gewisse Passivität und Unzufriedenheit. Um dem Gefühl der Passivität zu entgehen, muß der alte Mensch sowohl bestehende Kontakte pflegen, neue Kontakte aufbauen als auch entsprechende Aufgaben für sich finden.

Inwieweit es sinnvoll ist, spezielle Aktivitäts- und Veranstaltungsangebote für alte Menschen anzubieten, ist recht umstritten. Die überwiegende Anzahl der Angebote innerhalb der Altenarbeit beschränkt sich derzeit auf den Freizeitbereich. Bei den Veranstaltungsangeboten wie Tanznachmittag oder Altenclub zeigt sich jedoch, daß dadurch nur ein Teil der Bedürfnisse älterer Menschen angesprochen wird, weil die Angebote nur einen sehr kleinen Teil der möglichen Tagesaktivitäten ansprechen.

Das alltägliche Leben von älteren Menschen unterscheidet sich von der Struktur her nicht sehr von dem der Jüngeren. Die Älteren tendieren dazu, bestimmte Tagesaktivitäten immer zur gleichen Zeit und in gleicher Weise auszuüben. Neben den Verrichtungen alltäglicher Aufgaben wie der Vorbereitung von Mahlzeiten und der Haushaltsführung bestimmt der Medienkonsum den Tagesablauf. Entspannende Aktivitäten wie

Spazieren gehen, Besuche abstatten, Restaurantbesuche beschränken sich meist auf das Wochenende. Der langausgeübte Berufsrhythmus (Werktage, arbeitsfreies Wochenende) scheint auch im Alter nur schwer durchbrochen werden zu können.

Dies ist jedoch nur ein Aspekt der Aktivitätsgestaltung älterer Menschen. Denn wir leben in einer Leistungsgesellschaft, in der Anerkennung in der Regel durch das Hervorbringen irgendeiner gesellschaftsbezogenen Leistung erlangt wird. Und genau das ist im Alter (Ruhestand!) erstmal nicht vorgesehen. Dies erschwert Älteren einmal das Finden einer Aktivität überhaupt und zum anderen die Sinnfindung und Akzeptanz der ausgeübten Aktivitäten.

Eine andere Sichtweise des Alters wird in der **Disengagementtheorie** dargestellt. Sie versteht sich als eine Gegenposition zur Aktivitätstheorie, wobei Disengagement bedeutet, sich auf sich selbst zurückzuziehen. Nach Witterstätter (1985, 71f.) besagt die Theorie:

- „Es ist natürlich und angemessen, wenn sich der alte Mensch aus bisherigen Bindungen an andere Menschen bzw. an menschliche Gruppierungen löst";
- „Mit zunehmendem Alter soll sich der Mensch auf sich selbst zurückziehen und sich auf den bevorstehenden Tod einstellen";
- „Richtig ist es, im Alter keine starken Verpflichtungen mehr einzugehen und Kontakte eher zu Gleichaltrigen als zu Jüngeren zu unterhalten".

Der Rückzug aus dem alltäglichen Leben wird hier als ein Bedürfnis der alten Menschen verstanden, wobei sich die Menschen zunächst aus den Beziehungen zu anderen Personen zurückziehen und später alle weiteren Aktivitäten und Pflichten aufgeben. Das Rückzugsbedürfnis des alten Menschen stimmt mit der Ausgliederung aus und durch die Gesellschaft überein, so daß der alte Mensch sich in aller Ruhe auf seinen Lebensabend vorbereiten kann bzw. diesen leben kann.

Werden aus den beiden Theorien jeweils Handlungskonzepte für die Altenpflege entwickelt, entstehen entgegengesetzte Vorstellungen darüber, welche Bedingungen für einen alten Menschen hilfreich sind, um erfolgreich altern zu können. Auf der einen Seite wäre es der Rückzug aus den alltäglichen Aufgaben und Pflichten (Disengagementtheorie), auf der anderen Seite Teilnahme am aktiven Leben bis zur Übernahme neuer gesellschaftlicher Aufgaben (Aktivitätstheorie). Zunächst ist einmal festzustellen, daß es für beide Theorien wissenschaftliche Belege für ihre Richtigkeit gibt. Dennoch stimmen beide Theorien nicht absolut und schließen sich auch nicht gegenseitig aus. Vielmehr verhalten sich verschiedene Menschen unterschiedlich:

- Während für einige der Austritt aus dem Berufsleben verbunden ist mit dem Verlust der wichtigsten Aufgaben und dem gleichzeitigen Abbruch zu Kontaktpartnerinnen, bedeutet dieser Augenblick für andere, endlich die Möglichkeiten zu haben, lang geplante Aktivitäten ausführen zu können.
- Der Tod der Partnerin führt sehr häufig zu einem Rückzug aus dem gesellschaftlichen Leben. Inwieweit sich eine solche Situation für die Hinterbliebene wieder verändert, ist von unterschiedlichen Faktoren abhängig: dem eigenen Trauerprozeß, dem Wunsch weiterhin Kontakte zu anderen Menschen zu pflegen, dem Verhalten von Bekannten und Freundinnen sowie der Familie. Hier spiegeln sich häufig auch gesellschaftliche Normen wider, etwa wie eine Witwe sich zu verhalten hat.

Aus den wenigen Beispielen sollte ersichtlich sein, daß es Zeitpunkte im Leben eines Menschen gibt, in denen er sich zunächst einmal zurückzieht und auf sich selbst besinnt, es dann aber wieder Zeiten gibt, in denen er aktiv wird. Darüber hinaus spielen gesellschaftliche Vorstellungen und Bedingungen eine große Rolle, wie der Mensch sich in bestimmten Situationen verhält. Fragen nach möglichen Aktivitäten Älterer können somit nur in der persönlichen Auseinandersetzung mit dem jeweiligen Menschen beantwortet werden. Eine gut durchgeführte Biographiearbeit kann dabei den Pflegenden sehr hilfreich sein, um entsprechende Ansatzpunkte für eine kompetenzfördernde und aktivierende Pflege zu erhalten (vgl. Scheidt 1993a,b). Zudem sollten die Bedingungen – vor allem im stationären Pflegebereich – so gestaltet werden, daß die Bewohnerin sowohl entsprechend ihren Bedürfnissen sinnvolle Tätigkeiten und Aktivitäten unternehmen kann als auch Rückzugsmöglichkeiten gegeben sind.

3.3 Soziale Netzwerke

Der Begriff „soziales Netzwerk" vermittelt eine bildhafte Vorstellung davon, daß Menschen mit anderen Kontakt haben und in Beziehung leben, eben sozial verknüpft sind. Wir haben dies an Hand von Abbildung 4 verdeutlicht bzw. bildhaft dargestellt. Sie zeigt, mit welchen Menschen eine Person (zentrale Person) unmittelbaren Kontakt hat und in welchen sozialen Beziehungen die übrigen Menschen untereinander stehen.

Familienangehörige, Verwandte, Freundinnen, Arbeitskolleginnen und alle Personen des täglichen Umgangs bilden dabei das sogenannte primäre Netzwerk. Ob und gegebenenfalls wie gut sich die einzelnen Personen in diesem Netzwerk untereinander kennen, hängt davon ab, inwieweit sich die jeweiligen Lebensbereiche überschneiden, etwa wenn die Freizeit mit den Arbeitskolleginnen und der Familie gemeinsam verbracht wird.

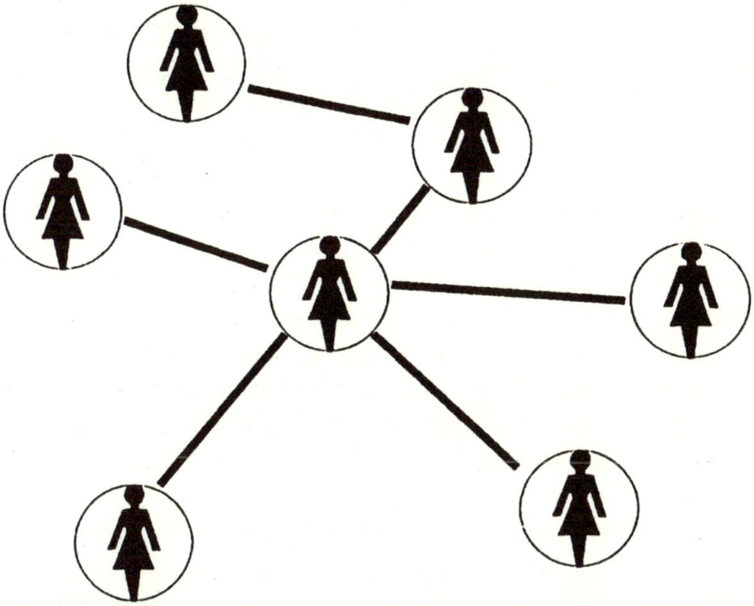

Abb. 4. Ein soziales Netzwerk (aus: Scheidt u. a. 1991, 89)

Die Mitglieder eines primären Netzwerkes können auch nicht bei allen sozialen Problemen helfen. Häufig sind sie bei der Hilfeleistung aufgrund von fehlenden personellen oder materiellen Voraussetzungen überfordert (zum Beispiel bei der Betreuung von Pflegebedürftigen oder Behinderten). Teilweise ist es aber auch eine Frage der Distanz zum Hilfebedürftigen. Sie kann innerhalb von Familienangehörigen bei Alkoholproblemen eines Familienmitgliedes zu klein sein, andererseits beim Beginn einer neuen Lebensphase (zum Beispiel beim Beginn einer Altenpflegeausbildung) zu groß. Einen Ausweg in solchen Situationen bieten die sogenannten sekundären Netzwerke. Dabei handelt es sich um einen Zusammenschluß von Menschen, die eigeninitiativ ihre Probleme angehen wie beispielsweise Selbsthilfegruppen oder Bürgerinitiativen. Ein großer Vorteil dieser sekundären Netzwerke ist, daß die Betroffenen unter sich sind, viele Probleme selber kennen und häufig eine schnelle Hilfestellung anbieten können und damit das primäre Netzwerk entlasten.

3.3.1 Strukturen sozialer Netzwerke

Das soziale Netz kann bei verschiedenen Menschen recht unterschiedlich sein. Diese unterschiedliche Struktur eines Netzwerkes wird meist anhand der folgenden Merkmale beschrieben:

- **Größe:**
  Wie viele Menschen gehören zu dem Netzwerk?
- **Dichte:**
  Wie häufig ist der tatsächliche Kontakt zu den Menschen des Netzwerkes? Die Häufigkeit des Kontaktes kann zum Beispiel bei Familienangehörigen oder Verwandten sehr unterschiedlich sein, je nachdem wie gut die Beziehung ist oder wie weit entfernt sie leben.
- **Stabilität:**
  Über welchen Zeitablauf bleiben die Personen in einem Netzwerk konstant? Ein neuer Lebensabschnitt, wie beispielsweise die Berufsausbildung, führt meistens zu neuen Kontakten mit anderen (unbekannten) Menschen. Umgekehrt werden die Familie, gute Bekannte und Freunde vielleicht verlassen, weil die Ausbildung in einer anderen Stadt absolviert wird.
- **Offenheit:**
  Wie viele Verbindungen bestehen zu anderen Netzwerken? Jede Person in einem Netzwerk hat wiederum ein eigenes soziales Netzwerk. Die Frage der Offenheit eines Netzwerkes befaßt sich damit, inwieweit diese verschiedenen Netzwerke Kontakt untereinander haben. Beispiel: Sie haben zu Ihrer Arbeitskollegin ein gutes Verhältnis, sie ist für Sie Ansprechpartnerin bei Problemen am Arbeitsplatz. Darüberhinaus verbringen Sie und einige Ihrer Freundinnen die Freizeit mit dieser Arbeitskollegin. Wenn Sie nun zusätzlich zu Ihrer Kollegin auch Kontakte zu Personen aus deren Netzwerk haben, so besteht Offenheit zwischen diesen beiden Netzwerken.

Viele der sozialen Beziehungen eines Netzwerkes haben sich im Alltag mehr oder weniger zufällig ergeben. So suchen wir uns unsere Arbeitskolleginnen in der Regel nicht aus, weil wir diese bei der Wahl einer Stelle meistens nicht vorher kennen. Inwieweit sich diese zufälligen Kontakte nun intensivieren, hängt – oberflächlich betrachtet – häufig von der Sympathie für einen Menschen ab und seltener von der Frage, wozu dieser gebraucht wird. Aber genau dieser Frage ist die Wissenschaft nachgegangen. Demnach liegt der Nutzen, die Funktion eines Netzwerkes in der sozialen Unterstützung. Wir werden im folgenden vier verschiedene Unterstützungsformen vorstellen:

- **affektive Unterstützung = emotionale Hilfe**
  In einer schwierigen Lebenssituation ist es häufig hilfreich, wenn andere Menschen einem Trost spenden, durch ihre Anwesenheit Gefühle des Alleinseins verhindern, durch ihre Wärme Zuversicht geben u. ä. Für eine ausreichende emotionale Hilfe in Krisensituationen ist es notwendig oder hilfreich, daß die Mitglieder eines Netzwerkes nahe beieinander wohnen, sich möglichst untereinander kennen oder über

ähnliche Merkmale verfügen: So können beispielsweise Witwen einer Frau bei der Trauerarbeit nach dem Tod ihres Mannes besser helfen als ein befreundetes Ehepaar.

- **instrumentelle Unterstützung = praktische Hilfe**
  Je größer und dichter ein Netzwerk ist, desto besser kann sowohl die praktische Hilfe im Alltag als auch in Notfallsituationen sein: Sie haben mittags eine Autopanne und müssen abgeschleppt werden. Um Hilfe zu erhalten, ware es gut, wenn Sie mit vielen verschiedenen Menschen Kontakt hätten, da nicht jeder um die Mittagszeit erreichbar ist.
- **kognitive Unterstützung = geistige Anregung**
  Für die Lösung alltäglicher Probleme, Anregungen zur Freizeit– oder Urlaubsplanung, für kulturelle Aktivitäten u.v.m. kann es hilfreich sein, wenn andere Menschen uns Anregungen geben (auf die wir alleine vielleicht nicht kommen würden). In einem sozialen Netzwerk mit vielen Personen, die unterschiedliche Interessen und Ansichten haben, können viele neue und verschiedene Informationen ausgetauscht werden: Sie sind Mitglied in einer Freizeitsportgruppe, deren Mitglieder unterschiedliche Berufe und Interessen haben. Nach einem Trainingsabend erzählen Sie von einer Fernsehsendung über die Abholzung des tropischen Regenwaldes in Brasilien. Sie verstehen nicht den Zusammenhang zwischen der Vernichtung des Waldes und den Klimaveränderungen. Von Ihren Sportkolleginnen erhalten Sie mehrere Erklärungen und einen Hinweis auf eine aktuelle Serie in einer Fachzeitschrift. Oder: Eigentlich haben Sie schon länger vor, Krafttraining oder Bodybuilding zumachen. Die Atmosphäre der meisten Sportstudios zieht Sie aber wenig an. Durch eine Freundin erfahren Sie nun von einem neuen Sportstudio im Süden der Stadt, welches speziell nur für Frauen ist.
- **kontaktfördernde Unterstützung**
  Netzwerke, die schwache Bindungen haben und dadurch Kontakte zu anderen Netzwerken herstellen, haben eine besonders kontaktfördernde Unterstützung: Sie sind Teilnehmerin an einem Volkhochschulkurs. Eine andere Teilnehmerin lädt Sie zu ihrer Geburtstagsfeier ein.

Die Beispiel machen deutlich, daß bei verschiedenen Problemen oder Situationen eine jeweils andere Netzwerkstruktur von Vorteil ist. Da je nach Situation mal eine prompte Hilfe von Nöten ist, zu einem anderen Zeitpunkt mehr der lose Kontakt zu einem Menschen im Vordergrund steht, kann man nicht von dem bestimmten Netzwerk sprechen, das für einen Menschen geeignet wäre. Die Zusammensetzung eines Netzwerkes wird sich in den verschiedenen Situationen jeweils unterscheiden. So ist beispielsweise bei der Trauerarbeit ein Netzwerk, das emotionale

Unterstützung bereitstellen kann, von Vorteil. Das gleiche Netzwerk würde bei einer neuen Lebensplanung einengend wirken, vor allen Dingen dann, wenn die Pläne aus den Vorstellungen der Mitglieder des Netzwerkes herausfallen.

Die meisten Netzwerke sind aufgrund ihrer Größe aber auch so strukturiert, daß die unterschiedlichen Unterstützungsformen geleistet werden können: Für eine emotionale Unterstützung haben die meisten Menschen eine Reihe sehr enger Freunde und Freundinnen, bei einer Autopanne stehen andererseits auch einige nicht so enge Bekannte für Hilfsleistungen zur Verfügung. Last not least gibt es durch Arbeit, Freizeitbindungen, Vereine usw. eine mehr oder weniger große Anzahl von Menschen an der Peripherie des Netzwerkes, die eine kontaktfördernde oder anregende Unterstützung leisten können.

Insofern kommen die oben genannten unterstützenden Funktionen nicht nur in krisenhaften Situationen zum Tragen, sie sind vielmehr ein wesentlicher Bestandteil unseres Lebens. Mal werden Sie sich bei einem netten Plausch beim Kaffeetrinken mit der Freundin zeigen oder aber auch bei einem klärenden Gespräch mit der Arbeitskollegin über Schwierigkeiten im Beruf. Normalerweise werden wir uns der Funktion einer sozialen Beziehung aber nicht bewußt, erst bei ernsthaften Krisen suchen wir Menschen auf, von denen Hilfe zu erwarten ist.

Nicht immer sind diese Menschen verfügbar. Ursache hierfür können die gegebenen Lebensverhältnisse sein, wie beispielsweise die Wohnverhältnisse. Heute leben die meisten Menschen in Städten und zwar in sogenannten Kleinfamilien (3 bis 4 Personenhaushalt), häufig sogar als Einzelpersonen.

Der enge räumliche Zusammenhalt der Verwandtschaft, wie er früher üblich war und heute teilweise in Dorfgemeinschaften noch vorzufinden ist, ist nur selten gegeben. Auch die Städte selbst haben sich gewandelt. Die traditionellen Wohnviertel, in denen beispielsweise viele Arbeiterfamilien einer Firma zusammen lebten, sind heute Wohnstandorte für Gastarbeiterfamilien und sozial Schwache oder – nach Sanierungsmaßnahmen – für die gehobene Mittelschicht. Neue Wohnformen in Form von Reihenhäusern und Hochhaussiedlungen bis hin zu Trabantenstädten sind entstanden.

Aber nicht nur die Wohnverhältnisse haben sich verändert. Heute ist es selbstverständlich, daß wir uns die Menschen aussuchen, mit denen wir Kontakt haben wollen. Dies war nicht immer so. Früher war es durchaus üblich, daß von den Eltern bestimmt wurde, beziehungsweise daß es vom sozialen Status der Eltern abhängig war, wer mit wem eine soziale Beziehung haben durfte, und daß diese Kontakte im Grunde genommen ein Leben lang hielten. Dies war sicherlich eine große Einschränkung, andererseits bedeutete es aber auch Sicherheit.

Für die Mitglieder solcher Netzwerke war es eine Selbstverständlichkeit, sowohl im Alltag als auch gerade in Notsituationen Hilfe zu leisten. Wir dagegen gehen Beziehungen nach eigenen Bedürfnissen ein, das heißt, wir überlegen uns, ob wir beispielsweise mit der Sportkameradin auch in der übrigen Freizeit zusammen sein wollen. Erst durch eine aktive Beziehungsarbeit kann aus losen Kontakten zu anderen Menschen eine dauerhafte Beziehung werden. Sprich: Sowohl der Aufbau als auch die Aufrechterhaltung von sozialen Netzwerken bedarf heute der „Beziehungsarbeit", der aktiven Gestaltung der Netzwerk-Mitglieder.

Netzwerke können nicht nur unterstützend wirken, sondern auch einen hohen Grad an sozialer Kontrolle ausüben. Je nachdem, wie eng die Beziehungen der Personen untereinander sind, wird von den Menschen erwartet, daß sie sich so verhalten, wie sie es immer tun beziehungsweise wie es sich „gehört", das heißt, daß die Einhaltung gesellschaftlich vorgegebener Normen erwartet wird. Die Kontrolle ergibt sich daraus, daß die Menschen in einem sehr engen Kontakt miteinander leben und jeder von jedem weiß, was der andere tut und dieses Tun bewertet wird. Soziale Kontrolle muß nicht zwangsläufig negativ sein, vielmehr bietet sie den Mitgliedern eines Netzwerkes auch eine gewisse Sicherheit, indem von vornherein klar festgelegt wird, welches Verhalten sozial erwünscht ist.

Diese Ausführungen zum sozialen Netzwerk machen zunächst einmal dreierlei klar:

1. Soziale Kontakte stehen immer unter der Doppelfunktion, einerseits Unterstützung, andererseits Kontrolle zu leisten.
2. Unterschiedliche Anforderungen und Bedürfnisse führen zu unterschiedlichen Ansprüchen an soziale Kontakte.
3. Form, Funktion und Entstehung sozialer Netzwerke sind stark von historischen und gesellschaftlichen Bedingungen abhängig.

3.3.2 Soziale Netzwerke in Alter

Hinsichtlich gerontopsychologischer Ergebnisse wollen wir nun die soziale Situation älterer Menschen bezüglich ihrer sozialen Netzwerke betrachten:

Die Disengagement-Theorie besagt, daß der Mensch sich im Alter auf sich selbst besinnt, neue Tätigkeitsbereiche an Attraktivität verlieren und er aus sozialen Beziehungen heraustritt. Selbst wenn diese Theorie in verschiedenen Untersuchungen keine eindeutige Bestätigung gefunden hat, so gibt es doch einige Kriterien, die auf eine Verkleinerung des sozialen Netzwerkes älterer Menschen schließen lassen:

1. Berufliche Ausgliederung
Durch den Austritt aus dem Berufsleben sind die gewohnten alltäglichen Kontakte zu Vorgesetzten, Kolleginnen, Geschäftspartnerinnen oder Patientinnen nicht mehr möglich. Durch die fehlenden Kontaktmöglichkeiten am Arbeitsplatz können auch freundschaftliche Beziehungen zu den Arbeitskolleginnen zerbrechen. Je nach ausgeübtem Beruf fällt diese Einschränkung der Kontakte natürlich unterschiedlich aus. So haben Altenpflegerinnen in ihrem Beruf beispielsweise häufigeren Kontakt mit Menschen als eine Verwaltungsangestellte in der Buchhaltung.
2. Verlust von Bezugspersonen
Der Auszug der Kinder aus dem elterlichen Haushalt wird von den Eltern häufig als Verlust ihrer Kinder und oft auch dessen Freundinnen erlebt (und hier besonders von den Müttern). Hierbei ist jedoch zu berücksichtigen, daß die Kinder als potentielle Kontaktpartnerinnen erhalten bleiben. Der Tod des Lebenspartners bzw. der -partnerin gilt als besonders schwerwiegend, da dadurch sehr häufig auch die emotional wichtigste Person verloren geht. Für ältere Menschen bedeutet dies meistens zunächst einmal einen totalen Rückzug aus anderen sozialen Kontakten, wobei der Verlust der Partnerin für ältere Menschen schwerer zu überwinden scheint als bei jüngeren Menschen. Auch der Verlust von anderen Verwandten oder Freundinnen führt häufig zu einer Reduzierung des Netzwerkes.
3. Wohnungswechsel
Ein Wohnungswechsel im Alter bedeutet den Verlust von meist langlebigen nachbarschaftlichen Kontakten und ortsnahen Freundinnen und Bekannten. Ein solcher Wohnungswechsel kann andererseits aus mehreren Gründen notwendig werden: etwa wenn die Wohnung zu groß ist, in einem zu hohen Stockwerk und in einem Haus ohne Aufzug liegt, wenn eine erforderliche Wohnraumanpassung nicht möglich ist u. ä.
4. Materielle Situation
Mit dem Ausscheiden aus dem Berufsleben verändert sich die finanzielle Situation der älteren Menschen. Besonders einschneidend ist dies für verwitwete Frauen (die derzeitige Rentenregelung sieht vor, daß Frauen nur 60 % Altersrente der Ehepartner zur Verfügung stehen). Geringe finanzielle Ressourcen können zur Folge haben, daß Einladungen reduziert werden müssen, Restaurants- oder Theaterbesuche zu teuer sind, Urlaubsreisen nicht finanziert werden können und vieles mehr. Auch hierbei muß berücksichtigt werden, daß die finanziellen Möglichkeiten unterschiedlich ausfallen und nicht alle Menschen gleichermaßen davon betroffen sind.

5. Gesundheitlicher Zustand
   Ein schlechter körperlicher, geistiger und seelischer Zustand des alten Menschen hat großen Einfluß auf das soziale Netzwerk. Kontaktverluste können so schwerer ausgeglichen werden und bestehende Kontakte dadurch zerbrechen.

Die beschriebenen Kriterien, die einen Einfluß auf die Größe des sozialen Netzwerkes eines Menschen haben, gelten potentiell für alle älteren Menschen. In welchem Umfang sie jedoch auf einen einzelnen Menschen zutreffen, ist höchst unterschiedlich. Insgesamt kann jedoch gesagt werden, daß das soziale Netzwerk älterer Menschen auf die Hälfte der normalen Größe (30 Personen) reduziert ist. Die wichtigsten Kontaktpersonen sind die nächsten Angehörigen (Kinder, Schwiegerkinder und Enkelinnen), daneben sind Freundinnen, Bekannte und Nachbarinnen bedeutsam und erst an dritter Stelle sonstige Verwandte. Der Bereich der Arbeit und Freizeit nimmt nur eine geringe Bedeutung im sozialen Netzwerk älterer Menschen ein. Mit der Verkleinerung des Netzwerkes auf ca. 15 Personen reduziert sich gleichzeitig auch die Anzahl der Menschen, die dem alten Menschen eine der Unterstützungsformen – bei entsprechender Notwendigkeit – geben könnten.

3.3.3 Der Einfluß der Wohnsituation älterer Menschen auf das soziale Netzwerk

Die Art des Hilfenetzes eines alten Menschen hängt unter anderem entscheidend von dessen Wohnsituation ab. Statistisch wird bei der feststellbaren Haushaltsstruktur häufig zwischen den sogenannten „jungen Alten“ (55 – 69jährige) und den „alten Alten“ (die über 70jährigen) unterschieden. Während die jungen Alten überwiegend in Zwei- oder Mehr-Personen-Haushalten leben und somit über Kontaktmöglichkeiten im eigenen Haushalt verfügen, leben die alten Alten überwiegend in Ein-Personen-Haushalten. Auch die Wohnumgebung unterscheidet sich zwischen diesen beiden Gruppen. Während die jungen Alten eher in ein- bis zwei-Familienhäusern leben, wobei diese auch meistens Eigentümerinnen der Häuser sind, leben die alten Alten eher zur Miete. Insgesamt kann festgestellt werden, je älter ein Mensch geworden ist, desto wahrscheinlicher lebt er in einem Ein-Personen-Haushalt – hiervon sind vor allen Dingen Frauen betroffen und in Großstädten lebende Menschen -, wobei sich das rechtliche Wohnverhältnis als bedeutend herausgestellt hat: Wer über ein Eigentum verfügt, kann eher damit rechnen, den Lebensabend mit anderen Menschen verbringen zu können.

Diese unterschiedlichen Wohnbedingungen haben einen Einfluß auf das Hilfenetz der alten Menschen. Während ältere Menschen, die in Großstädten und in Ein- Personen-Haushalten leben, im Durchschnitt über eine verläßliche Helferin in Notfällen verfügen, stehen in einem Mehr-Personen-Haushalt und ländlichen Regionen zwei bis drei Helferinnen zur Verfügung, die zum Teil im eigenen Haushalt oder im Hause wohnen. Anders stellt sich die Situation für alleinlebende ältere Menschen. In Notfällen beziehen sie sich auf Personen in der Nachbarschaft oder aus dem gleichen Stadtteil. Auffallend ist hierbei, daß die helfende Person häufiger nicht aus der Familie stammt. Insgesamt ist es jedoch so, daß die Hilfebeziehungen einen familienzentrierten Charakter zeigen; Ehepartnerinnen und Kinder stehen im Blickfeld der verläßlichen Helferin. Die erbrachten Hilfeleistungen umfassen Alten- und Krankenpflegehilfen, Hilfen bei der Hausarbeit, Erledigung von Einkäufen oder Amtswegen, emotionale Hilfen wie Gespräche, Besuche oder Telefonate sowie Erbringen kleinerer Gefälligkeiten.

Die Struktur der sozialen Netzwerke älterer Menschen wird in der Zukunft nachhaltig beeinflußt durch die weiterhin steigende Lebenserwartung auf der einen Seite und der abnehmenden Familiengröße infolge niedriger Geburtenzahlen auf der anderen Seite. Desweiteren muß mit einer zunehmenden Singualisierung im Alter gerechnet werden und bedingt durch die Wandlung der Aufgabenteilung der Geschlechter, höherer Mobilität im Berufsleben und einer Tendenz zu kleineren Wohnhaushalten wird die Ausdünnung der familiären Beziehungs- und Stützungsnetze voranschreiten.

Die Konsequenzen, die aus dem beschriebenen Sachverhalt zu ziehen sind, zeigen sich auf unterschiedlichen Ebenen. Für das politische Handeln bedeutet dies:

- der Ausbau ambulanter Dienste

  Die familienentlastenden und familienunterstützenden ambulanten Dienste müssen vor allen Dingen in ländlichen Gebieten und Wohnquartieren mit Ein- und Zweifamilienhausbebauung ausgebaut werden. Die hier lebenden älteren Menschen vertrauen für den Notfall auf die familiäre Hilfe; selten wird die Möglichkeit des plötzlichen Todes der Partnerin oder der Auszug der Kinder aus dem Wohneigentum bedacht.
- Aufbau außerfamiliärer Hilfenetze

  Unter außerfamiliären Hilfenetzen wird in erster Linie die organisierte Nachbarschaftshilfe verstanden, d. h., pensionierte Frauen und Männer schließen sich zu einem Netzwerk zusammen und treten als Beraterin zwischen den Familienangehörigen und den ambulanten Diensten auf oder geben selbst praktische und emotionale Hilfe. Für eine gut funktionierende Nachbarschaftshilfe muß jedoch sichergestellt sein, daß sie organisiert ist und ortsnah untergebracht ist. Eine andere Möglichkeit der außerfamiliären Hilfe stellen die Umzugsbeihilfen dar, die von verschiedenen Städten eingerichtet wurden. Der Grundgedanke dieser Dienste ist, daß ältere Menschen, die in großen, unterbelegten Wohnungen leben, diese freimachen für jüngere Familien mit Kindern. Die Aufgabe der Beraterinnen ist, kleinere Wohnungen an ältere Menschen – meist in der unmittelbaren Umgebung anderer Familienmitglieder – zu vermitteln und für den bevorstehenden Umzug Personal bereitzustellen.

Neben diesen Gestaltungsmöglichkeiten sind eine Fülle weiterer politischer Maßnahmen denkbar, die den oben angesprochenen Trends entgegenwirken könnten, etwa wohnungsbaupolitisch (um alternative Wohnformen jenseits von Heim und „Altenwohnungen" zu ermöglichen), arbeitsmarktpolitisch usw.

3.3.4 Konsequenzen für den ambulanten Pflegebereich

Die Umsetzung der oben beschriebenen Konsequenzen ist vorrangig von den politischen Entscheidungsträgerinnen abhängig und fällt somit nicht in den unmittelbaren Entscheidungsspielraum von Pflegemitarbeiterinnen. Dennoch wird die Arbeit der Mitarbeiterinnen im ambulanten Pflegebereich wesentlich durch die Wohnverhältnisse älterer Menschen und dessen Auswirkungen beeinflußt.

Die Arbeit eines ambulanten Pflegedienstes wird meist dann in Anspruch genommen, wenn trotz der Unterstützung der Mitglieder eines sozialen Netzwerkes ein selbständiges Leben im eigenen Haushalt für den älteren Menschen nicht mehr möglich ist, die Belastungen für die unterstützenden Personen zu groß wird oder es an Hilfepersonen im Netzwerk fehlt. Die Pflegemitarbeiterinnen „springen" also sozusagen dort ein, wo sich Schwachstellen im sozialen Netzwerk eines Menschen zeigen. Durch ihre Arbeit werden sie eine wesentliche Hilfeperson im Leben des hilfebedürftigen älteren Menschen, etwa durch instrumentelle Hilfe in Form der Pflege und Haushaltsführung, durch emotionale Hilfe in Form von Gesprächen, Trost spenden usw. Da der Einsatz normalerweise jedoch nur stundenweise erfolgt, ergeben sich mehrere Probleme:

– Die Pflegeperson ist Gast in einem fremden Haushalt
  Im Gegensatz zum stationären Pflegebereich werden die strukturellen Gegebenheiten und Arbeitsabläufe vorgegeben bzw. durch die Bedürfnisse der zu betreuenden Person oder von Angehörigen bestimmt.

– Die Pflegemitarbeiterin ist eine von mehreren Hilfepersonen
Durch den zeitlich begrenzten Einsatz der Pflegemitarbeiterin pro Tag wird die zu betreuende Person normalerweise noch von anderen Hilfepersonen – meist von Angehörigen – mitversorgt. Um eine Zusammenarbeit und eine kontinuierliche Versorgung zu gewährleisten, müssen die Angehörigen mit in die Pflegetätigkeit einbezogen werden und eine gute Anleitung erhalten. Hierbei können die professionellen Vorstellungen über Pflege und Versorgung gegenüber den Laienvorstellungen zusammenpassen und auch weit auseinandergehen. Letzteres führt nicht selten zu erheblichen Konflikten. Erschwerend kommt hinzu, daß die Altenpflegerin neben ihrer Pflegetätigkeit darauf zu achten hat, daß die Versorgung des älteren Menschen in ihrer Abwesenheit ordnungsgemäß erfolgt, d. h. sie übt eine Kontrollfunktion über die anderen Hilfepersonen aus und ist gleichzeitig für die Sicherstellung einer Rund-um-die-Uhr-Versorgung auf diese Menschen angewiesen.

3.3.5 Das soziale Netzwerk von Altenheimbewohnerinnen

Die Übersiedlung in ein Altenheim begründet sich meist darin, daß der Gesundheitszustand des älteren Menschen sich aktuell verschlechtert hat und die soziale Unterstützung zu gering ist, um ein Alleinleben im eigenen Haushalt weiterhin zu ermöglichen (siehe oben). Von daher kann davon ausgegangen werden, daß das soziale Netzwerk einer Heimbewohnerin gegenüber den in der Gemeinde lebenden älteren Menschen nochmals verringert ist. Diese Annahme wird durch die Beschreibung des Personenkreises, der in einem Altenheim lebt, bekräftigt. In der Regel gehören die Heimbewohnerinnen zu den sogenannten Hochbetagten, sind meist weiblichen Geschlechts, ledig oder verwitwet und befinden sich in einem (sehr) schlechten Gesundheitszustand.

Die nur wenigen in der Bundesrepublik Deutschland durchgeführten Studien zeigen zunächst jedoch ein anderes Bild. Danach verfügen die Altenheimbewohnerinnen ebenso wie die älteren Gemeindebewohnerinnen über durchschnittlich fünfzehn Mitglieder in ihrem sozialen Netzwerk, wovon zehn Personen als subjektiv wichtig beurteilt werden. Unterschiedlich ist dagegen die Zusammensetzung und Wichtigkeit der Personen des Netzwerkes. Während für die Gemeindebewohnerinnen die Kinder, übrige Verwandte, Nachbarn und Freunde (in dieser Reihenfolge) die wichtigsten Personen sind, stellt sich für die Heimbewohnerinnen eine andere Reihenfolge dar: Vertraute, Freunde, gute Bekannte, Verwandte (außer den Kindern), Heimbewohnerinnen, Kinder und Heimpersonal (in dieser Reihenfolge). Als ausreichend und positiv wurden ebenfalls die Unterstützungsformen im instrumentellen (Arbeit abnehmen, Geld borgen) und emotionalen Bereich (Anerkennung, besonders mögen, Erleichterung, Ratschläge) bewertet. Im letztgenannten Bereich zeigte sich jedoch ein gravierender Unterschied. Die Unterstützungsressource „verlassen können" war deutlich erniedrigt, hierin könnte ein Grund gesehen werden, weshalb ältere Menschen sich entschließen, in ein Altenheim umzusiedeln. Insgesamt kann jedoch bei den Altenheimbewohnerinnen von einem reduzierten Normalnetzwerk gesprochen werden, das alters- und lebensbedingte Leerstellen aufweist. Die Kontakte zwischen den Heimbewohnerinnen und den Mitgliedern ihres Netzwerkes sind meist persönlicher Natur, wobei die Frequenz sich auf zweimal im Monat beschränkt. Dieser Punkt kann die oftmals vorzufindende Frustration der Bewohnerinnen über zu wenig Besuch und die erlebte Einsamkeit erklären.

Hier muß zusätzlich zwischen den latenten und aktualisierten Beziehungen unterschieden werden. Unter einer aktualisierten Beziehung versteht man den tatsächlichen Kontakt zwischen zwei oder mehreren Personen, während bei einer latenten Beziehung zwar eine emotionale Verbindung und eine kognitive Repräsentation besteht, aber ein tatsächlicher Kontakt nicht oder zu wenig zustande kommt. Bei der Beurteilung des sozialen Netzwerkes einer Heimbewohnerin müssen demnach verschiedene Ebenen unterschieden werden: Auf der latenten Beziehungsebene liegen keine Unterschiede gegenüber den Gemeindebewohnerinnen vor, während auf der aktualisierten Beziehungsebene sehr wohl Defizite festzustellen sind. Hier müßten dementsprechend die pflegerischen Interventionen ansetzen.

3.4 Der Aufenthalt und die Übersiedlung in eine institutionelle Alteneinrichtung

In der Bundesrepublik Deutschland gibt es im wesentlichen drei unterschiedliche Typen von institutionellen Altenwohneinrichtungen:

1. Altenwohnheim
   In einem Altenwohnheim befinden sich altengerechte Wohnungen, in denen sich selbst versorgende ältere Menschen leben. Kennzeichnend ist, daß die Wohnungen mit eigenen Möbeln ausgestattet werden, altersgerechte Sanitäranlagen vorhanden und meist Notrufanlagen installiert sind.
2. Altenheim
   In einem Altenheim leben ältere Menschen, die nicht mehr in der Lage sind, ihren Haushalt selbständig zu führen, aber noch nicht pfle-

gebedürftig sind. Die Arbeiten der Haushaltsführung werden vom Altenheimpersonal übernommen, während die persönliche Versorgung wie die Körperpflege von den Bewohnerinnen selbst vorgenommen wird.

3. Altenpflegeheim
   Hier leben ältere Menschen, die einer dauernden Pflege bedürfen, aber keine ständige ärztliche Versorgung in Anspruch nehmen müssen. Die Haushaltsführung und die persönliche Versorgung wird von Pflegepersonen übernommen.

Die oben beschriebenen reinen Wohnformen sind heute selten anzutreffen. So leben aufgrund mehrjähriger Wohndauer in einem Altenwohnheim ebenso wie im Altenheim Menschen, die zu einer selbständigen Haushaltsführung nicht mehr in der Lage. Ebenso ist es zu einer Vermischung von pflegebedürftigen und nicht pflegebedürftigen älteren Menschen in den Altenheimen gekommen.

Die Übersiedlung in ein Altenheim ist ein Wendepunkt im Lebenslauf des älteren Menschen. (In unseren weiteren Ausführungen beziehen wir uns überwiegend auf die Wohnform Altenheim, verstanden als eine Mischform zwischen Altenheim und Altenpflegeheim.) Sehr häufig wird das Altenheim als die letzte Stätte vor dem Tode angesehen. Konkrete Überlegungen in ein Altenheim zu ziehen, werden auch meistens erst dann in Betracht gezogen, wenn der ältere Mensch seine Kompetenzeinbußen nicht mehr durch familiäre oder ambulante Hilfen überbrücken kann. Ein schlechter bzw. sich plötzlich verschlechternder Gesundheitszustand verbunden mit einer Überlastung, Krankheit oder Tod der Hilfeperson (dies ist meist die Ehefrau, Tochter oder Schwiegertochter) stellt den Hauptgrund für eine bevorstehende Heimübersiedlung dar. Die oft beschriebenen Gründe wie Tod der Partnerin oder schlechte Wohnverhältnisse (Ofenheizung, Toilette auf dem Flur) stellen alleine keine Begründung für einen Heimaufenthalt dar.

Das durchschnittliche Alter der Menschen beim Heimeintritt ist dementsprechend hoch und liegt zur Zeit bei ca. 80 Jahren. Ferner läßt sich zeigen, daß der mögliche Heimaufenthalt weniger als vorausschauende Lebensplanung verstanden wird, sondern im Zuge einer „Notfallreaktion" (Saup) erfolgt. Notfallreaktion deshalb, weil sich gezeigt hat, daß der letzte Aufenthaltsort vor dem Pflegeheimeintritt das Krankenhaus ist. Wenn die medizinischen und rehabilitativen Maßnahmen keine nennenswerte Verbesserung des Gesundheitszustandes des alten Menschen mehr zulassen und die zur Verfügung stehenden Hilfepersonen die Versorgung nicht gewährleisten können, kommt es immer häufiger zu einer spontanen Entscheidung für einen Umzug ins Altenpflegeheim. An der Entscheidungsfindung sind im wesentlichen außenstehende Personen wie Kinder, Ärztinnen und Sozialarbeiterinnen beteiligt, da fast immer unter enormen Zeitdruck gehandelt werden muß. Der alte Mensch soll dann lediglich den zu erfolgenden Abläufen zustimmen. Die Suche nach einem Heimplatz, Auflösung der bisherigen Wohnung, Vorbereitung und Durchführung des Umzuges erfolgt ohne das aktive Zutun des alten Menschen. Dies hat jedoch gravierende Folgen auf das Einleben in die neue Umgebung und den psychischen Zustand der Bewohnerin. So haben Studien gezeigt, daß die Freiwilligkeit eines Heimeinzuges positive Auswirkungen auf die Lebenszufriedenheit hat und das Kontakt- und Aktivitätsniveau höher ist, als bei einem unfreiwilligen Umzug.

Die gegebene Zustimmung des alten Menschen im Krankenhaus zu dem kommenden Heimaufenthalt, darf nicht mit der Freiwilligkeit eines Heimeintrittes verwechselt werden. Bei einer subjektiven Freiwilligkeit besteht für den alten Menschen prinzipiell eine Wahlmöglichkeit der zukünftigen Einrichtung, eine angemessene Auseinandersetzung mit der Situation und eine Vorbereitung auf den neuen Wohnort verbunden mit dem Abschiednehmen vom alten Wohnumfeld. Bei einer solchen Vorgehensweise verbunden mit einer guten Informationsweitergabe über den Tagesablauf, Freizeitgestaltungsmöglichkeiten, Hilfeangeboten und räumliche Gegebenheiten der Einrichtung, geben die älteren Menschen eine positivere Bewertung über ihren Gesundheitszustand und die psychische Befindlichkeit ab, als jene, die unfreiwillig in ein Altenheim umzogen.

Für die Pflegemitarbeiterinnen in der stationären Altenpflege ergeben sich daraus zweierlei Konsequenzen: Zum einen ist zu überlegen, inwieweit ein Altenheim sich für die Gemeindebevölkerung öffnen kann und damit die potentiellen Bewohnerinnen die Möglichkeit haben, die Einrichtung kennenzulernen. Dies ist eine alte Forderung und mit dem sogenannten Tag der offenen Tür und öffentlichen Freizeitveranstaltungen immer wieder versucht worden umzusetzen. Der Erfolg solcher Maßnahmen ist unterschiedlich zu beurteilen, insgesamt aber nicht zufriedenstellend. Eine Alternative zu den eher unverbindlichen Veranstaltungen wäre unserer Meinung nach, eine gezielte Zusammenarbeit mit den ambulanten Pflegeeinrichtungen. In diesem Pflegebereich erfahren die Mitarbeiterinnen normalerweise recht früh, wenn ältere Menschen über einen möglichen Heimaufenthalt nachdenken. Da zu diesem Zeitpunkt der alte Mensch meist noch so mobil ist und sich selbst über verschiedene Einrichtungen informieren und sie besuchen kann, wäre hier die Chance gegeben, sicherlich eine effektivere Öffentlichkeitsarbeit vorzunehmen.

Der Erstkontakt zwischen einem alten Menschen und Personen in einem Altenheim erfolgt meist durch Mitarbeiterinnen des Sozialen Dienstes, die gleichzeitig auch die Wohnbereiche vorstellen. Es ist dringend angeraten, auf eine gute Zusammenarbeit zwischen den Mitarbeiterinnen des Sozialen Dienstes und der Pflege hinzuarbeiten. Da es für den alten Menschen wenig Sinn macht, sich einen Wohnbereich anzusehen, wenn die dort lebenden Bewohnerinnen und das Pflegepersonal kaum Zeit für gemeinsame Gespräche haben.

Erfolgt die Heimübersiedlung aufgrund einer sogenannten Notfallreaktion stehen andere Problembereiche im Vordergrund. Es ist davon auszugehen, daß der alte Mensch durch den geschwächten Gesundheitszustand und den Krankenhausaufenthalt schon sehr belastet ist, so daß die Heimaufnahme zu einem zusätzlichen Streßfaktor wird. Obwohl Menschen erlebten Streß recht unterschiedlich bewältigen, zeigt sich, daß in diesen Situationen die alten Menschen häufig mit Hilflosigkeit und passivem Verhalten reagieren. Somit kann durch die Gestaltung des ersten Tages im Altenheim und den ersten Wochen der Grundstein gelegt werden, der Passivität des alten Menschen entgegenzuwirken. Dafür ist es notwendig, auf den jeweiligen Stationen, grundlegende Konzepte für die Eingewöhnungsphase in die Institution zu entwickeln, die sicherlich dann jeweils individuell angewandt werden müssen.

3.4.1 Lebenszufriedenheit der Heimbewohnerinnen

Auf den ersten Blick erscheint die Lebenszufriedenheit ein interessantes Untersuchungsthema zu sein. Einerseits spielen Zufriedenheit oder Glück in unserem Leben eine große Rolle, sie werden im Alltag häufig thematisiert und sei es auch nur, um über ihr Fehlen zu reden, und sie sind in vielen Lebensbereichen wichtig wie beispielsweise in der Arbeit oder der Beziehung. Auch die Wissenschaft beschäftigt sich seit Jahrzehnten mit der Zufriedenheit, etwa am Arbeitsplatz. Demnach erscheint es auch plausibel, bei alten Menschen so etwas wie Lebenszufriedenheit zu untersuchen, denn bei häufig stark veränderten oder sich verändernden Lebensbedingungen (Heimaufnahme) wird die Frage nach dem Sinn und der Zufriedenheit mit dem veränderten Leben doch zentral. Andererseits gibt es aber mit der Lebenszufriedenheit drei Probleme:

1. Die Definition von Zufriedenheit ist schwierig, weil es bei einem so komplizierten und komplexen Begriff wie Lebenzufriedenheit unklar ist, was alles gegeben sein muß, um von Lebenzufriedenheit zu reden, wodurch sie ermöglicht wird, wann sie vorliegt oder was sie verhindert. Vor allem ist es schwierig, überhaupt zu definieren, was Zufriedenheit ist beziehungsweise sie eindeutig zu bestimmen und von den anderen ähnlichen Begriffen abzugrenzen, etwa von Wohlbefinden oder Glück. Ist es ein Gefühl, eine Meinung oder ein Urteil

über die gegenwärtige Situation oder das eigene Leben, eine momentane Stimmung?
Die Definition ist aber wichtig, denn um etwas benutzen oder untersuchen zu können, muß klar sein, was es eigentlich ist.

2. Die Messung der Lebenszufriedenheit ist schwierig. Denn eine Befragung der Betroffenen reicht nicht aus, da die subjektive Meßlatte für Zufriedenheit häufig sehr schräg angelegt wird: Menschen gelingt es nämlich oft, sich mit sehr schwierigen Bedingungen abzufinden, und „das Beste daraus zu machen". Man ist zufrieden, auch wenn die Lebensbedingungen oder die gegenwärtige Lage schwierig sind. Eine objektive Feststellung von Zufriedenheit kann aber andererseits nicht existieren, da Zufriedenheit nunmal etwas Persönliches, Subjektives ist, über das kein anderer urteilen kann.
3. Lebenszufriedenheit wird häufig als Ziel erfolgreichen Alterns gesehen oder gewünscht.
   a) Damit wird aber dem einzelnen Menschen ein Ziel verschrieben, was unter den gegebenen Bedingungen oft nicht erreicht werden kann, weil eben diese Bedingungen für viele Ältere nicht zufriedenstellend sind. Zur Verdeutlichung sollen einige wenige Beispiele dienen: Das politisch bestimmte Pensionsalter ist ein willkürlich festgelegter Zeitpunkt, der für viele Menschen mit dem zwangsweisen Ausstieg aus dem Berufsleben, dem Verlust gesellschaftlicher Aufgaben und möglicher Sozialkontakte verbunden ist; Die scheinbar unveränderbaren strukturellen Bedingungen in Altenheimen, erschweren häufig eine individuelle zufriedenstellende Lebensform.
   b) Der Einzelne wird somit auch für Dinge verantwortlich gemacht, die er gar nicht oder kaum beeinflussen kann, da das Ziel Zufriedenheit bestimmte Umwelt- und Lebensbedingungen voraussetzt, deren Herstellung eine gesellschaftspolitische und keine individuelle Aufgabe ist (siehe Beispiele Punkt a).

Die gerontopsychologischen Ergebnisse zur Lebenszufriedenheit spiegeln diesen Problembereich nun auch wider, vor allem dadurch, daß genaue Ergebnisse häufig fehlen. So ist zwar mittlerweile bekannt, daß sowohl eine alternsbedingte Zu- als auch Abnahme von Zufriedenheit möglich ist, aber da es weder *die* Heimbewohnerin gibt noch *den* im Privathaushalt lebenden alten Menschen oder eine identische Umwelt für alle Älteren, sind viele Fragen nach dem Zusammenspiel und dem Zusammenpassen unterschiedlicher Menschen in unterschiedlichen Umwelten (verschiedene Heime) noch offen.

Dennoch gibt es einige Untersuchungsergebnisse, die bei der Gestaltung der Umwelt Heim und der Versorgung der alten Menschen Berücksichtigung finden sollten. Zunächst ist einmal festzustellen, daß die Heimbewohnerinnen nicht generell unzufriedener sind als die in Privathaushalten lebenden alten Menschen, obwohl durch das negative öffentliche Bild von Altenheimen davon ausgegangen werden müßte. Berücksichtigt man zudem den Faktor schlechter Gesundheitszustand, zeigt sich sogar eine höhere Zufriedenheit der Altenheimbewohnerinnen. Dies ist sicherlich darin begründet, daß die sichergestellte pflegerische 24- Stunden-Versorgung gegenüber der stundenweisen ambulanten Versorgung ein Gefühl der Sicherheit und Aufgehobenheit bei den Menschen hervorruft. Ein wesentlicher Faktor bei der Beurteilung der Zufriedenheit ist die momentane Lebenssituation. Hier spielt nicht nur die Gestaltung der Umgebung, also die Fragen von Ein-Bett- oder Mehr-Bett-Zimmern, Bestükkung der Zimmer mit eigenen Möbeln, Ausstattung und Erreichbarkeit von öffentlichen Räumen usw. eine Rolle, sondern die Passung zwischen den Bedürfnissen der alten Menschen und der Möglichkeit der Befriedigung ist ausschlaggebend.

3.4.2 Persönliche Kontrolle der Heimbewohnerinnen

Die Zufriedenheit von Heimbewohnerinnen wird auch durch die Ausübung der persönlichen Kontrolle beeinflußt, also der Gewißheit, daß das eigene Verhalten, bestimmte Konsequenzen bei den Menschen in der Umwelt hervorruft.
Der Hintergrund der Kontrolltheorie ist die Lerntheorie des operanten Konditionierens. Die Theorie stellt dar, wie Verhaltensweisen gelernt werden können und beschäftigt sich dabei mit dem Zusammenhang von Verhalten (Reaktion) und seinen Konsequenzen. Lernen findet danach dann statt, wenn einer Reaktion, also einem konkreten Verhalten, eine bestimmte Konsequenz folgt. Die bekanntesten Konsequenzen sind die Belohnung und die Bestrafung. Die Belohnung hat zur Folge, daß das Verhalten, das belohnt wurde, in Zukunft öfter erfolgt, die Bestrafung hat zur Folge, daß diese Reaktion in Zukunft nicht mehr (oder nicht mehr so oft) erfolgt, oder zumindest nicht mehr dann, wenn die, die uns bestrafen, in der Nähe sind.

Lernen bedeutet nach der Theorie des operanten Konditionierens also, daß eine Verbindung zwischen einer Reaktion (Verhalten), die wir ausführen, und ihrer Konsequenz gelernt wird. Dabei werden jedoch nicht nur Verhaltensweisen gelernt, vielmehr lernt der Mensch auch, daß durch ein bestimmtes Verhalten (Reaktion) eine bestimmte Konsequenz hervorgerufen wird, was gleichbedeutend mit persönlicher Kontrolle ist. Das Kontrollerleben von Heimbewohnerinnen sinkt mit dem Leben in einer Institution gegenüber der Situation vor der Heimübersiedlung. Dies hängt einerseits von dem Gesundheitszustand der älteren Menschen ab bzw. von deren Kompetenz, die täglichen Verrichtungen des Lebens selbständig auszuführen, in einem höheren Maße aber auch von den institutionellen Gegebenheiten des Heimes:

In einer Institution, in der es viele Regelungen und Vorschriften gibt, die den Alltag des alten Menschen bestimmen und damit auch die Eigenständigkeit und Selbstverantwortung verhindern, zeigen die alten Menschen wenig Kontrollverhalten. Ein wesentliches Merkmal für persönliche Kontrolle ist demnach die Möglichkeit autonom zu leben. Dennoch ist es nicht so, daß die Heimbewohnerinnen jede Art der Kontrolle aufgeben. Vielmehr sind sie in der Lage, durch unselbständiges Verhalten, Kontrolle über die Pflegepersonen auszuüben. Die „normale“ Konsequenz vieler Altenpflegerinnen auf eine gezeigte Unselbständigkeit eines alten Menschen ist nämlich ein Hilfeverhalten. Auch dies lernt der alte Mensch: Durch unselbständiges Verhalten kann das Verhalten der Pflegenden gesteuert werden.

Auf diese Art und Weise wird nicht nur Kontrolle ausgeübt, sondern die Heimbewohnerin erhält gleichzeitig ein gewisses Maß an Aufmerksamkeit, Zuwendung, Nähe und Geborgenheit. Diese Situation kann dazu führen, daß das aktive Verhalten verlernt wird und der Mensch nur noch Passivität zeigen kann, wodurch weder die alten Kompetenzen erhalten bleiben noch neue aufgebaut werden können.

3.5 Sexualität und Alter

Der Begriff Sexualität ist schwer zu bestimmen, da konkrete Definitionen dazu fehlen. Zunächst wird unter dem Begriff all das verstanden, was Menschen sich darunter vorstellen. Für die Sexualität des alten Menschen gibt es nun sehr wohl genauere Vorstellungen über das, was sein darf und – mehr noch – über das, was nicht sein darf.

Um diesen Zusammenhang besser zu verstehen, ist es notwendig, die sexuellen Normen unserer Gesellschaft zu beschreiben und ihren Wandel zu verstehen. Normen und Regeln werden von der Gesellschaft bestimmt, wobei die kulturellen Einflüsse eine herausragende Rolle spielen. Je nach Kultur fallen bestimmte sexuelle Verhaltensweisen wie beispielsweise Homosexualität in den Normbereich von Sexualität. Das wesentliches Merkmal von sexuellen Normen ist, das es zwischen „normalem“ und „nicht-normalem“ sexuellem Verhalten trennt, wobei abweichendes Verhalten sanktioniert wird. Die Abweichung wird in moralischen, juristischen oder medizinischen Begriffen definiert. Auf die moralische Begriffsbestimmung hat die katholische Kirche in unserem Kulturkreis prägenden Einfluß genommen.

Bezugnehmend auf die Bibel wurde von der Kirche ein asketisches Verhalten propagiert. Die sexuelle Lust wurde bekämpft und der menschliche Körper als unrein angesehen. Obwohl die Ehe nicht als gottlos betrachtet wurde, war der Geschlechtsakt an sich schlecht. Ein Kind, das als Folge des Geschlechtsverkehres, geboren wurde, mußte deshalb in der Taufe gereinigt werden. Erst mit der Ausbreitung des Christentums über Europa und den Lehren von Thomas von Aquin wurde der Geschlechtsverkehr in der Ehe verbunden mit dem Willen der Zeugung als natürliche sexuelle Verhaltensweise anerkannt. Trotz der sogenannten sexuellen Revolutionen wird die Sexualmoral in Mitteleuropa bis heute von den Vorstellungen des Thomas von Aquin beeinflußt.

Besonders deutlich zeigt sich dies in dem Stereotyp über die Sexualität im Alter. Danach gehört die Sexualität in den Bereich der Jugend und im Alter erlischt jegliches Interesse an ihr. Diese Annahme kann man sowohl in wissenschaftlichen Veröffentlichungen wiederfinden als auch in der allgemeinen gesellschaftlichen Meinung über das Alter. Zudem ist Sexualität im Alter ein gesellschaftliches und wissenschaftliches Tabuthema. Erst in den letzten 40 Jahren hat die Sexualwissenschaft sich überhaupt mit dem Alter beschäftigt, wobei die Untersuchungsergebnisse dem Altersstereotyp widersprechen.

Im weiteren werden wir zunächst die biologischen und physiologischen Altersveränderungen darstellen und dann auf Ergebnisse sozialwissenschaftlicher Untersuchungen eingehen.

Bei der Darstellung der physiologischen Prozesse bei sexuellen Reaktionen beziehen wir uns auf die Studie von Masters & Johnson (1966). Nach den Autoren verläuft die sexuelle Reaktion in vier Phasen, wobei es weder Unterschiede zwischen verschiedenen Formen des Geschlechtsverkehres und der Masturbation gibt, noch Unterschiede zwischen Frauen und Männern festzustellen sind. In den jeweiligen Phasen treten folgende physiologische Veränderungen auf:

1. Erregungsphase

bei der Frau:
- die Wände der Scheide sondern eine klare Flüssigkeit ab;
- die inneren zwei Drittel der Vagina vergrößern sich;
- die zunächst hellrote Scheide wird dunkelrot; – die kleinen und großen Schamlippen schwellen an;
- die Klitoris wird größer;
- der Uterus schwillt an und zieht sich in den Unterleib hinein;
- Erhöhung der Pulsfrequenz und Ansteigen des Blutdruckes;
- Erektion der Brustwarzen;

- häufig eine Hautrötung im Bereich der Magengegend, des Nackens und der Brust;

beim Mann:

- die drei Schwellkörper des Penis füllen sich mit Blut;
- es kommt zu einer Erektion;
- die Hoden werden an den Körper herangezogen;
- die glatte Muskulatur des Hodensackes zieht sich zusammen;
- Erhöhung der Muskelspannung, des Blutdrucks und der Pulsfrequenz;
- häufig eine Hautrötung im Bereich des Unterleibes, der Schenkel, Gesicht und Nacken;
- manchmal Erektion der Brustwarzen;

2. Plateauphase (Phase erhöhter sexueller Spannung)

bei der Frau:

- die in der Erregungsphase begonnenen Veränderungen setzen sich fort;
- um ca. ein Drittel verengt sich der äußere Teil der Scheide;

beim Mann:

- die in der Erregungsphase begonnenen Veränderungen setzen sich fort;
- die Fähigkeit der Selbstkontrolle schwindet;

3. Orgasmusphase (Höhepunkt sexueller Erregung)

bei der Frau:

- der Orgasmus dauert einige Sekunden;
- mehrere Orgasmen hintereinander sind möglich;

beim Mann:

- der Orgasmus dauert wenige Sekunden;
- gleichzeitig erfolgt die Ejakulation (Herausschleudern der Samenflüssigkeit);
- es gibt einen Orgasmus ohne Ejakulation, aber keine Ejakulation ohne Orgasmus;
- Nachlassen der Muskel- und Nervenanspannung;

4. Rückbildungsphase

bei der Frau:

- Nachlassen der Muskelspannung, Pulsfrequenz, Atemfrequenz und des Blutdruckes;
- große und kleine Schamlippen, Scheide, Uterus, Klitoris und Brüste nehmen ihre Normalgröße wieder ein;

- bei mehreren Orgasmen tritt die Rückbildungsphase erst nach dem letzten Orgasmus ein;

beim Mann:

- die Erregungsanzeichen der Geschlechtsorgane bilden sich zurück;
- die Erektion läßt gleich nach der Ejakulation nach;
- die Rückbildung des Penis dauert länger an;
- Pulsfrequenz, Atemfrequenz und der Blutdruck gehen zurück;
- Einsetzen der Refraktärphase (sofortige Erektion und Orgasmus sind nicht möglich),

Die aufgezeichneten physiologischen Prozesse verändern sich nur unwesentlich im Alter. Gleichsam für die Frau und den Mann kann festgestellt werden, daß sich die sexuellen Reaktionen zwar verlangsamen, die Reaktionsfähigkeiten an sich aber durch den Alterungsprozeß nicht beeinflußt werden. So zeigt sich zwar bei älteren Frauen, daß die Produktion der Gleitflüssigkeit etwas verringert ist, der Uterus nach der Meno-Pause kleiner wird, der Orgasmus nicht mehr als so stark empfunden wird und die Rückbildungsphase kürzer verläuft. Beim Mann zeigen sich Veränderungen in der Form, daß die Erregungsphase länger dauert, bis die Erektion erfolgt, die Plateauphase sich verlängert, der Drang zur Ejakulation nachläßt, die Rückbildung schneller erfolgt und die Refraktärphase länger andauert. Diese Veränderungen haben jedoch keinen Einfluß auf die generelle Möglichkeit einer sexuellen Reaktion.

Bevor wir uns weiter der Sexualität der älteren Menschen widmen, noch einige Bemerkungen zu der Studie von Masters & Johnson. Die Verdienste dieser Studie sind sicherlich sehr vielseitig, zum einen wurde damit deutlich, welche physiologischen Prozesse überhaupt bei der sexuellen Reaktion stattfinden, zu dem hat sie mit dem Vorurteil aufgeräumt, daß Frauen anders sexuell empfinden als Männer. Andererseits hat die Studie aber auch neue Normen und Regeln aufgestellt. Die einzelnen Phasen sind genau beschrieben und die dazugehörigen physiologischen Veränderungen bestimmt. Was ist aber nun, wenn eine oder mehrere Veränderungen bei einer Person nicht auftreten. Bedeutet dies dann, daß eine sexuelle Störung vorliegt? Sicherlich nicht und doch kann das Wissen über die physiologischen Abläufe zu einem enormen Leistungsdruck führen. Wir halten es deshalb für wichtig, darauf hinzuweisen, daß sexuelle Reaktionen sowohl intra- als auch interindivuduell recht unterschiedlich sein können.

Da es keine wesentlichen körperlichen Einschränkungen im Alter bezüglich der Sexualität gibt, bleibt die Frage, ob alte Menschen denn nun sexuelle Bedürfnisse, Wünsche und Phantasien haben? Trotz der wenigen und dazu noch recht unterschiedlich durchgeführten Untersuchungen kann festgestellt werden, daß ca. ein Drittel der älteren Frauen und Männer den Geschlechtsverkehr praktizieren. Diese Zahl allein sagt zunächst einmal nicht viel aus, sie kann als relativ hoch oder als relativ niedrig interpretiert werden. Aufschlußreicher ist da die Tatsache, daß die sexuelle Aktivität im hohen Maße von dem Vorhandensein einer Intimpartnerin/eines Partners – meist die Ehefrau/der Ehemann – abhängt. Menschen, die allein leben, haben dagegen kaum sexuelle Aktivitäten. Von diesem Umstand sind besonders die älteren Frauen betroffen, da sie eine höhere Lebenserwartung als Männer haben und somit die Wahrscheinlichkeit erhöht ist, im höheren Alter ohne den Ehepartner leben zu müssen.

Mit der „Nichtverfügbarkeit" der Sexualpartnerin schwindet aber nicht das sexuelle Bedürfnis. Vielmehr verhindert der auch von den alten Menschen verinnerlichte Mythos – alte Menschen sind a-sexuell –, daß der Befriedigung der Bedürfnisse aktiv nachgegangen wird. Zudem muß dabei bedacht werden, daß die alten Menschen zu einer Zeit aufgewachsen sind, als die Kirche noch einen viel größeren Einfluß auf die Sozialisation hatte und ihr eigenes sexuelles Wertesystem – nämlich den Sinn des Geschlechtsverkehres in der Fortpflanzung zu sehen – hinderlich für das aktive Leben der sexuellen Bedürfnisse ist. Das Vorhandensein sexueller Bedürfnisse alter Menschen muß in der Altenpflege dringend Berücksichtigung finden. Gerade in den institutionellen Wohnformen und hier besonders bei konfessionellen Trägern wird die Sexualität negiert. Die Unterbringung im Zwei-Bett- Zimmer ermöglicht kaum eine unbeobachtete sexuelle Aktivität des alten Menschen. Auch heute ist es noch so, daß Ehepaare nicht unbedingt in einem gemeinsamen Zimmer untergebracht werden.

Aber auch in einem anderen Bereich muß das Pflegepersonal sich mit dieser Thematik auseinandersetzen. Eine körpernahe Pflege hat immer etwas mit Berührung und damit auch mit Sexualität zu tun. Die Möglichkeit, bei der Grundpflege eine Bewohnerin unbeabsichtigt zu erregen, muß deswegen immer berücksichtigt und ein angemessener Umgang damit gelernt werden.

3.6 Tod und Sterben

Der Umgang mit Sterbenden und damit mit dem Tod sollte für Altenpflegerinnen eine Selbstverständlichkeit sein, da der Tod als letzte Entwicklungsstufe am Ende des Lebens eines jeden Menschen steht. Und doch ist dies nicht so! Sehr häufig kann beobachtet werden, daß der sterbende alte Mensch noch kurz vor seinem Tod in ein Krankenhaus überwiesen wird oder das Sterben sich möglichst unauffällig und abgeschirmt vor den Augen der übrigen Bewohnerinnen vollzieht. Als Begründung für eine solche Vorgehensweise wird meistens angegeben, daß den anderen Bewohnerinnen nicht zugemutet werden kann, den Tod einer Mitbewohnerin zu erleben. Zu sehr würden sie dabei an ihr eigenes Sterben erinnert und darüber traurig und gar depressiv werden.

Doch wem wird durch das Sterben eines Menschen etwas zugemutet, den Bewohnerinnen, dem Personal oder beiden? Und was wird bei einer solchen Vorgehensweise dem Sterbenden zugemutet? Und wie soll dann eine Sterbebegleitung ermöglicht werden? Für die Begleitung von Sterbenden ist es unumgänglich, sich mit dem eigenen Tod, der eigenen Endlichkeit zu beschäftigen. Die eigene Einstellung zum Sterben und Tod beeinflußt den Umgang mit Schwerkranken und Sterbenden erheblich.

So wird es sehr schwer sein, mit Bewohnerinnen ruhig über ihre Gefühle und Ängste zu sprechen, wenn Gedanken an den Tod an sich – und vor allem an den eigenen Tod – Angst machen. Angst, die entsteht, weil der Tod nicht kontrollierbar ist, weil Sie die dann vielleicht zu erlebenden Schmerzen fürchten, Einsamkeit und Sich- Trennen-müssen befürchten oder der Tod Ihnen unvorhersehbar erscheint. Der Gedanke an den eigenen Tod kann aber auch das gesamte Leben in Frage stellen. Denn Endlichkeit bedeutet, daß das Leben zu einem bestimmten Zeitpunkt beendet ist, daß alles aufgegeben und von Menschen und Dingen Abschiedgenommen werden muß. Gleichzeitig rückt ins Bewußtsein, daß das Leben der anderen Menschen ohne mich weitergehen wird.

In einem solchen Bewußtseinsprozeß kann aber auch eine große Chance liegen. Denn zu begreifen, daß das Leben nicht ewig währt, kann dazu führen, die Bewertung der Wichtigkeit und Bedeutung bestimmter Situationen und Begegnungen zu verändern. Alltägliche Verrichtungen wie Putzen, Aufräumen und vieles mehr können einen anderen Stellenwert bekommen als es häufig der Fall ist, und ein Gespräch, ein gemütliches Essen, das Miteinander allgemein kann in den Mittelpunkt des Lebens rücken (vgl. Scheidt u.a. 1991). Die Auseinandersetzung mit dem eigenen Sterben und dem Tod kann dazu führen, daß das Leben sinnvoller und die Angst vor dem Sterben geringer wird. Für die Durchführung einer Sterbebegleitung ist die Auseinandersetzung mit dem eigenen Tod zwingende Voraussetzung, da sonst die eventuelle Angst vor dem Sterben den Arbeitsalltag erheblich einschränken wird.

Die Festlegung des Zeitpunktes, ab wann das Sterben beginnt, ist recht problematisch. Für einige Menschen beginnt das Sterben sicherlich mit der Diagnosestellung einer unheilbaren Krankheit, während für andere der Zeitpunkt dann gekommen ist, wenn nichts mehr zur Erhaltung des Lebens getan werden kann. Pflegekräfte definieren das Sterben meist als den unmittelbaren Zeitraum vor dem Tode, wobei es sich dann um wenige Tage bzw. Stunden handelt. Die Festlegung des Zeitpunktes des Sterbens ist insoweit relevant, weil je nach Todesnähe unterschiedliche Gefühle und Verhaltensweisen des Sterbenden im Vordergrund stehen werden. Elisabeth Kübler-Ross (1975) hat nach mehrjährigen Erfahrungen im Umgang mit Sterbenden eine Theorie über den Sterbeprozeß beschrieben. In der Theorie werden fünf Phasen des Sterbens formuliert, wobei jede Phase durch bestimmte Gefühle gekennzeichnet ist:

- Die erste Phase ist das Nichtwahrhabenwollen und die Isolierung.
- Die zweite Phase ist die des Zorns.
- Die dritte Phase ist die Phase des Verhandelns mit Gott und der Welt, um einen Aufschub des Unumgänglichen zu erreichen.
- Die vierte Phase ist das Stadium der Depressionen.
- Die fünfte Phase ist die Phase des Annehmens.

Der von ihr geschilderte Sterbeprozeß beginnt mit der Diagnosestellung einer unheilbaren Erkrankung. Die fünf aufgezeichneten Phasen können, müssen aber nicht, von einer sterbenden Person durchlaufen werden. Das individuelle Tempo ist verschieden und „Steckenbleiben" in einer Phase ist genauso möglich wie die Rückkehr in eine bereits durchlaufene Phase.

Frau Kübler-Ross kommt sicherlich der große Verdienst zu, das Thema Sterben in die Öffentlichkeit gebracht zu haben. Dadurch war es für beide Seiten (Sterbende wie Sterbebegleiter bzw. Pflegepersonal) möglich, das in dieser wahrlich existentiellen Situation Erlebte zu besprechen, es überhaupt einmal auszusprechen und es auch verstehen und akzeptieren zu lernen.

Ein wissenschaftlicher Beweis dieser Theorie fehlt allerdings bis heute. Weder konnte nachgewiesen werden, daß die fünf Stufen überhaupt existieren noch gab es Belege für den Durchlauf durch die Stadien. Und: Es wird grundsätzlich bei allen Phasen- oder Stufenmodellen immer wieder zurecht darauf verwiesen, daß diese schnell zu einer Norm werden. Wer stirbt, muß so sterben wie Kübler-Ross es beschrieben hat. Damit wird ein weiterer Lebensbereich normiert, nach den Regeln für eine perfekte Erziehung, ein gesundes Leben, erfolgreiches Altern, nun die Regeln für „richtiges" Sterben (und natürlich schnell folgend: die Regeln für die richtige Sterbebegleitung).

Nichtsdestotrotz kann die Theorie von Kübler-Ross alle Pflegenden darauf vorbereiten, welch unterschiedliche, gegenläufige und heftige Emotionen in der Sterbephase auftreten können und das diese nicht immer unbedingt eine Reaktion auf ein (Fehl-)Verhalten der Pflegenden sind und auch nicht immer sofort einer schnellen Lösung oder Linderung zugänglich sind.

Bei der Sterbebegleitung werden Sie wie in der übrigen Altenpflege einem Individuum begegnen, das heißt, Sie werden keine systematischen Abläufe des Sterbens vorfinden, sondern in der Auseinanderstzung mit der Sterbenden auf deren Bedürfnisse eingehen können. Dies setzt voraus, daß Sie sich in einen intensiven Prozeß einlassen wollen und dabei ihre eigenen Gefühle und Befindlichkeiten wahrnehmen und entsprechend für sich selbst sorgen können. Ein wesentlicher Teil der Sterbebegleitung wird sicherlich das Gespräch über das zurückliegende Leben, Fragen um den Tod und das Sterben sein. Es wird um Akzeptanz des Todes gehen, aber auch um die Möglichkeiten, die noch bleiben. Weitere Inhalte können Todesängste sein und die Bewältigung derselben durch Bilanzierungen des bisherigen Lebens, durch neue Sinnfindung, aber auch das „Abrutschen“ in Depression, Verbitterung, Resignation.

Helfende müssen und können keine fertigen Antworten auf die vielen Fragen abrufbar haben, sie können sich im Prinzip nur als Mensch anbieten, der zu einem Gespräch bereit ist. Dies kann allein schon dadurch deutlich werden, daß Sie sich die Vielfältigkeit des Erlebens deutlich machen. Je nach Wahrnehmung des eigenen Sterbens werden auch die begleitenden Personen (Angehörige, Pflegepersonal, Ärzte) unterschiedlich erlebt. Mal fühlt sich jemand geborgen, mal „bombardiert“ er sein Umwelt mit Schuldzuweisungen oder Vorwürfen. Fertige Antworten gibt es da nicht.

Mit einer guten Gesprächsführung können Sie der Sterbenden helfen, sich mit ihren Problemen auseinanderzusetzen, damit sie selbst Antworten auf ihre Fragen zum Leben und Sterben findet. In solchen Gesprächen ist es besonders wichtig, auf den Aspekt der Echtheit zu achten. Wenn Sie selbst Schwierigkeiten mit einem bestimmten Thema haben oder eigene Erinnerungen in den Vordergrund rücken, ist es schwierig, ein Gespräch zu führen. Sie sollten selbst deutlich den Wunsch zum Zuhören verspüren, denn Sie wissen im voraus nicht, auf welche Dinge die Sterbende zu sprechen kommen wird. Es muß also die Offenheit da sein, über alles sprechen zu können, worüber die Sterbende sprechen möchte. Ist diese Bereitschaft nicht da oder nur teilweise, können Sie Gefahr laufen, Äußerungen zu überhören oder auch falsch zu verstehen. Sollten Sie in einem Gespräch mit einer Bewohnerin merken, daß Sie sich ratlos oder auch unsicher fühlen, teilen Sie dies ruhig mit, da die Bewohnerin Ihre Unsicherheit mit Sicherheit spürt (vgl. Scheidt u. a. 1991). In Gesprächen mit Sterbenden können Ihnen die unterschiedlichsten Gefühle begegnen. Hier kommt es vor allem darauf an, die wahrgenommenen Gefühle auszuhalten und zulassen zu können und sie nicht durch vorschnelle oder unüberlegte Äußerungen abzublocken. Wenn Ihnen im Gespräch mit einer sterbenden Bewohnerin bewußt wird, daß Sie selbst sehr traurig werden, sollten Sie dies auch zeigen können. Vielleicht gelingt es Ihnen dann zusammen zu weinen, zumindest wird es für Sie sehr entlastend sein, Ihr auftauchendes Gefühl nicht hinter einer Fassade verstecken zu müssen. Letztlich: Achten Sie aber auch auf Ihre Grenzen. Was nicht geht, nicht aushaltbar ist, nicht ertragen werden kann, muß von Ihnen auch nicht ertragen werden. Auch hier können Sie „echt sein", sprich: Grenzen gegenüber den Sterbenden, aber auch bei Ihren Kolleginnen deutlich machen.

4 Gesundheit und Krankheit im Alter

Krankheit und Gesundheit sind anscheinend ein gegensätzlicher Befindlichkeitszustand des Menschen, der zudem auf eine natürliche Art und Weise voneinander getrennt auftritt. Und wenn wir Menschen wählen könnten, so würden wir uns wohl auch immer für die Gesundheit entscheiden; da mit dem Wort Gesundheit Aktivität, Tätigsein, Wohlbefinden kurz: das menschliche Leben verbunden wird, während Krankheit gleichbedeutend ist mit Passivität, Trägheit, Inaktivität und vom aktiven Leben abgeschnitten. Diese klare Trennung zwischen Krankheit und Gesundheit wurde in unserem Kulturkreis nicht immer so vorgenommen, vielmehr gehörte auch das Leiden und der Tod zu einer natürlichen Ordnung des Lebens. Jeder Mensch sorgte für sich selbst so gut es ging und die gesellschaftliche Aufgabe in bezug auf Krankheiten beschränkte sich lange auf die Versorgung der Armen.

Erst mit der Industrialisierung und der damit verbundenen in den Vordergrund rückenden Arbeitskraft des Menschen änderte sich etwas an der Zuständigkeit und Befugnis von Krankheit und Gesundheit. Krankheit untersteht seitdem der Verfügungsgewalt der Medizin und Wissenschaft; sie muß und kann bekämpft werden und tritt trotz und alledem der Tod ein, so wird dies häufig als ein Versagen der Medizin verstanden und nicht als ein natürliches Phänomen des Lebens. Gesundheit ist dagegen – unabhängig von den realen Lebensbedingungen zu einem individuellen und gesellschaftlichen Ziel des Lebens geworden. Was ist aber nun eigentlich Gesundheit und Krankheit?

Aus medizinischer Sicht ist Gesundheit die Abwesenheit von Krankheit, wobei Krankheit definiert wird als eine Störung der physiologischen, biochemischen Funktion des Körpers (siehe Kapitel 4.1.1). Krankheit (Störungen) zeigt sich durch bestimmte Symptome, die wiederum entschlüsselt werden und dadurch ein mehr oder weniger genaues Krankheitsbild ergeben. Krankheiten werden somit auf den individuellen Körper beschränkt und werden als neutrale, natürliche, aber technisch lösbare Störungen von Funktionsabläufen begriffen. Ein solches Verständnis von Krankheit – und damit verbunden ja auch von Gesundheit – ist in vielerlei Hinsicht problematisch:

- Was sind „normale Funktionsabläufe“ des Körpers? Können die einmal gefundenen Normwerte sich durch Lebens- oder Umweltbedingungen verändern?
- Der menschliche Körper wird isoliert und nicht in seiner Ganzheit gesehen; und dies gleich in zweierlei Hinsicht. Zum einen wird der Mensch losgelöst aus seinen Lebenszusammenhängen betrachtet und andererseits wird sein Körper nochmals in Teilsysteme zerlegt (z. B. Hals-Nasen-Ohren, innere Organe, Haut usw.), die als Summe physiologischer oder biochemischer Teilsysteme ein Ganzes ergeben.
- Die Krankheit ist objektiv meßbar. Doch was ist mit den Menschen, die sich krank fühlen, bei denen aber die objektiven Krankheitssymptome fehlen?
- Die Lebens- und Erfahrungswelt des Menschen wird aus dem Auge verloren und die individuellen Lebensbedingungen scheinen demnach keinen Einfluß auf Krankheit und Gesundheit zu haben.

Die Weltgesundheitsorganisation (WHO) hat demgegenüber eine andere Definition des Gesundheitsbegriffes vorgenommen. Demnach ist Gesundheit als ein Zustand vollkommenen körperlichen, geistigen und sozialen Wohlbefindens und nicht nur als Abwesenheit von Krankheit zu verstehen. Diese Sichtweise ist sicherlich sehr anspruchsvoll – wann ist schon etwas vollkommen – und allgemein, dennoch ist sie in ihrer Grundaussage äußerst positiv. Zum einen löst sie Gesundheit aus dem Dunstkreis von Krankheit heraus, zum anderen beinhaltet sie die körperliche, geistige und soziale Dimension des menschlichen Lebens und darüber hinaus bezieht sie sich auf den subjektiven Zustand des Wohlbefindens. Gleichzeitig wird der Blick von möglichen Belastungsfaktoren auf mögliche Gesundheitsfaktoren gelenkt, auf Faktoren also, die die Gesundheit des Menschen fördern. Solche Faktoren zu finden, ist allerdings schwierig, da damit auch immer die Frage verbunden ist, wie wollen wir Menschen eigentlich leben oder was ist ein zufriedenstellendes Leben?

Im weiteren wollen wir uns einer alternativen Auffassung von Krankheit zuwenden. Aus der Kritik der medizinischen Sichtweise von Krankheit ist hervorgegangen, daß die Lebens- und Umweltbedingungen des Menschen bei der Bestimmung von Krankheit außer acht gelassen werden. Die Medizin verliert somit den Blick auf die Lebensbedingungen der Menschen. Doch sind es oft gerade die Lebensbedingungen, die den Menschen auf vielfältige Art und Weise krank machen. Werden diese Bedingungen mitberücksichtigt oder gar in den Vordergrund gestellt, dann kann Krankheit als ein Symptom aufgefaßt werden, was bedeutet, sie als Hinweis auf diese krankmachenden Lebensbedingungen zu begreifen. Bei einer solchen Betrachtungsweise kann insofern vom Sinn einer Krankheit gesprochen werden, als die Erkrankung eben keine neutrale Funktionsstörung natürlicher Abläufe mehr ist, sondern als Symptom auf die Bedeutung krankmachender Lebensumstände verweist. Krankheit ist somit ein bedeutungsvolles Zeichen dafür, „daß ein Mensch am Leben leidet, an dem er teilhat und in das er eingespannt ist" (Basaglia, 1985, 11). Die Bedeutung dieses Zeichens gilt es dann entsprechend zu entschlüsseln.

Aus den Ausführungen sollte ersichtlich geworden sein, daß Krankheit und Gesundheit einen individuellen Bezug haben und pauschale Fragen und Antworten eigentlich sinnlos sind. Und doch ist es wichtig, bestimmte Definitionen und damit auch Bedeutungen festzulegen, da diese einerseits die Pflegequalität, aber auch die abrechenbaren Leistungen bestimmen (siehe Kapitel 1.3.1). Hierbei gehen die medizinischen und pflegerischen Definitionen sicherlich weit auseinander – zumindest dann, wenn in der Altenpflege Abstand von einem krankheitsorientierten Pflegemodell genommen wird, dessen Ziel ja die Heilung und Wiederherstellung der Organfunktion ist. Eine der berufspolitischen Aufgaben der Altenpflege ist es demnach, für sich eine angemessene Definition von Krankheit und Gesundheit zu finden.

4.1 Krankheitsmodelle

Seit jeher machen Menschen sich Gedanken darüber, weshalb sie krank werden und wie diese Krankheiten zu heilen sind. Es hat viele Überlegungen dazu gegeben und ebenso viele Antworten, doch bis heute ist keine endgültige Antwort gefunden worden. Stattdessen gibt es unterschiedliche Vorstellungen über die Entstehung und die Bewältigung (Behandlung) von Krankheiten. Diese Krankheitsmodelle bestimmen die Richtung, in die die Suche nach den Ursachen geht. Einige Krankheitsmodelle werden wir im folgenden vorstellen; sie unterscheiden sich nach dem Ort des Krankheitsgeschehens: dem Körper (biomedizinisches Krankheitsmodell, der Psyche (Psychosomatik) und der sozialen und natürlichen Umwelt (soziologisches Krankheitsmodell). Da ich nur dort etwas finden kann, wo ich auch suche, werden durch die Wahl des Ortes gleichzeitig die möglichen Ursachen bestimmt und andere vielleicht ebenfalls verursachende Möglichkeiten ausgeschlossen.

Bevor wir nun die drei Krankheitsmodelle vorstellen (bei den weiteren Ausführungen dazu beziehen wir uns auf: Scheidt u. a. 1991), sind noch zwei Vorbemerkungen notwendig:

1. Die folgenden Modelle sind wissenschaftliche Vorstellungen – also Theorien – über die möglichen Ursachen von Krankheit. Sie haben jedoch nur einen begrenzten Aussagewert, begrenzt insoweit, daß auch

sie nicht die „Wahrheit" kennen und daß es zudem verschiedene Theorien über ein und denselben Sachverhalt gibt.

2. Sie sind die Expertinnen auf dem Gebiet der Altenpflege und ihr Verhalten wird durch ihr fachliches Wissen mitbeeinflußt. Je größer das Wissen eines Menschen im Vergleich zu einem anderen ist, um so schneller kann ein Gefühl der Macht und der Allwissenheit entstehen. Wie wir an verschiedenen Stellen in diesem Buch bereits erwähnt haben, ist das wissenschaftliche Wissen nur ein begrenztes Wissen. Jede Begegnung mit einem alten Menschen sollte deshalb immer von großem Respekt, Achtung und Wertschätzung geprägt sein.

4.1.1 Das biomedizinische Krankheitsmodell

In dem biomedizinischen Krankheitsmodell spiegelt sich die heutige Denkweise der modernen Medizin wider, wobei sich das biomedizinische Denken durch drei Eigenschaften beschreiben läßt (vgl. Scheidt u.a. 1991, 55ff.):

- Die Ursache der Krankheit liegt in einer Störung der physiologischen Funktion des Körpers.
- Der Nachweis der Störungen erfolgt fast ausschließlich durch eine Interpretation der beobachteten Symptomatik, also der feststellbaren körperlichen Veränderung (der Bericht einer Patientin über Rückenschmerzen bedeutet: Bandscheibenschaden, Muskelverspannung o. ä.).
- Diese Störungen lassen sich objektiv messen, das heißt, es gibt ein objektives Maß für Gesundheit und Krankheit (Anzahl der roten Blutkörperchen, Blutdruck usw.).

Krankheit bedeutet demnach, daß es zu einer Störung der physiologischen, biochemischen Vorgänge im Körper gekommen ist. Hinter dieser Grundannahme, die keinesfalls bewiesen ist, steckt der Glaube, daß die Fähigkeiten und Eigenschaften eines Menschen das Ergebnis seiner Zellen und Organe und der dort ablaufenden Prozesse seien. Eine Erkrankung wird demnach dadurch erforscht, daß die biochemischen oder physikalischen Vorgänge in den Zellen untersucht werden. Ihre Funktionsweise wird entschlüsselt, und Störungen werden durch eine biochemische (Medikamente) oder physikalische (Operation) Beeinflussung der Zellen und Organe behandelt. Krankheitsmodelle wollen immer die Ursache einer Erkrankung beschreiben. Hier wäre also die Frage zu stellen, ob die physiologischen Störungen tatsächlich die Ursache einer spezifischen Erkrankung sind oder ob eine anderweitige Ursache für die physiologische Veränderung verantwortlich ist. Denn eins kann nicht bestritten werden, die meisten Erkrankungen sind von physiologischen Veränderungen im Körper begleitet. Der ursächliche Zusammenhang ist aber von großer Bedeutung, weil sich danach auch die Behandlungsmethode richtet. Was nutzt also eine rein somatische Behandlung, wenn die Ursache der Erkrankung eine andere als die körperliche ist. In der modernen Medizin werden mittlerweile zwar einige psychosomatische Erkrankungen anerkannt, Erkrankungen also, bei denen psychische Veränderungen die Ursache bilden; aber dennoch steht nach wie vor die somatische Behandlung im Vordergrund.

4.1.2 Psychosomatische Erkrankungen

Das psychosomatische Krankheitsmodell sieht die Ursache einer Erkrankung in einer Störung des psychischen Befindens. Zustände wie beispielsweise Streßerleben über einen langen Zeitraum, Angstzustände in unterschiedlichen Situationen, Unzufriedenheit mit dem Leben können nach diesem Modell den Menschen krank machen. Es ist nur die Frage, um welche Art von Erkrankung es sich dabei handelt? Dementsprechend beschäftigt sich die Psychosomatik mit folgenden Fragen (vgl. Scheidt u. a. 1991, 62):

- Hat die psychische Verfassung auch bei Viren, Bakterien oder genetischen Erkrankungen einen Einfluß auf die Entstehung und den Verlauf der Krankheit?
- Gibt es psychische Ursachen für physische Erkrankungen?
- Ist die Psyche also der Ursprung, der Entstehungsort, die letztliche Ursache für eine Erkrankung?

Diese Position – also daß die Psyche die Ursache von einer Erkrankung sein kann – wird in der Tat vertreten und als Psychogenese bezeichnet. Auf welche Art und Weise die psychische Verfassung zu einer Erkrankung führen kann, beschreiben die unterschiedlichen psychosomatischen Krankheitsmodelle. Zwei dieser Modelle werden wir hier beschreiben, wobei die Darstellung recht allgemein und kurz bleibt.

Streßtheorien innerhalb der Psychosomatik

Es ist allgemein bekannt, daß übermäßiger Streß häufig zu einer physischen Erkrankung führt. Aus psychologischer Sicht stellt sich die Frage, wann und wie eigentlich Streß entsteht. Der naheliegenste Gedanke ist sicherlich anzunehmen, daß es ganz bestimmte Situationen und Ereignisse gibt, die bei den Menschen Streß hervorrufen. Diese Sichtweise ist auch lange in der Streßforschung favorisiert worden. Neuere Erkenntnisse zeigen jedoch andere Ergebnisse. Demnach gibt es wohl keine sogenannten „objektiven“ Stressoren, die bei allen Menschen in gleicher Weise Streß auslösen. Vielmehr fungiert die Psyche als eine Art „Filter“ auf Streßreize: Die Streßreize durchlaufen das Gehirn (unsere Psyche) und werden dort begutachtet. Das Ergebnis dieser Bewertung lautet dann entweder streßreich oder streßarm (vgl. Scheidt u. a. 1991).

Der Streßtheorie von Lazarus liegt eine solche Vorstellung der Streßverarbeitung zugrunde. Er geht davon aus, daß Streß durch eine subjektive Einschätzung der Situation entsteht. In einem komplizierten Miteinander von Person und Umwelt entscheidet sich, wie ein Mensch die Situation erlebt. Auf Seiten der Person ist vor allem die subjektive Einschätzung wichtig, also die individuelle Bedeutung einer aktuellen Situation. Hierbei ist es wichtig zu beachten, daß die subjektive Einschätzung nicht immer ein bewußter Vorgang ist, vielmehr laufen solche psychischen Prozesse auch unbewußt ab. Dennoch können sie ihrerseits physiologische Streßreaktionen auslösen. Wird nun eine Situation als streßreich bewertet, wirkt der Streßreiz bzw. die Streßreize auf die entsprechenden Hirnregionen ein, die dann ihrerseits über die Nervenbahnen oder durch Hormonausschüttungen auf die Organe wirken und dort zu entsprechenden Streßreaktionen führen. Bei einer solchen Betrachtungsweise kann in der Tat die Psyche – und hier die Filterfunktion – als Ursache für eine Erkrankung angesehen werden (vgl. Scheidt u. a. 1991).

Psychoanalytische Theorien innerhalb der Psychosomatik

Innerhalb der psychoanalytischen Theorie wird davon ausgegangen, daß Wünsche, Gefühle und Bedürfnisse mit einer gewissen Energie oder Spannung einhergehen. Wenn solche Gefühle oder Bedürfnisse nun nicht befriedigt werden, weil Anforderungen oder Regeln dies nicht zulassen, und damit auch die Energie nicht verbraucht wird, besteht trotzdem die Spannung weiterhin fort. Da diese Spannung ja in irgendeiner Art abgebaut werden muß, verfügt die Psyche des Menschen auch ohne Bedürfnisbefriedigung über einige Möglichkeiten dies zu regulieren. Eine der Möglichkeiten ist die „Somatisierung“; hierbei werden die psychischen Energien in körperliche Erregungs- oder Spannungszustände umgewandelt. Eine andauernde Erregung oder Spannung eines einzelnen Organes führt jedoch zu einer Schädigung. Eine fortdauernde und/oder starke Belastung durch unbefriedigte Bedürfnisse bewirkt also eine Umsetzung der Bedürfnisenergien in somatische Reaktionen und führt zu einer Schädigung des körperlichen Gewebes (vgl. Scheidt u. a. 1991).

Zum Abschluß der Darstellungen über die psychosomatischen Krankheitmodelle muß noch erwähnt werden, daß die Psychosomatik von einer einseitigen ursächlichen Wirkung der Psyche auf die Entstehung von Krankheiten Abstand nimmt. Zwar wird der Psyche ein großer Stellenwert zugemessen, aber sie wird nicht als einzige und alleinige Ursache angesehen.

4.1.3 Das soziologische Krankheitsmodell

In einem soziologischen Krankheitsmodell wird davon ausgegangen, daß die Auswirkungen von sozialen Einflußfaktoren die Ursache von Erkrankungen sein können. Einflußfaktoren können sein (vgl. Scheidt u. a. 1991, 64):

- Beziehungen innerhalb der Familie, zu Freundinnen, Arbeitskolleginnen, Nachbarinnen usw.;
- soziale oder gesellschaftliche Gruppen (Sportverein, Gewerkschaften, Parteien usw.);
- Arbeits- oder Umweltbedingungen (Umweltbelastungen, Wohnverhältnisse, Schichtdienst usw.).

Diese Faktoren können sowohl auf die Entstehung als auch auf die Bewältigung einer Krankheit einen positiven oder negativen Einfluß haben. Doch hängt es häufig von den kulturellen Gegebenheiten ab, ob diese Faktoren überhaupt berücksichtigt werden. Wie wir bereits an anderer Stelle erwähnt haben, spielt in unserem Kulturkreis in der medizinischen Versorgung die rein somatische Entstehung und Behandlung von Krankheiten die größte Rolle. Bestimmte Ansätze wie beispielsweise das Risikofaktorenmodell beachten jedoch die sozialen Faktoren bei der Entstehung von Krankheiten. Die Erkenntnisse dieses Modells zeigen einen hohen Zusammenhang zwischen Risikofaktoren und der Entwicklung chronischer Erkrankungen. Risikofaktoren werden dabei als gesundheitliches Fehlverhalten des Menschen verstanden: Zigarettenrauchen, Drogenmißbrauch, Fehlernährung, Übergewicht, Bewegungsmangel, Schlafmangel, unzureichende Entspannung, unzureichende Konfliktbewältigung usw. Dieses Fehlverhalten beeinflußt das Wohlbefinden des Menschen und führt zu körperlichen Beschwerden. Obwohl es sich bei dem Fehlverhalten um individuelles Verhalten handelt, wird es doch den sozialen Faktoren zugeordnet, da festgestellt werden konnte, daß das Verhalten geschlechtsabgängig, gruppenabhängig oder soziokulturell vermitteltes Verhalten ist bzw. von sozialdemographischen Faktoren wie Einkommen, Schulbildung, Familienstand usw. abhängt.

Aus diesem Modell sind zahlreiche gesundheitserzieherische Kampagnen hervorgegangen, die jedoch allesamt nicht den versprochenen Erfolg gebracht haben. Individuelle Bedürfnisse wie beispielsweise

Anerkennung im Beruf scheinen einen größeren Stellenwert im Leben des Menschen zu haben. Desweiteren ist auch bei diesem Modell die generelle Frage berechtigt, inwieweit wirklich von einem ursächlichen Zusammenhang von Risikofaktoren und Entstehung der Erkrankung ausgegangen werden kann. Trotz und alledem vertreten einige Wissenschaftlerinnen die These, daß durch eine gezielte Prävention der Beginn einer chronischen Erkrankung in Bezug auf die Lebensspanne hinausgezögert werden kann. Es wäre also dann prinzipiell möglich, die Zeitspanne zwischen dem Auftreten chronischer Erkrankungen und dem Tod zu verringern. Die Weltgesundheitsorganisation sieht gegenüber dem Risikomodell den Einfluß sozialer Faktoren eher in Bezug auf die Gesundheit.

Aus der Tatsache heraus, daß die gesundheitserzieherischen Maßnahmen wenig gefruchtet haben und die gezielte Verhütung von Krankheiten nicht unbedingt mehr Gesundheit bringen muß, steht heute die Frage im Mittelpunkt, was erhält und fördert die Gesundheit? Die Wahrscheinlichkeit sich wohl und gesund zu fühlen steigt in dem Maße, wie der Mensch in der Lage ist, aktuelle Anforderungen seines Lebens mit den ihm zur Verfügung stehenden Ressourcen zu bewältigen. Bei der Bewältigung der Anforderungen kommt es nicht nur auf die internen Ressourcen – also die Fähigkeiten und Fertigkeiten des Menschen – an, sondern von besonderer Bedeutung sind die externen Ressourcen. Hierunter werden beispielsweise die soziale unterstützende Umwelt (Freundinnen, Arbeitskolleginnen usw.) verstanden, soziale und medizinische Dienste, Selbsthilfegruppen, angemessene Arbeitsbedingungen, ausreichende Freizeitangebote und vieles mehr. Die Tatsache, daß Arbeitslosigkeit, Drogenmißbrauch, soziale Isolierung, Familienzerrüttung, Luftverschmutzung, Gefährdung am Arbeitsplatz gesundheitsgefährdende Probleme sind, macht es notwendig aus den begrenzten Denkmustern der Medizin herauszutreten. Die gesundheitsfördernden Bedingungen – und hier vor allen Dingen die gesellschaftlichen – müssen sich an den Bedürfnissen der Menschen orientieren. Das heißt aber, nicht über die Menschen nachzudenken und ihnen fertige Konzepte zu präsentieren, sondern mit ihnen gemeinsam zu handeln. Die allgemeine Medizin ist von solchen Vorstellungen noch weit entfernt. Bei einigen wenigen Krankheiten wie beispielsweise Atemwegserkrankungen werden soziale Faktoren (hier die Luftverschmutzung) mehr oder weniger als Ursache anerkannt. Wie bei der Psychosomatik, so können wir auch bei der Berücksichtigung sozialer Einflüsse zwischen soziogenetischen und multikausalen Ansätzen unterscheiden. Während die multikausalen Ansätze den sozialen Faktoren lediglich eine Wirkung neben vielen anderen Faktoren zusprechen, heben die soziogenetischen Ansätze soziale Einflüsse als letztliche Hauptursache hervor.

4.1.4 Einflußfaktoren einer Krankheit – eine integrative Sichtweise

In den vorherigen Kapiteln haben wir drei unterschiedliche Krankheitsmodelle vorgestellt, die jedes für sich zunächst einmal beansprucht, die Ursache einer Krankheit erklären zu können. Gleichzeitig sollte aber klar geworden sein, daß eine solche kausale Zuordnung von Ursache und Erkrankung nur schwer möglich ist. Die Entstehung und Bewältigung einer Krankheit ist vielmehr ein kompliziertes Zusammenspiel verschiedener Faktoren. Aus diesem Grunde werden wir im folgenden ein Krankheitsmodell vorstellen, das unterschiedliche Einflußfaktoren einer Krankheit benennt, wobei im Einzelfall heraus gefunden werden muß, welcher der Faktoren bedeutsam ist oder vernachlässigt werden kann. In diesem Modell wird der Mensch als bio-psycho- soziales Wesen verstanden und wir orientieren uns damit an den ganzheitlichen Modellen, die heute in Teilen der Medizin, Psychosomatik und Pflege verwendet werden. Am Anfang des Kapitels 4 haben wir geschrieben, daß Krankheit und Gesundheit häufig verstanden wird als ein voneinander getrennter Befindlichkeitszustand. Diese Auffassung vertreten wir nicht. Vielmehr sind wir der Meinung, daß Krankheit und Gesundheit zwei Eckpunkte auf einer kontinuierlichen Linie sind. Und der Mensch bewegt sich im Laufe seines Lebens auf dieser Linie hin und her, wobei er den Zustand völliger Gesundheit bzw. Krankheit wahrscheinlich nie erreicht. Desweiteren gibt es keinen objektiven Punkt, ab wann ein Mensch krank ist. Dieses Maß kann es unserer Meinung nach nicht geben, da zum einen der Übergang von der Gesundheit zur Krankheit kontinuierlich und fließend verläuft und zudem die Einschätzung auf welchem Punkt der Geraden der Mensch sich zur Zeit befindet eine subjektive ist und dies unabhängig von objektiven Bewertungskriterien (vgl. Scheidt u. a. 1991).

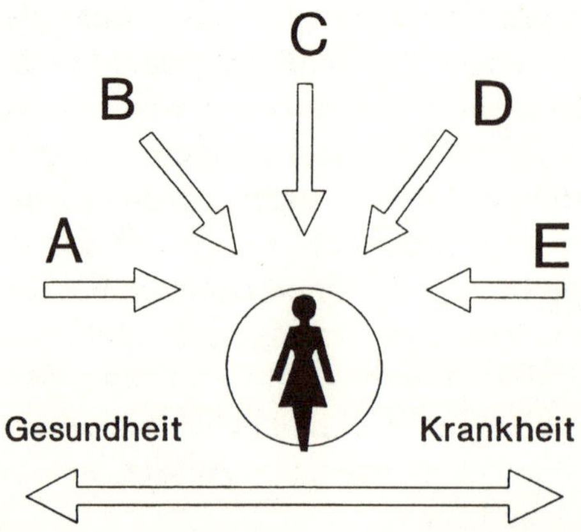

Abb. 5. Einflußfaktoren einer Krankheit (aus: Scheidt u. a. 1991, 69)

In der Abbildung 5 haben wir fünf Einflußfaktoren einer Krankheit dargestellt, die die Entstehung und den Verlauf positiv oder negativ beeinflussen können. Diese Darstellung konzentriert sich auf wesentliche Faktoren (und ist somit unvollständig), da bei einer ganzheitlichen Betrachtungsweise des Menschen seine vollständigen Lebensbedingungen aufgenommen werden müßten, desweiteren haben wir die Wechselwirkungen zwischen den Faktoren ignoriert. Im weitern geben wir einen kurzen Überblick über die fünf Einflußfaktoren:

1. Die bisherigen Erfahrungen

Die bisherigen erfahrenen Belastungen haben einen Einfluß auf die Entstehung und Bewältigung von Krankheit. Ungünstige Arbeitsbedingungen können die Empfindlichkeit von körperlichen Störungen herauf oder herab setzen (so wird beispielsweise eine Altenpflergerin seltener über Rückenschmerzen klagen und eine Ärztin aufsuchen, da diese Beschwerden so zu sagen zum Berufsalltag gehören). Die bisher erlebten Krankheiten und deren Bewältigung spielen ebenfalls eine Rolle. Eine gut bewältigte schwere Krankheit kann für die Zukunft Mut machen, eine schlechte oder gar nicht bewältigte Krankheit kann ein neues Leiden zur Katastrophe machen. Hierbei ist es auch wichtig, inwieweit Menschen im Laufe ihres Lebens gelernt haben, mit schwierigen Situationen fertig zu werden.

2. Die Umgebung

Es gibt unterschiedliche Umgebungsfaktoren, die einen Einfluß auf die Entstehung und Bewältigung von Krankheiten haben. Wenn wir als Faktor die Kultur und Gesellschaft betrachten, so hat diese insofern einen Einfluß, daß es einen gewaltigen Unterschied macht, in welchem Land ein Mensch beispielsweise lebt. Oder auch zu welchem Zeitpunkt der Mensch lebt. Die durchschnittliche Lebenserwartung in Deutschland war noch nie so hoch wie in diesem Jahrhundert. Die Feststellung und Bewältigung einer Krankheit kostet Geld und Energie. Somit ist der Krankheitsverlauf eines Menschen unter Umständen davon abhängig, ob ihm genügend Geld oder Unterstützung von Freundinnen zur Verfügung stehen. Gerade die Anzahl und die Qualität von zwischenmenschlichen Beziehungen haben einen Einfluß auf die individuelle Gesundheit. Es ist bekannt, daß Menschen, deren langjährige Partnerinnen sterben, ein erhöhtes Erkrankungsrisiko zeigen. Sozial isoliert lebende Menschen haben eine kürzere Lebenserwartung als die in Beziehung lebenden Menschen.

3. Das Erleben einer Krankheit

Das Erleben einer Krankheit ist ein subjektiver Einschätzungsprozeß, der mit der objektiven Diagnose einer Ärztin übereinstimmen kann oder auch nicht. So kann das Empfinden bei zwei verschiedenen Menschen mit objektiv gleichen Krankheitssymptomen völlig unterschiedlich ausfallen.

4. Die unmittelbare Auseinandersetzung mit der Krankheit

Wie ein Mensch reagiert, wenn er aktuell eine Krankheit erlebt kann sehr unterschiedlich sein. Angefangen vom ignorieren der Krankheit über eine Selbstmedikation, einen Ärztinnenbesuch bis zur Konsultation einer Spezialisten kann das Verhalten reichen. Auch das Denken und Fühlen in der Situation ist recht vielfältig.

5. Die erwarteten Konsequenzen

Für die Bewältigung einer Krankheit sind die zu erwarteten Konsequenzen wichtig, da sie einmal den Krankheitsverlauf beeinflussen und andererseits auch radikal in das bisherige Leben eingreifen und zu einer Veränderung der finanziellen Situation oder der sozialen Kontakte führen können.

Damit haben wir unser Modell „Einflußfaktoren einer Krankheit" kurz beschrieben. Es ist ein integratives Modell, das verschiedene Faktoren berücksichtigt. Die unter Umständen bedeutsamen Faktoren sind häufig nicht auf den ersten Blick sichtbar, sondern müssen im Umgang mit dem alten Menschen erkannt werden. Von daher gibt es auch kein allgemein gültiges Verhalten für die Pflege, sondern immer nur einen individuellen Umgang mit dem Menschen.

Abschließend müssen wir auch noch auf einen wichtigen Punkt hinweisen: Sowohl in bezug auf ältere Menschen als auch in bezug auf unseren allgemeinen Umgang mit dem Thema Gesundheit/Krankheit zeigt sich in unserer Kultur und Gesellschaft eine starke „pathogenetische" Sichtweise. Es wird sich einseitig bis ausschließlich allein damit beschäftigt, was krank macht, welche Krankheiten, wie behandelt oder vermieden werden können usw. Selbst die starke Betonung einer gesunden Lebensweise, von Sport, gesunder Ernährung u. ä., orientiert sich meist nur daran, was in der Medizin als „Umgang mit Risikofaktoren" erforscht wird. Damit ist gemeint, daß es mittlerweile einen relativ klar umrissenen Maßnahmenkatalog gibt, der Handlungsanweisungen für eine gesunde Lebensweise enthält (s. o.). Diese wird aber ausschließlich verstanden, als Verhinderung der Wahrscheinlichkeit einer Krankheitsentstehung! Dazu zählen etwa die Gebote, Genußmittel gar nicht oder nur beschränkt zu benutzen, da etwa Tabakrauch als Ursache für viele Lungenerkrankungen angesehen wird. Sport zu betreiben, wird empfohlen, weil dadurch das Risiko von Herz- und Gefäßerkrankungen reduziert werden soll, etwa Herzinfarkt. Zucker soll vermieden werden, um Zahnerkrankungen vorzubeugen. Ruhephasen, Meditation, Autogenes Training werden empfohlen, um den schädlichen Auswirkungen von Streß durch Arbeit, Umwelt, Freizeit, Familie usw. zu entgehen.

Was bislang völlig (oder weitgehend) fehlt, ist eine wirklich gesundheitsorientierte Sichtweise, in der es darum geht, einerseits schützende Faktoren zu entdecken (Was tut uns gut?), andererseits darum, eine positive Definition des menschlichen Lebens, eines guten Lebens zu entwickeln. Dies verstanden, als eine Sichtweise, die nicht nur den detektivischen Blick auf mögliche Krankheitsursachen richtet, sondern auch positiv danach fragt, wie wir Menschen eigentlich gut, zufrieden, glücklich usw. leben können und wollen. Und was wir eventuell tun können, um dorthin zu gelangen.

Da Krankheit im Leben eines Menschen fast immer eine bedeutsame Rolle einnimmt – und alte Menschen oft unter Multimorbidität leiden –, werden wir im folgenden näher auf einzelne somatische und psychische Erkrankungen eingehen. Aber auch hier gilt: Alte Menschen sind keine multimorbide, defizitäre Gruppe der Bevölkerung. Aber der Blick auf die anderen Seiten des Alterns, auf mögliche Entwicklungen jenseits oder trotz der „Alterskrankheiten", fehlt häufig in der Gerontologie.

4.2 Somatische Erkrankungen im Alter

Alter ist nicht gleich Krankheit und doch ist die Verbreitung der somatischen Erkrankungen im Alter mit der Altersstruktur der Bevölkerung verbunden. Die demographische Entwicklung der Bevölkerungsstruktur zeigt, daß der Anteil der älteren Menschen kontinuierlich steigt (s. o.). Der alte Mensch wird aber nicht gesünder, ganz im Gegenteil. Zudem kommt, daß der gesundheitliche Zustand mit zunehmendem Alter ein zentraler Faktor im Leben des Menschen wird, da die Heilungschancen abnehmen und das Verbleiben dauerhafter Schäden wahrscheinlicher wird. Will man nun die These „je älter der Mensch, desto kränker" statistisch untermauern, wird es jedoch schwierig, da ausreichende Daten darüber fehlen. Eine amtliche Informationsquelle ist die Zusatzerhebung „Kranke und unfallverletzte Personen" zum Mikrozensus des Statistischen Bundesamtes, die allerdings nur ein Prozent der Bevölkerung erfaßt.

Tabelle 2. Kranke und Unfallverletzte Personen in der Bundesrepublik Deutschland je 10 000 Personen gleichen Alters (aus: Baltes & Mittelstraß 1992, 567)

Altersgruppe	Berichtsperiode					
	1966	1970	1974	1978	1983	1986
< 15 Jahre	604	810	937	739	829	697
15 –39 Jahre	573	1.167	885	807	745	743
40 – 64 Jahre	1.380	2.879	1.838	1.688	1.750	1.483
> 65 Jahre	2.326	4.983	3.508	3.376	3.566	3.189

Weitere stichpunktartige Erhebungen haben zudem ergeben, daß ca. ein Drittel der Patientinnen von Hausärztinnen älter als 65 Jahre sind, die Hälfte der Krankenhauspatientinnen über 55 Jahre alt sind, bei 15% der Älteren es sich um Pflegefälle handelt und 72 % der über 70jährigen angeben, daß sie meist leichte Beschwerden und Krankheiten haben (Krämer 1992). Diese Zahlen belegen, daß die Wahrscheinlichkeit steigt, mit zunehmendem Alter zu erkranken.

Die Daten der Statistik können nicht einfach miteinander verglichen werden, da das Krankheitsverständnis je nach Berichtsperiode oder sozialer Schichtzugehörigkeit unterschiedlich ist sowie die Toleranz gegenüber gleichen Krankheitssymptomen ebenfalls nach Schichtzugehörigkeit unterschiedlich ausfällt. Es gibt noch einige weitere Schwierigkeiten, die eine sinnvolle Interpretation der Statistik erschweren, eins ist jedoch klar ersichtlich: Es besteht ein statistischer Zusammenhang zwischen Krankheit und Alter. Damit ist aber noch kein ursächlicher Zusammenhang bewiesen, etwa der, daß Alter die Ursache von (mehr oder weniger zahlreichen) Krankheiten ist. Und: Es können daraus auch keine Aussagen über zukünftige Entwicklungen gemacht werden, etwa ob die zukünftigen 70jährigen kränker sein werden als ihre Eltern im gleichen Alter? Solche Fragen werden zwar versucht, mit Hilfe von Statistiken zu beantworten, wobei dies aber – wie wir zeigen werden – nicht ganz einfach ist. In der Statistik gibt es nämlich ein Phänomen oder Problem: die Zahlenangaben geben nur verzerrt die Wirklichkeit wider.

4.2.1 Die subjektive Einschätzung des Gesundheitszustand von älteren Menschen

Jeder Mensch erlebt eine Krankheit unterschiedlich. Das Erleben beinhaltet nicht nur die körperliche Beeinflussung wie Schmerz, Unbeweglichkeit einzelner Gliedmaßen usw., sondern auch Gedanken und

Gefühle im Zusammenhang mit der Krankheit. Die Gedanken und Gefühle spiegeln sehr häufig die gesundheitliche Befindlichkeit und das Leidensausmaß wider und zwar besser als die objektiven Daten der Erkrankung.

Wie eine Krankheit subjektiv eingeschätzt wird, orientiert sich meist daran, inwieweit der Mensch sich in der Bewältigung des alltäglichen Lebens eingeschränkt fühlt. Deutlich zeigt sich dies in Aussagen von Betroffenen, daß beispielsweise Erkrankungen des Bewegungsapparates eine größere Beeinträchtigung darstellen als eine lebensbedrohliche Erkrankung wie die Herzinsuffizienz. Bei einer Selbstbeurteilung des Gesundheitszustandes gaben knapp 50 % der über Sechzigjährigen an, eher zufrieden mit ihrer Gesundheit zu sein, nur ca. 30 % waren eher unzufrieden. Das bedeutet, daß ein hoher Prozentsatz älterer Menschen sich gesundheitlich wohl fühlen. Ein ähnliches – aber sicherlich erstaunliches – Bild zeigt sich aus Befragungen älterer Menschen, die an einer chronischen Erkrankung oder Behinderung leiden. Hiervon gaben nur 37 % an, mit ihrer Gesundheit unzufrieden zu sein bzw. 36 % fühlten sich in der Ausübung ihrer täglichen Arbeit stark beeinträchtigt. Immerhin 39 % der Befragten bestätigten trotz chronischer Erkrankung, daß sie sich wohl fühlten (Bundesministerium für Familie und Senioren 1993).

Diese Ergebnisse widersprechen zunächst einmal der Annahme, daß die gewonnenen Jahre der erhöhten Lebenserwartung generell gekennzeichnet sind von dem Erleiden verschiedener Erkrankungen (siehe Kapitel 4.2). Die erlebten Krankheiten führen anscheinend erst zu einer Lebensunzufriedenheit, wenn dadurch Einschränkungen im täglichen Leben hervorgerufen werden. Bei der Beurteilung von Krankheit muß also zwischen objektiven Merkmalen des Belastungs- und Schweregrades und der subjektiven Einschätzung der betroffenen Person unterschieden werden. Krankheit ist nicht gleich Krankheit und schon recht nicht immer mit einer Verminderung der Lebenszufriedenheit verbunden. Vielmehr muß die Erhaltung der Selbständigkeit vorrangiges Ziel der Altenhilfe sein.

4.2.2 Epidemiologie der somatischen Erkrankungen im Alter

Obwohl für die gesellschaftlichen Aufgaben in bezug auf Gesundheit und Krankheit (Gesundheitskosten, Anzahl von Krankenhausbetten, Bedarf an sozialpflegerischen Diensten) statistisches Datenmaterial wichtig wäre, gibt es in Deutschland nur wenig amtliche Statistiken über somatische Erkrankungen im Alter. Darüber hinaus sind die vorhandenen Daten wenig aussagefähig, da eine Vergleichbarkeit nicht gewährleistet ist. Eine Schwierigkeit ergibt sich daraus, daß die erstellten Diagnosen mit der Klassifikation der Erkrankungen nicht hundertprozentig übereinstimmen. Aus diesem Grunde muß für die objektive Einschätzung des Gesundheitszustandes der Bevölkerung auf repräsentative Befragungen zurückgegriffen werden, deren Grundlage die subjektive Beurteilung der Betroffenen darstellt. Ergebnisse verschiedener Studien und Befragungen ergeben die folgende Rangfolge somatischer Erkrankungen im Alter:

- Herz-/Kreislauferkrankungen,
- Rheumatische Erkrankungen,
- Erkrankungen des Bewegungsapparates,
- Stoffwechselerkrankungen,
- Erkrankungen der Verdauungs- und Aussscheidungsorgane,
- Atemwegserkrankungen.

Diese Rangfolge wurde sowohl durch Selbstbeurteilungen, Krankenhausstatistiken (Gründe für einen Krankenhausaufenthalt) oder Diagnosen in ärztlichen Allgemeinpraxen bestätigt. Ebenso bleibt die Rangfolge bis ins hohe Alter erhalten, wobei sich lediglich der prozentuale Anteil in der jeweiligen Altersgruppe erhöht. Die genannten Krankheitsbilder manisfestieren sich häufig als chronische Erkrankungen, die gekennzeichnet sind durch einen schleichenden und stets verschlechternden Krankheitsverlauf. Und gerade die chronischen Erkrankungen stellen die Medizin vor neue Aufgaben und Verpflichtungen. Während in der inneren Medizin die Behandlung ausschließlich auf eine Heilung abgestimmt ist, ist das Ziel der Geriatrie viel häufiger die Besserung und nicht die Heilung, wobei ein Höchstmaß an Selbständigkeit und Gesundheit im Rahmen gegebener Grenzen und Möglichkeiten das Ergebnis sein soll. Ferner kommt hinzu, daß der Krankheitszustand eines älteren Menschen meist durch Multimorbidität gekennzeichnet ist und je stärker diese ausgeprägt ist, desto eher kommt es zum Auftreten akuter Erkrankungen. Bei einem älteren Menschen gibt es laut Steinhagen-Thiessen, Gerok & Borchelt (1992, 132) keine typische Alterskrankheit, aber eine bestimmte Krankheitskonstellation:

- Krankheiten, die gehäuft im Alter auftreten;
- Krankheiten, die schon viele Jahre bestehen;
- akute Erkrankungen;
- Funktionseinbußen bestimmter Organe, die an sich aber noch keine Krankheit darstellen.

Diese Konstellation macht eine sehr differenzierte Diagnose notwendig, um zwischen den Symptomen einer Akuterkrankungen und chronischen Erkrankungen unterscheiden zu können, da beide eigentlich einer unterschiedlichen Behandlung bedürfen. Zudem verlaufen Erkrankungen im Alter häufiger uncharakteristisch, das heißt, daß der alte Mensch symptomfrei erkranken kann, Symptome mit dem allgemeinen Altersabbau verwechselt werden oder eine Überlagerung von psychischen Erkrankungen vorliegen kann. Wobei eine vermehrte Symptomarmut nicht nur bei chronischen, sondern auch bei akuten Erkrankungen möglich ist. Da eine Krankheit für einen alten Menschen immer auch mit Einbußen in der Bewältigung des täglichen Lebens verbunden sein kann, gilt für eine Patientin in der Geriatrie im besonderen Maße, daß nicht nur die körperliche Dimension des Krankheitsgeschehens Berücksichtigung findet, sondern die psychosozialen Gegebenheiten mit in die Behandlung eingeschlossen werden. Eine solche Sichtweise hat Konsequenzen für die medizinische und pflegerische Betreuung älterer Menschen (siehe Kapitel 4.2.4).

Eine noch ganz andere Problematik im Zusammenhang mit Krankheit ergibt sich aus der Bestimmung der Pflegebedürftigkeit der älteren Menschen. Ist ein Mensch aufgrund akuter Erkrankung, chronischer Erkrankung oder des Alters pflegebedürftig, so ist er meist auf Hilfe anderer Menschen angewiesen. Können Angehörige diese Hilfeleistungen nicht geben, treten normalerweise professionelle Helferinnen aus dem Bereich des Gesundheitswesens ein. Diese Leistungen müssen finanziert werden, teilweise geschieht dies über die Krankenkassen, das Sozialamt und von 1995 an über die Pflegekassen. Was jedoch Pflegebedürftigkeit ist, welche Leistungen von wem finanziert werden ist heute und wird auch mit Inkrafttreten der Pflegeversicherung problematisch bleiben. Die Bedürfnisse der betroffenen Menschen und der Aspekt der zu erhaltenen Selbständigkeit der älteren Menschen bleibt dabei meist unberücksichtigt (s. o.).

4.2.3 Medikamentenkonsum im Alter

Der Medikamentenkonsum im Alter ist ein vielfacher gegenüber dem der Jüngeren. So zeigten Umfragen, daß 1988 zwei Drittel der über 65jährigen mehrmals pro Woche Medikamente einnehmen gegenüber sechs Prozent der 20–24jährigen. Der gesamte Umsatz von Arzneimitteln inklusive der Selbstmedikation wird bei den über 65jährigen auf ca. 12 Milliarden DM jährlich geschätzt. Die erhöhte Medikation der älteren Menschen ist häufig eine Folge der Multimorbidität. Diese wiederum ist manchmal nur eine scheinbare, und zwar deshalb, weil in der Medizin die Festlegung der Gesundheits-Krankheits-Grenze an jüngeren Menschen vorgenommen wurde. Ältere Menschen – so die Annahme – haben vergleichbare Parameter – oder sie sind krank. Dadurch wurden lange Zeit viele Veränderungen im alternden Menschen unangemessen pathologisiert, etwa Blutzucker oder Bluthochdruck. Da von Ärztinnen normalerweise wegen der besseren Dosierbarkeit Monopräparate verordnet werden, sind bei gleichzeitigem Auftreten unterschiedlicher Krankheiten mehrere Medikamente erforderlich. Daraus resultieren nicht selten erhebliche Risiken für die Patientinnen, da die Einschätzung der Wirkungen und Nebenwirkungen sowie besonders die Wechselwirkungen zwischen den Medikamenten meist nicht ausreichend erforscht sind. Folgen sind recht häufig Intoxikationen.

Ein weiteres Problem zeigt sich darin, daß die meisten Medikamente nicht speziell für alte Menschen hergestellt werden, sondern allgemein für den Erwachsenen. Inwieweit also beispielsweise die verlangsamte Physiologie des älteren Körpers die Wirkung von Medikamenten verändert, findet somit keine Berücksichtigung. Zu beobachten ist dabei eine Abweichung bei der Aufnahme, Verteilung, Verstoffwechselung und Ausscheidung der Medikamente gegenüber jüngeren Personen, sowie eine Veränderung der Reaktion des Körpers auf einzelne Stoffe der verabreichten Medikamente. Die Folge dieser bisher kaum beachteten Tatsache sind häufig Fehl- und Überdosierungen von Medikamenten aller Art.

Seit einiger Zeit wird mit Hilfe spezieller Medikamente versucht, den Alterungsprozeß aufzuhalten bzw. hinauszuzögern. Die Verabreichung von Vitaminpräparaten und Spurenelementen soll ein langes Leben in Wohlergehen gewährleisten. Die Wirksamkeit solcher Präparate ist sehr in Frage gestellt, zu dem werden diese Mittel meist durch Selbstmedikation verabreicht und nicht selten überdosiert. Große Skepsis besteht auch gegenüber Medikamenten, die die Hirndurchblutung fördern und somit ein Nachlassen der Hirnleistungen entgegenwirken sollen.

Das Ergebnis der genannten Problematik ist nun nicht darin zu sehen, nach Möglichkeit auf die Einnahme der Medikamente zu verzichten. Vielmehr bedarf es einer größeren Aufklärung möglicher alterspezifischer Veränderungen im Menschen und der dementsprechenden Wirkung von Medikamenten. Desweiteren wird es als notwendig erachtet, eine verstärkte Forschung im Bereich der Kombinationspräparate voranzutreiben, zumal zu beobachten ist, daß mit zunehmendem Alter die korrekte Einnahme der notwendigen Medikamente nachläßt.

4.2.4 Medizinisch – pflegerische Versorgungsstruktur

Die Geriatrie – ein ziemlich junger Bereich innerhalb der Medizin – ist die Disziplin, die sich allgemein mit den somatischen Erkrankungen des alten Menschen beschäftigt. Was Geriatrie nun genau ist, ist schwer zu definieren, viel eher kann gesagt werden, was sie nicht ist: Geriatrie ist nicht innere Medizin für alte Menschen, nicht Chirurgie, nicht Urologie usw. für Ältere, sondern alles zusammen und darüber hinaus vor allen Dingen eine Disziplin, die sich mit dem Alter an sich beschäftigt (Marcea 1993). Der rein körperliche Blick auf vorhandene Symptome einer Erkrankung ist dabei unvollständig, vielmehr müssen die sozialen und psychischen Bedingungen des alten Menschen miteinbezogen werden. Dies erfordert eine erweiterte Perspektive und ein multiprofessionelles Team bei der Behandlung. Zudem zeigt sich der Erfolg einer Behandlung meist nur in kleinen Schritten und eine Heilung im Sinne einer völligen Wiederherstellung bleibt die Ausnahme. Vorrangiges Ziel der geriatrischen Versorgung ist die Erhaltung bzw. Wiederherstellung der Selbständigkeit im Alter.

Von einer flächendeckenden Verteilung von geriatrischen Zentren oder geriatrischen Abteilungen in Krankenhäusern kann zum jetzigen Zeitpunkt in der Bundesrepublik Deutschland nicht ausgegangen werden. Deshalb wird im weiteren die derzeitig vorrangige Versorgungsstruktur für ältere Menschen vorgestellt.

In der ambulanten Versorgung der älteren Menschen steht die Hausärztin nach wie vor an erster Stelle. Knapp 57 % aller Praxiskontakte einer niedergelassenen Allgemeinärztin entfallen auf Menschen, die älter als fünfundsechzig Jahre sind. Defizite bei der Versorgung zeigen sich darin, daß die Menschen darüber klagen, daß die behandelnde Ärztin sich zu wenig Zeit für sie nimmt, der Gedanke der Prävention hinten ansteht oder funktionelle Einschränkungen wenig Berücksichtigung finden. Notwendig und wünschenswert wäre eine enge Zusammenarbeit mit den ambulant-pflegerischen und ambulant-therapeutischen Diensten wie die Sozialstation, Krankengymnastinnen, Ergotherapeutinnen usw. Inwieweit die Ärztinnen aber auch die ambulanten Dienste über Fachwissen im Bereich der Geriatrie verfügen und dementsprechend Konzepte zur Behandlung des älteren Menschen entwickelt haben, ist schwer zu beurteilen, muß aber zumindest in Frage gestellt werden. Ein Grund der defizitären Versorgung älterer Menschen liegt sicherlich in der derzeitigen ärztlichen Gebührenordnung, die kaum eine ausreichende Vergütung für erbrachte Leistungen im Bereich der Prävention, Gesundheitsberatung oder Berücksichtigung der altersgerechten Lebensweise des älteren Menschen zuläßt. Das gleiche gilt auch für weite Bereiche der ambulanten Dienste. Selbst wenn eine Sozialstation in ihrem Pflegekonzept die Selbständigkeit des Menschen in den Vordergrund stellt, sind es gerade die finanziellen Gegebenheiten, die ein solches Konzept oft zum Scheitern verurteilt. Sobald der ältere Mensch aufgrund der ihm erbrachten Pflegeleistungen seine Selbständigkeit wiedererlangt hat, entfällt auch die Grundlage für weitere Pflegeleistungen. Daß eine gerade wiedererlangte Selbständigkeit noch über einen gewissen Zeitraum einer Begleitung bedarf, wird zwar gesehen, aber nicht mehr finanziert.

Ein ähnliches Bild zeigt sich in der Krankenhausbehandlung älterer Menschen. Etwa 40 % aller Pflegetage entfallen auf über fünfundsechzigjährige Menschen. Dieser hohe Prozentsatz kann natürlich aufgrund der erhöhten Morbidität der Menschen zustandekommen. Eine andere Sichtweise zeigt allerdings, daß es häufig auf den Akutstationen an einer aktivierenden-rehabilitativen Behandlung fehlt. Eine große Anzahl der in Pflegeheimen lebenden Menschen brauchten nicht dort sein, wenn eine frühzeitige Rehabilitation im Krankenhaus vorgenommen worden wäre. Sogenannte „Pflegefälle“ entstehen jedoch nicht nur durch fehlende Rehabilitation, sondern auch durch ein bio-medizinisches Krankheitsverständnis. Den funktionalen Einbußen und den psychischen Problemen wird auf einer Akutstation weniger Aufmerksamkeit zuteil. Um diesen Sachverhalt näher zu erläutern, stellen wir im folgenden den Fall Frau K. vor (entnommen: Fritzsche & Dornberg 1992, 466–470):

Frau K., 68 Jahre, Asthma bronchiale. Die 68jährige Patientin mit bekanntem Asthma bronchiale wurde in der Medizinischen Klinik stationär aufgenommen, nachdem 14 Tage vorher eine Verschlechterung des Allgemeinzustandes, vermehrt Husten und Atemnot, aufgetreten war. Die hausärztliche Behandlung führte zu keiner dauerhaften Stabilisierung. Unter der üblichen Therapie mit Cortison, Euphyllin und Inhalationen trat eine rasche Besserung der Atemnot auf. Wegen restrosternaler Schmerzen und EKG-Veränderungen wurde bei Verdacht auf einen abgelaufenen Herzinfarkt eine Koronarangiographie durchgeführt, die bis auf eine linksventrikuläre Hypertrophie keinen pathologischen Befund zeigte, insbesondere keine koronare Herzerkrankung. Nach der Entlassung erfolgte eine Wiederaufnahme fünf Tage später wegen Verdachts auf eine erneute Exazerbation. Auch jetzt war das Asthma bronchiale sowohl klinisch als auch nach den Werten der Lungenfunktionsprüfung lediglich mäßig bis mittelgradig ausgeprägt. Ebenso trat eine rasche Besserung der Bronchialspastik ein. Die Patientin lehnte jedoch eine Entlassung nach Hause wegen der Gefahr einer erneuten Dekompensation ab. Daraufhin erfolgte die Anmeldung zu einem psychosomatischen Konsil mit der Diagnose „Verdacht auf endogene Depressionen, Frage Psychotherapie, antidepressive Therapie“. (...) Frau K. wirkte in den folgenden Gesprächen zunächst sehr anklagend und fordernd. Die sie bisher behandelnden Ärzte seien teilweise inkompetent und hätten sie nicht ernst genommen. Sie habe Angst, in ein Altenheim abgeschoben zu werden, wolle aber lieber Zuhause bleiben, da sie ein sehr standorttreuer Mensch sein, vor allen Dingen dann, wenn sie erst einmal Vertrauen gefaßt habe. Sie wolle nicht nur körperlich, sondern auch seelisch auf Vordermann gebracht werden.

Ihre anklagende und fordernde Haltung wich in dem Maße, wie sie selbst das Gefühl hatte, daß ihre Sorgen ernst genommen werden.

Der lebensgeschichtliche Zusammenhang ihrer Krankheit zeigt sich folgendermaßen: Das Asthma bronchiale trat zum ersten Male auf, als sie auf Wunsch der Eltern, gemeinsam mit ihnen als Spätaussiedlerin nach Deutschland kam, die Symptome traten in ihrem weiteren Leben immer wieder auf. Der letzte schwere Anfall lag zeitgleich mit dem Austritt aus dem Berufsleben, sie hatte als Stenotypistin und Sachbearbeiterin im Regierungspräsidium gearbeitet. Frau K. hatte keine Geschwister, keinen Lebenspartner, keine Kinder. Sie lebte bis zum Tod der Eltern mit diesen zusammen. Der Vater starb 70jährig an Lungenkrebs, die Mutter verstarb 89jährig an fraglichem Unterbauchtumor, Hypertonie, Nierenversagen. Nach einem Unterschenkelhalsbruch war sie auf einen Rollstuhl angewiesen. Frau K. pflegte ihre Mutter neben der Berufstätigkeit bis zum Tode. Nach dem Tod der Mutter zog sich Frau K. selbst eine Schenkelhalsfraktur zu, später klagte sie häufig über Schmerzen ohne einen organischen Befund. Später war sie wegen gehäuftem Hinstürzen in neurologischer Behandlung, jedoch ebenfalls ohne sicheren Hinweis auf eine organische Ursache. Im Verlauf der Behandlung wurde ein geriatrisches Konsilium und eine Sozialarbeiterin hinzugezogen. Folgende Maßnahmen konnten eingeleitet werden: Frau K. wurde Zuhause durch eine Studentin auf eigenen Wunsch betreut (Spaziergänge), Einschaltung der Sozialstation (Hilfe beim Baden), Einweisung eines Hausnotrufdienstes, Kontaktaufnahme zu einer Begegnungsstätte, weitere Kontakte zum geriatrischen Zentrum. Die Patientin gilt auch weiterhin als schwer führbar, es wird jedoch sehr deutlich, daß sie die gleiche Hilfe von fremden Menschen erwartet, die sie vor allen Dingen ihrer Mutter hat zukommen lassen.

Aus diesem Fallbeispiel ist klar geworden, daß die rein körperliche Behandlung eines älteren Menschen nicht ausreichend ist. Die lebensgeschichtliche Einordnung sowie die psychischen und sozialen Gesichtpunkte müssen mitberücksichtigt werden. Dennoch wird die Hilfe sicherlich begrenzt bleiben. Die Chance, die in einer solchen Behandlung jedoch liegt, ist einerseits das Verständnis der betreuenden Personen zu erhöhen und der Patientin die Möglichkeit zu geben, ihre psychischen und körperlichen Ressourcen zuentdecken und weiterzuentwickeln.

4.3 Psychische Erkrankungen im Alter

Bei der Darstellung der somatischen Erkrankungen wurde bereits sichtbar, wie schwierig es ist, die letztendlichen Ursachen einer Erkrankung festzustellen. Wenn nun von den psychischen Erkrankungen die Rede sein wird, so stellt sich das Problem schon vor der Erörterung der Ursachen, nämlich bei der Frage, was ist denn überhaupt eine psychische Erkrankung. Krankheit wird normalerweise verstanden als eine Abweichung von der Norm. Somit müßte nur noch der Normbereich innerhalb des psychischen Befindens festgelegt werden. Nur wer macht das und nach welchen Kriterien wird eine Norm festgelegt? Eine eindeutige Antwort auf diese Fragen gibt es nicht, vielmehr existieren verschiedene Vorstellungen darüber was „normal" ist. Ein Vorschlag bezieht sich auf die sogenannte statistische Seltenheit. Damit ist gemeint, daß das normale Verhalten der Menschen ziemlich gleich ist und statistisch gesehen somit häufig vorkommt. Ein eher seltenes Verhalten ist nach dieser Definition dann abnorm und bedarf der Behandlung. Sicherlich denken wir manchmal über einen Menschen er verhält sich unnormal, wenn die gezeigte Verhaltensweise nicht in sein übliches Muster gehört. Wird dieser Gedanke jedoch konsequent zu Ende gedacht, so bedeutet dies, daß beispielsweise überragende Sportleistungen, diese sind relativ selten, somit ein abnormes Verhalten darstellen und als psychisch krank bezeichnet werden müssen.

Eine weitere Erklärung sieht vor, das persönliche Leid als Maßstab für psychische Krankheit zu nehmen. Sobald also ein Mensch von sich aus äussert, daß er unter dem gezeigten Verhalten leidet, wäre er krank. Auch bei diesem Erklärungsversuch gibt es Schwierigkeiten. Ein Mensch, der depressiv ist, wird sicherlich sein Leiden benennen können, ein sogenannter Soziopath, der andere Personen mit großer Kälte und Verachtung behandelt, wird aber unter Umständen niemals unter seinem Verhalten leiden. Zudem ist die Wahrnehmung von Leid und das Aushalten eines leidvollen Zustandes von Mensch zu Mensch unterschiedlich.

Ein dritter Erklärungsversuch spricht dann vom abnormen Verhalten, wenn soziale Normen verletzt werden oder andere Personen bedroht oder geschädigt werden. Auch diesen Ansatz können viele Menschen zunächst einmal teilen, nur wird auch er meist nicht konsequent angewandt. Kriminelle beispielsweise, die die sozialen Normen überschreiten, werden nur sehr selten als psychisch krank eingestuft. Eine eindeutige Definition von normal bzw. abnormal gibt es nicht und trotzdem wird implizit davon ausgegangen, daß eine solche existiert. Von einer solchen Annahme gehen auch die Modelle aus, die die Ursache einer psychischen Erkrankung erklären wollen. Es gibt recht unterschiedliche Erklärungsansätze für psychische Erkrankungen, im folgenden wollen wir in aller Kürze und sehr vereinfacht die bekanntesten Modelle vorstellen:

1. Physiologische Modelle

   Der Grundgedanke der physiologischen Modelle ist wie bei dem medizinischen Krankheitsmodell, daß die Erkrankung durch eine Störung der physiologischen Abläufe des Körpers verursacht ist. Bei der Störung kann es sich um ein erbliches Geschehen handeln, aber auch durch Defekte der neuralen Erregungsübertragung oder des autonomen Nervensystems. Durch chirurgische Eingriffe oder Medikamente kann die entsprechende Erkrankung behandelt werden.

2. Psychoanalytische Modelle
   Die psychoanalytischen Modelle beziehen sich auf die Vorstellung Siegmund Freuds über die Psyche. Ursache psychischer Erkrankungen sind Verdrängungen und andere unbewußte Prozesse, die wiederum ihren Ursprung in frühkindlichen Konfliktsituationen haben.
3. Kognitive Modelle
   Die kognitiven Modelle befassen sich mit den Prozessen des Wahrnehmens, Erkennens, Urteilens und Begreifens. Die Ursache einer Erkrankung liegt hierbei in einem fehlerhaften Denken.
4. Lerntheoretische Modelle
   Bei diesen Modellen wird davon ausgegangen, daß jegliches Verhalten im Laufe des Lebens auf unterschiedliche Art und Weise gelernt wird. Abweichendes Verhalten wird somit genau so gelernt wie jedes andere Verhalten.
5. Humanistische Modelle
   Grundlage dieser Modelle ist, daß jeder Mensch von sich aus seine Bedürfnisse und Impulse kennt und diese zunächst auch lebt. Wenn der Mensch sich jedoch in seinem Verhalten nach den Wünschen und Normen anderer richtet, kann er in seiner Persönlichkeitsentwicklung gehemmt sein und zu einer psychischen Erkrankung kommen.

Diese sehr kurz dargestellten Modelle über die Entstehung von psychischen Krankheiten stehen zwar einerseits konkurrierend nebeneinander, andererseits zeigt sich aber in der Praxis, daß es zu einem Miteinander in der Behandlung psychisch kranker Menschen kommt. Wichtig erscheint es uns, sich den eigenen Standpunkt gegenüber dieser Thematik klar zu machen, da unsere Vorstellungen auch unser Verhalten leiten. Eine Beurteilung jedoch, was an einem Verhalten oder Empfinden normal ist und was nicht, ist ohne die Berücksichtigung gesellschaftlicher Normen, Vorstellungen und Werte schwer denkbar.

Diesen Aspekt berücksichtigen die Vertreterinnen des „labeling-approach“, ein weiteres Modell, das die Ursachen für psychische Erkrankungen erklären will. Demnach ist abweichendes Verhalten zunächst einmal das normale Verhalten einer Person. Erst die Beurteilung der Gesellschaft macht dieses Verhalten zu einem abweichenden Verhalten. So wird beispielsweise bei einem Vater, der den überwiegenden Teil des Tages an seinem Arbeitsplatz verbringt, nicht an seinen Fähigkeiten als Vater gezweifelt, während bei einer Mutter, die ganztägig arbeitet, sehr viel schneller Zweifel an ihrer Mütterlichkeit aufkommen. Gleiches Verhalten wird also unterschiedlich bewertet. Ähnliches gilt auch bei anderen Verhaltensweisen, wie etwa Suchtverhalten, Sexualverhalten, Geisteskrankheiten usw. Gemeinsam ist solchen Verhaltensweisen, daß allein aus der Art des Verhaltens nicht auf dessen Abweichung geschlossen werden kann. Erst durch eine Bewertung, was noch als normal betrachtet werden kann, wird zwischen normalem und dem sogenannten abweichenden, nicht- normalen Verhaltens unterschieden. Da abweichendes Verhalten von der Gesellschaft nicht geduldet werden kann, muß es auf eine bestimmte Art und Weise unter Kontrolle gehalten werden, was häufig durch eine Pathologisierung der betroffenen Personen geschieht (vgl. Scheidt u. a. 1991).

4.3.1 Epidemologie psychischer Störungen im Alter

Ähnlich wie bei den somatischen Erkrankungen dienen epidemologische Untersuchungen einer besseren Bedarfsplanung und Kostenkalkulation ambulanter Dienste und Institutionen der Altenhilfe. Ziel der Untersuchungen ist es, die Häufigkeit, Verteilung, Bestimmbarkeit der Bedingungen nach Zeit und Raum von psychischen Erkrankungen festzustellen. Gegenüber den somatischen Erkrankungen liegen bei psychischen Störungen besondere Probleme in der Bestimmbarkeit der Krankheit vor. Zunächst gilt es zu unterscheiden zwischen „normal – abnormal" bzw. „psychisch gestört" oder „psychisch nicht gestört" (siehe Kapitel 4.3). Eine gängige Definition lautet (Bastine 1984, 91):

„Psychische Störungen bezeichnen dysfunktionale Verhaltens- und Erlebensweisen einer Person, die von der Person selbst und/oder ihrer sozialen Umgebung negativ bewertet und die auf die Person zurückgeführt werden".

Auch mit dieser Definition ist eine genaue Bestimmbarkeit schwierig, da es sich um eine subjektive Bewertung handelt. Eigene Vorstellungen (häufig gesellschaftliche Normen und Werte) über bestimmte Verhaltensweisen, der Zeitpunkt des Auftretens solcher Verhaltensweisen, die berufliche Position der betroffenen Person und vieles mehr gehen in die Beurteilung mit ein. Dazu kommt, daß psychische Störungen einem großen kulturellen Wandel unterliegen, was vor fünfzig Jahren als psychisch krank galt, muß heute längst nicht mehr so bewertet werden und umgekehrt. Ferner zeigt sich, daß die individuelle Ausprägung bestimmter psychischer Erkrankungen recht unterschiedlich verläuft. Symptome können unterschiedlich lange anhalten, in verschiedenen Phasen verlaufen oder mehrere Symptome gleichzeitig auftreten.

Trotz aller Schwierigkeiten der Bestimmbarkeit von psychischen Erkrankungen sind epidemologische Untersuchungen insoweit wichtig, da die Daten nicht nur für eine ausreichende institutionelle Planung verwandt werden, sondern im Bereich der Psychogerontologie das Ziel verfolgt wird, die kausalen Faktoren wie Umwelteinflüsse, Lebensstil oder genetisch determinierte Reaktionsmuster des Organismusses aufzufinden, die das Risiko einer psychischen Erkrankung beeinflussen. Im Mittelpunkt solcher Überlegungen steht der Ansatz einer präventiven Versorgung älterer Menschen, um die Qualität des Lebens vor allen Dingen im hohen Alter zu erhalten bzw. zu erhöhen.

Grundlage epidemologischer Untersuchungen sind meist sogenannte Querschnittserhebungen, das heißt, daß zu einem bestimmten Zeitpunkt die Prävalenzrate (Erkrankungsrate unabhängig vom Entstehungszeitpunkt) für eine bestimmte Bevölkerungsgruppe erhoben und miteinander verglichen wird. Aufgrund unterschiedlicher Bestimmungsdefinitionen und Diagnostik kann über den epidemiologischen Verlauf psychischer Erkrankungen im Alter jedoch nur wenig Genaues gesagt werden. Wesentliche Übereinstimmungen aus zahlreichen Einzeluntersuchungen sind:

- etwa 25 % der über fünfundsechzigjährigen Menschen in der Bundesrepublik Deutschland sind psychisch erkrankt;
- quantitativ (zahlenmäßig) überwiegen Hirnerkrankungen und Hirnfunktionsstörungen. Die häufigste Erkrankung ist die Demenz, wobei davon ausgegangen werden muß, daß sich der Prozentsatz der Erkrankten ab dem 65. Lebensjahr alle fünf Lebensjahre verdoppelt (bei den über 85jährigen liegt er bei etwa 30 %).
- Es folgen die Neurosen bzw. psycho-reaktiven Störungen. Die bedeutsamste Gruppe psychischer Störungen sind hier die depressiven Syndrome. Schätzungen gehen von 5–15 % Erkrankter in dieser Gruppe aus, wobei die Häufigkeit bei Bewohnerinnen von Alten- besonders von Altenpflegeheimen zunimmt.
- Sogenannte funktionelle Psychosen wie schizophrene Erkrankungen sind relativ selten.

Inwieweit sich die Rate der psychisch erkrankten älteren Menschen in Zukunft erhöht, gleich bleibt oder gar verringert, ist nur schwer vorhersagbar. Zum einen differieren die vorhandenen Statistiken zur Zeit erheblich, so daß eine genaue Vorhersage nicht möglich ist. Zum anderen ist der Anteil der älteren Menschen verglichen mit der Gesamtbevölkerung gestiegen und wird voraussichtlich weiter ansteigen, so daß der Anteil psychisch erkrankter älterer Menschen im Verhältnis zu der Gesamtzahl psychisch Erkrankter wahrscheinlich steigen wird. Ferner spielen die gesellschaftlichen Bedingungen bei der Entstehung und Behandlung von psychischen Erkrankungen eine wesentliche Rolle und diese Bedingungen sind aber prinzipiell gesellschaftlich veränderbar.

4.3.2 Demenzielle Erkrankungen

Die Wörter Verwirrtheit, Desorientierung und Demenz werden von Pflegepersonen und pflegenden Angehörigen meist gleichbedeutend benutzt. Alle drei Begriffe werden zunehmend dem Alter zugeordnet, bereiten Erschrecken und ein solcher Zustand wird als unveränderbar angesehen. Gerade die Unveränderbarkeit und eine eventuelle Verschlechterung können zur Resignation und mangelnder Auseinandersetzung führen. Was wird aber nun unter den einzelnen Begriffen verstanden?

Verwirrtheit und Desorientierung:

Der Zustand der Verwirrtheit ist durch ein gestörtes Bewußtsein gekennzeichnet. Der verwirrte Mensch denkt unzusammenhängend und er verweilt lange bei einem einmal aufgekommenen Gedanken. Die Konzentrationsfähigkeit und Kritikfähigkeit ist herabgesetzt; der Mensch ist leicht lenkbar, beeinflußbar aber andererseits auch schwer zugänglich. Es kommt zu einer Verkennung der Umwelt (Desorientierung), was meist mit großer Unsicherheit und Angst eingergeht. Unter der Orientierung eines Menschen wird das Sichzurechtfinden und Bescheidwissen über die jeweilige zeitliche, örtliche und persönliche Gegebenheit verstanden. Orientierung umfaßt die ständige Einordnung der Situationen in einen Bezugsrahmen und ist somit Voraussetzung für die Anpassung in die Welt und die praktische Lebensführung überhaupt. Sobald die Orientierung gestört ist, verliert der Mensch den Bezug zu seiner Umwelt und letztendlich zu sich selbst. Die Desorientierung kann folgende Aspekte beinhalten:

- zeitliche Desorientierung:
  Hierunter wird das fehlende Wissen um Tag, Tageszeit, Datum, Jahr und Jahreszeit verstanden.
- situative Desorientierung:
  Hierbei ist das Wissen, um den Bedeutungs- und Sinnzusammenhang für die eigene Person gestört. Der desorientierte Mensch kann beispielsweise nicht mehr erkennen, weshalb er an einem bestimmten Ort ist oder in welchem Verhältnis er zu bestimmten Menschen lebt.
- persönliche Desorientierung:
  Hierbei ist das Wissen über sich selbst in Mitleidenschaf gezogen. Der Mensch kann häufig seinen Geburtsort, Beruf, Herkunft und auch den Namen nicht mehr angeben.

Der Zustand der Verwirrtheit kann zu motorischer Unruhe mit ungezielten Handlungsabläufen führen, sich aber auch in einem antriebsarmen, passiven Verhalten zeigen. Es werden akute (im Rahmen einer körperlichen Dekompensation wie Blutdruckabfall) und chronische Verwirrtheitszustände unterschieden. Bei dem letztgenannten handelt es sich meist um ein Symptom einer zugrundeliegenden Erkrankung wie beispielsweise einer Hirnschädigung.

Verwirrtheit scheint zunächst einmal ein klar definierter Zustand zu sein und doch ist die Zuschreibung „verwirrt" ein nicht so klares Geschehen. Vielmehr entscheiden Pflegekräfte, pflegende Angehörige, Ärztinnen oder Nachbarinnen, welches Verhalten eines älteren Menschen angemessen und angepaßt ist. Alle Verhaltensweisen des alten Menschen, die nicht so ohne weiteres in den Normbereich gesellschaftlicher Verhaltensweisen passen, sind geeignet, um das Etikett „verwirrt" zu erteilen. Denn die Frage ist schon berechtigt, ob ein aggressiver, störender alter Mensch, unruhiges Hin-und-Her-Laufen, Weglaufen, Nörgeln, ein leerer Gesichtsausdruck, Selbstgespräche, mißverständliche Worte, ein nicht einfallendes Datum, unattraktive oder unsympathische Erscheinung, seltenes Waschen und Baden, ängstliche Reaktionen und vieles mehr Zeichen eines Verwirrtheitszustandes sind oder ob bei der Beurteilung der Verhaltensweisen nur ein eingeschränkter Normbereich, nämlich der eines jungen, dynamischen, und funktionalen Menschen zugrunde gelegt wurde.

Demenz:

Das Wort Demenz stammt aus dem Lateinischen und bedeutet geistlos, wobei es sich um den Verlust der intellektuellen Fähigkeiten, nämlich der Fähigkeit des Denkens und Erinnerns handelt. Die Weltgesundheitsorganisation (WHO) hat 1984 die Demenz definiert als „eine erworbene globale Beeinträchtigung der höheren Hirnfunktion einschließlich des Gedächtnisses, der Fähigkeit, Alltagsprobleme zu lösen, der Ausführung sensumotorischer und sozialer Fertigkeiten, der Sprache und Kommunikation sowie der Kontrolle emotionaler Reaktionen ohne ausgeprägte Bewußtseinstörung". Der Begriff „Demenz" kennzeichnet keine einzelne Krankheit, sondern beschreibt eine Anzahl von Symptomen. Die häufigsten Formen der Demenz sind:

1. Senile Demenz vom Alzheimertyp
   Bei diesem Krankheitsbild handelt es sich um einen nicht-umkehrbaren Degenerationsprozeß des Gehirns: die Gehirnzellen sterben schneller ab als es normalerweise der Fall ist. Es kommt zu einem Abbau der intellektuell-kognitiven und sozialen Leistungen (Sprachstörungen, Vergeßlichkeit, Wortfindungsstörungen). Der Verlauf der Demenz des Alzheimertypes ist gleichbleibend, schleichend und schreitet langsam aber stetig fort. Der Tod tritt meist nach zwei bis zehn Jahren

nach Beginn der Erkrankung ein. Die genaue Ursache der Erkrankung ist bis heute unbekannt, jedoch gibt es vielseitige wissenschaftliche Erkenntnisse über die pathologischen Veränderungen des Gehirns (genauere Informationen beispielsweise in: Reisberg 1987).

2. Multi-Infarktdemenz
   Dieses Krankheitsbild ist gekennzeichnet durch eine zunehmende Häufung zerebraler Infarkte, die das Hirngewebe zerstören. Der Verlauf ist wellenförmig, entsprechend kommt es immer wieder zu Erholungsphasen und rapiden Verschlechterungen. Eine Arteriosklerose der großen extrazerebralen Blutgefäße ist entgegen früheren Annahmen wohl nicht die Ursache der Multi-Infaktdemenz. Dennoch gelten gerade Myokardininfarkte, bei denen die Arteriosklerose mitwirkt, als ein Risikofaktor. Entgegen der Demenz des Alzheimertyps ist der Zeitpunkt des Auftretens früher. Er liegt etwa zwischen dem vierzigsten und sechzigsten Lebensjahr; Männer sind von der Multiinfarktdemenz häufiger betroffen als Frauen.

Die Demenz ist eine der häufigsten psychiatrischen Erkrankungen im Alter. Die Prävalenzrate schwankt zwischen 4,1 % und 7,7 % bei den über 65jährigen, je nach Beurteilungskriterien der entsprechenden epidemologischen Studien.

4.3.3 Der Umgang mit dementiell erkrankten älteren Menschen

Im weiteren werden wir auf einige Verhaltensweisen im täglichen Leben eines dementiell Erkrankten eingehen. An dieser Stelle ist es uns nochmals besonders wichtig darauf aufmerksam zu machen, daß es sich bei diesem Buch nicht um ein Rezeptbuch handelt, in dem aufgeführt wird, wie ich mich in welcher Situation verhalte. Die anschließenden Ausführungen sind in dem Verständnis eines Kompetenzmodelles des Alterns geschrieben. Der Blick soll hierbei auf die vorhandenen oder noch zu entfaltenden Kompetenzen des Menschen gerichtet sein. In diesem Sinne kann alles weitere nur als ein Ansatzpunkt für eine individuelle Gestaltung einer spezifischen Situation verstanden werden.

1. Kommunikation

Sich mittels Sprache verständlich machen zu können ist eine der Fähigkeiten, die den Menschen auszeichnet gegenüber anderen Lebewesen und ist sicherlich eine der elementarsten Fähigkeiten. Über das Kommunizieren nehmen wir Kontakt zu anderen auf, können Bedürfnisse äußern, Informationen erhalten oder geben und vieles mehr. In einem

Gespräch werden aber auch gleichzeitig vielfältige Gefühle vermittelt bzw. hervorgerufen, ein Gefühl der Sicherheit, des Dazugehörens, des Verstandenwerdens, aber auch des Abgelehntseins oder der Verachtung. Um überhaupt kommunizieren zu können, sind vielfältige Prozesse des Gehirns notwendig. Ein Aspekt der Senilen Demenz ist, daß kognitive Prozesse gestört sind und die Betroffenen im Laufe der Zeit unter anderem immer weniger in der Lage sind, in ihrer gewohnten Art und Weise zu sprechen. Der Verlust der Sprachfähigkeit und des Verstehens kann jedoch lange herausgezögert werden. Hierbei ist zu berücksichtigen, daß Sie die Beziehung zwischen ihnen und dem älteren Menschen in einem hohen Maße gestalten; durch die Art und Weise wie Sie sprechen und agieren bestimmen Sie die Antwort und Reaktion ihres Gegenübers. Eine befriedigende Kommunikation hilft ihnen aber auch, besser mit den Belastungen des Pflegealltags umgehen zu können, da dadurch die eigene Unsicherheit und Hilflosigkeit verringert werden kann.

Um miteinander zu sprechen, ist es notwendig, daß die Menschen sich verstehen und gleichzeitig sich bewußt sind, daß sie miteinander kommunizieren. Daher ist als erstes zu prüfen, ob der ältere Mensch noch ausreichend hört. Eine Schwerhörigkeit kann durch den Einsatz eines Hörgerät normalerweise leicht kompensiert werden, für einen an Demenz erkrankten Menschen ist die Gewöhnung an ein solches Gerät meistens jedoch nicht mehr möglich. Von daher ist es notwendig, deutlich zu reden, da die Worte so von den Lippen abgelesen werden können. Es ist darauf zu achten, daß die Lippenbewegungen nicht übertreiben werden, denn dieses erschwert das Ablesen.

Das eventuell fehlende Hörvermögen kann also durch die Augen kompensiert werden; dafür ist es erforderlich sich im Gesichtsfeld des Menschen aufzuhalten (das Blickfeld ist in der Regel insoweit eingeschränkt, daß die peripheren Bereiche nicht mehr wahrgenommen werden). Die Zuwendung bei der Kommunikation ist auch aus einem anderen Grund sehr wichtig. Der ältere Mensch scheint häufig geistig abwesend zu sein, versunken in seinen Gedanken, deshalb vergewissern Sie sich vor einem Gespräch darüber, daß Sie die Aufmerksamkeit ihres Gegenübers erlangt haben. Dies kann durch eine leichte Berührung geschehen oder aber auch durch Blickkontakt. Nähern Sie sich dem älteren Menschen von vorne, bleiben Sie auch im Blickfeld bei der Verrichtung verschiedener Hilfeleistungen, ansonsten kann die Betroffene mit Angst oder auch Aggressionen reagieren, da sie die Situation nicht mehr überblikken kann. Augenkontakt oder körperliche Zuwendung ist ein Ausdruck des Interesses an einem Menschen.

Es ist unangebracht, mehrere Dinge gleichzeitig verrichten zu wollen, wie etwa laufen und reden. Der alte Mensch muß sich so schon sehr auf das Gespräch konzentrieren und würde nur unnötig abgelenkt. Sprechen Sie in einem ruhigen, natürlichen Tonfall. Das übliche Anheben der Stimme, sobald wir meinen, daß uns jemand nicht versteht, ist unangemessen. Eine tiefe Stimme wirkt eher beruhigend. Versuchen Sie stets Hintergrundgeräusche zu vermeiden, sie ziehen die Aufmerksamkeit auf sich und lenken somit ab.

Bei den bisherigen Ausführungen handelte es mehr um Voraussetzungen für eine Kommunikation, im weiteren wird es um die Gesprächsinhalte gehen. Das gesprochene Wort muß zum einen gehört, aber auch verarbeitet werden, um es zu verstehen. Eine Folge der Demenz ist, daß das Verarbeiten der gehörten Information erschwert ist. Reden Sie deshalb möglichst in kurzen, klaren Sätzen. Ein Satz sollte nicht mehr als eine Information beinhalten. Deshalb vermeiden Sie auch Fragen, die mehrere Antwortmöglichkeiten beinhalten. Die Frage: „Möchten Sie gerne Kaffee, Tee, ein Brot mit Käse oder Wurst zum Frühstück", ist wahrscheinlich zu kompliziert. Wenn Sie eine Frage oder eine Anweisung wiederholen, was häufig vorkommen wird, da der an Demenz leidende Mensch schnell vergißt, wählen Sie die gleichen Worte bei der Wiederholung. Besonders wichtig ist es, die Reaktion des Gegenübers abzuwarten, dies braucht meist Zeit. Wenn Sie von sich aus eher ungeduldig und schnell in ihrem Verhalten sind, versuchen Sie sich zu verändern oder wechseln Sie sich in der Betreuung ab. Es ist sinnvoll sich zu vergewissern, ob das Gesagte auch verstanden wird. Es kann vorkommen, daß der alte Mensch ihnen zunächst zustimmend antwortet, später sich aber über die entstandene Situation aufregt. Ob eine Frage oder eine Anrede verstanden worden ist, können Sie daran erkennen, inwieweit der Mensch entsprechend handelt. Vielfach ist auch an den Augen und der Gesichtsmimik ablesbar, was die Person verstanden hat oder nicht. Nehmen Sie generell die Körpersprache zur Hilfe, um sich verständlich zu machen. Zeigen Sie auf Dinge, die Sie meinen, dadurch wird ein Mißverständnis auf ein Minimum reduziert. Bedenken Sie bei allem Bemühen sich gegenseitig verständlich zu machen, manchmal will der alte Mensch gar nicht verstehen. Er hat nach wie vor seine eigenen Vorstellungen von seinem Leben und Nichtreagieren hat zunächst einmal wenig mit Verstocktheit oder Demenz zu tun.

Wenn Sie eine Frage gestellt haben und die Antwort des alten Menschen so gar nicht zu seinem bisherigen Verhalten paßt, kann es sein, daß zwar die Frage verstanden worden ist, aber die Antwort trotzdem nicht möglich ist. Aus ihrer bisherigen Arbeit wissen Sie, daß Frau X immer sehr viel Wert darauf gelegt hat, ihre Kleidungsstücke morgens selbst aus dem Schrank heraus zunehmen. Wie jeden Morgen bitten Sie sie, die entsprechenden Sachen herauszulegen. Frau X antwortet ihnen, sie habe keine Lust dazu. Dies kann selbstverständlich so sein, doch bevor Sie nun die Kleidungsstücke selbst aus dem Schrank nehmen, sollten Sie berücksichtigen, daß Frau X vielleicht vergessen hat, daß die Kleidungstsücke im Schrank liegen. Die Antwort: „Ich habe keine Lust" hat vielleicht wenig mit Lustlosigkeit im eigentlichen Sinne zu tun, sondern vielmehr damit, sich vor ihnen nicht zu blamieren. Versuchen Sie deshalb ihre Fragen so zu stellen, daß das Risiko des Versagen so gering wie möglich gehalten wird.

Der von der Senilen Demenz betroffene Mensch vergißt sehr schnell, das sogenannte Kurzzeitgedächtnis ist im Verlauf der Krankheit meist als erstes betroffen. Sprechen Sie deshalb mit dem Menschen nicht über gerade zurückliegendes, wie beispielsweise die Frage: „Was haben sie heute morgen zum Frühstück gegessen"? Das Nichtwissen ist für Sie und die betroffene Person gleichermaßen frustrierend. Beziehen Sie sich deshalb in einem Gespräch entweder auf das momentane Geschehen, das was gerade zu Hören, Sehen, Riechen bzw. zu Fühlen ist oder aber auf lange Vergangenes. Gerade die Erinnerungen an frühere Zeiten, geben dem alten Menschen ein Gefühl der Sicherheit und des Dazugehörens. Eine gute Kommunikation ist ein gegenseitiger Prozeß. Erzählen Sie deshalb auch etwas von sich, Menschen hören gerne zu. Auch wenn der alte Mensch nur Teile des Gesagten versteht, so ist das gegenseitige Erzählen ein Ausdruck des Miteinanders. Bedenken Sie auch, daß ihre Anwesenheit und Nähe mehr aussagen kann als Worte.

Schwierigkeiten in der Kommunikation können auch entstehen, wenn dem alten Menschen die richtigen Worte fehlen oder er Wörter miteinander verwechselt. Wir alle kennen Situationen, in denen uns ein Name oder ein Ort nicht einfällt; je mehr wir überlegen oder von anderen bedrängt werden, um so weniger fällt uns das Wort ein und um so verkrampfter werden wir meist. Oft fällt uns das Wort nach einer kurzen Ablenkung oder nach einer gewissen Zeit wieder ein. So ergeht es auch dem alten Menschen; drängen Sie ihn nicht, versuchen Sie nicht das fehlende Wort zu ersetzen. Besser ist es sicherlich, ihn liebevoll abzulenken und beruhigend auf ihn einzuwirken. Dementen Menschen fehlen aber nicht nur Worte, häufig kennen sie auch nicht mehr die Bezeichnung für bestimmte Dinge. Manchmal wird die Kommunikation dann umschreibend, beispielsweise: „Jemand war hier bei mir", oder die Sätze enthalten Symbole. Das Wort Ring kann für Hochzeit benutzt werden. Auch werden häufiger ähnlich klingende Wörter verwandt, z. B. messen anstatt essen, strafen anstatt schlafen. Wenn Sie etwas nicht verstanden haben, sagen sie es. Bitten Sie den älteren Menschen das Gesagte noch einmal zu wiederholen, nach Möglichkeit mit anderen Worten. Oder aber lassen Sie sich das Wort, das Sie nicht verstanden haben, erklären. Hilfreich kann es auch sein, sich bestimmte Dinge zeigen zu lassen. Täuschen Sie niemals Verstehen vor, wenn es nicht so ist. Ihr Nachfragen zeigt dem älteren Menschen auch, daß Sie Interesse an ihm haben und er wichtig für sie ist. Eine besondere Problematik stellen die ständig sich wiederholenden Fragen des alten Menschen dar. Woher kommt ein solches Verhalten? Einmal kann eine Frage stets wiederholt werden, weil die gegebene Antwort nicht ausreichend, vergessen oder nicht verstanden worden ist. Manchmal kann das Aufschreiben der Antwort hilfreich sein, da das Geschriebene länger zur Verfügung steht. Sollte jedoch das geschädigte Gedächtnis der Anlaß für die wiederholten Fragen sein, was im fortgeschrittenen Stadium der Senilen Demenz wahrscheinlicher ist, hilft an dieser Stelle auch keine weitere Erklärung. Besser sollte in einem solchen Fall eine Ablenkungsstrategie verwandt werden, entweder ein anderes Thema anschneiden oder gemeinsam etwas unternehmen.

Innerhalb einer Kommunikation werden neben der Sachinformation auch Gefühle übermittelt. Um einen Menschen besser verstehen zu können, kann es wichtig sein, die zugrunde liegenden Gefühle zu erkennen und anzusprechen. Auf die Frage einer älteren Frau: „Wann kommt denn mein Mann“? kann auf zweierlei Art und Weise reagiert werden. Da Sie wissen, daß der Ehemann seit vielen Jahren verstorben ist, können Sie versuchen, die ältere Dame mit der Realität des Todes zu konfrontieren. Andererseits können Sie auch auf das wahrscheinlich zugrundeliegende Gefühl eingehen, in dem Sie antworten: „Sie vermissen ihren Mann wohl sehr, erzählen Sie mir doch etwas von ihm“. Durch diese Reaktion nehmen Sie ihre Gesprächspartnerin ernst und sie hat die Möglichkeit, in der für sie angemessenen Art und Weise darauf zu reagieren.

Zum Abschluß dieses Teiles möchten wir nochmals darauf aufmerksam machen, daß das Geschriebene nicht als Regelwerk verstanden werden sollte, vielmehr als eine Anregung, die eigene Wahrnehmung zu erweitern und zu schulen. Und doch gibt es eine Regel, die unbedingt eingehalten werden sollte: Sprechen Sie niemals über einen an Demenz erkrankten Menschen in der dritten Person, wenn er anwesend ist; beziehen Sie ihn immer in das Gespräch mit ein. Diese Regel gilt gegenüber allen Menschen.

2. Stimmungen

Jeder Mensch unterliegt im Laufe des Tages, einer Woche, Monaten, des ganzen Lebens unterschiedlichen Stimmungen. Je nach Situation, eigenen Bedürfnissen oder täglichen Erfordernissen ändern sich Gefühle, manchmal von einem Augenblick zum anderen. So ergeht es auch einem an Demenz erkrankten älteren Menschen. Typisch für den Verlauf der Krankheit ist jedoch, daß die Stimmung abrupt wechseln kann und der Anlaß für Außenstehende häufig nicht erkennbar ist.

Besonders problematisch werden geäußerte Aggressionen empfunden, der rechte Umgang damit ist schwierig und nicht selten wird mit eigenem aggressivem Verhalten reagiert. Aggressionen sind kein typisches Zeichen für Senile Demenz, vielmehr werden wir erkrankten Menschen begegnen, die ihre Aggressionen so ausleben, wie sie es immer getan haben, d. h. eine Vielzahl wird selten oder nie zornig, andere brausen sehr schnell auf. Im Anfangsstadium der Senilen Demenz weiß der Erkrankte sehr wohl, daß sein Gedächtnis nachläßt, daß er bestimmte Dinge vergißt oder Situationen nicht mehr richtig einordnen kann. Ereignisse, die dann scheinbar ohne Grund passieren, führen oft zu aggressivem Verhalten.

Ein fehlender Gegenstand, der angeblich gestohlen wurde, in Wirklichkeit aber von der Betroffenen verlegt wurde und sie sich nicht daran erinnert, wo sie ihn hingelegt hat, kann zu einem Gefühl der Ohnmacht und Aggression werden. Wenn wir direkt beschuldigt werden, den Gegenstand weggenommen zu haben, beteuern wir meist unsere Unschuld und weisen die andere Person auf ihr Fehlverhalten hin. Diese Reaktion kann den älteren Menschen beschämen oder sein aggressives Verhalten noch erhöhen. Eine andere Reaktionsmöglichkeit wäre, das geäußerte Gefühl zu betätigen: „Ich verstehe dich, auch ich werde wütend, wenn ich meine Sachen nicht finde". Ebenso sinnvoll ist es, die Betroffene durch Worte oder Berührungen zu beruhigen und ihr anzubieten, gemeinsam mit ihr den verloren gegangenen Gegenstand zu suchen. In manchen Situationen kann es hilfreich sein, den Grund des Vergessens nochmals zu erklären. Vermeiden Sie nach Möglichkeit jedoch Diskussionen über die Sache, Sie erreichen selten damit ihr Ziel. In vielen Fällen ist es wichtig, sich das aggressive Verhalten zu verbieten, setzten Sie Grenzen, dies sollte deutlich ausgesprochen werden und in dem Bewußtsein geschehen, einem erwachsenen Menschen zu begegnen.

Aggressives Verhalten aufgrund des Wissens um die Gedächtnisstörung läßt mit fortschreitendem Verlauf der Erkrankung nach. Das Gefühl für den geistigen Abbau geht verloren, nicht jedoch Wünsche und Bedürfnisse eines Menschen. Mehren sich die Situationen, in denen alles anders verläuft als es der Mensch momentan will, ist mit Frustration und Aggressionen zu rechnen. Bedingt durch den Verlust der Orientierung in Zeit und Raum kann die Betroffene die Situationen nicht mehr verstehen. Für jemanden, der glaubt gerade aufgestanden zu sein, ist es nicht einsehbar, wenn er aufgefordert wird, sich auszuziehen und ins Bett zu gehen. Vermeiden Sie in solchen Fällen, darüber zu diskutieren, daß es bereits Abend ist. Versuchen Sie vielmehr dem alten Menschen Orientierungsmöglichkeiten anzubieten. Hier wie in vielen anderen Situationen ist ihre Kreativität gefragt. Für jemanden, der regelmäßig in seinem Leben am Abend zu einem bestimmten Zeitpunkt die Nachrichten im Fernsehen gesehen oder im Radio gehört hat, kann dies ein Orientierungspunkt sein; die Dunkelheit ist ein Zeichen für Abend bzw. Nacht, ein regelmäßig eingenommener Schlaftrunk und vieles mehr.

Desweiteren erklären Sie immer wieder sie Situation, beschreiben Sie was sie gerade machen und nennen auch ihren Namen. Dies sind alles Dinge, die dem alten Menschen helfen, die Situation besser beurteilen zu können. Die eigene Ruhe und das Wissen darum, daß der Mensch Sie nicht ärgern oder verletzen will, sind gute Hilfestellungen.

Mißtrauen ist ein häufiges Gefühl, das meist den Betreuerinnen entgegengebracht und von denen als sehr verletzend empfunden wird. Die Vergeßlichkeit und das aufkommende Mißtrauen hängen sehr eng zusammen. Ein an Demenz erkrankter Mensch ist zu logischen Schlußfolgerungen meist nicht mehr in der Lage. Wenn wir unseren Haustürschlüssel verlegt haben, überlegen wir wo er sein kann, wer ihn weggelegt haben kann, was ich zuletzt gemacht habe, wann ich den Schlüssel das letzte Mal in der Hand hatte usw. Dem alten Menschen fallen solche Überlegungen schwer, meist sind sie undurchführbar. Was er sieht und feststellt ist, daß der Schlüssel fehlt, er ihn nicht findet und eine weitere Person im Zimmer ist. Der logische Schluß hieraus ist, die Person hat den Schlüssel genommen. Rechtfertigungen und Unschuldsbekundungen Ihrerseits sind unangebracht, vermeiden Sie Diskussionen. Suchen Sie vielmehr gemeinsam mit dem älteren Menschen nach Möglichkeiten, die Vergeßlichkeit zu überbrücken. Neben dem Mißtrauen kann es zu Einbildungen, halluzinatorischen Vorstellungen bis zum Verfolgungswahn kommen. Aufgrund der eingeschränkten Gehirnfunktion werden von dem erkrankten Menschen Geräusche, Gerüche oder Situationen falsch interpretiert. Der Ehemann wird nicht mehr als Ehemann erkannt, die längst verstorbene Mutter will zu Besuch kommen, raschelnde Gardinen werden als Einbrecher interpretiert oder Menschen werden im Zimmer gesehen, die nicht anwesend sind. Solche Äußerungen werden von Angehörigen und dem Pflegepersonal entweder als beängstigend oder belustigend wahrgenommen und nicht selten mit Geisteskrankheiten in Verbindung gebracht. Was genau in dem alten Menschen in der Situation vorgeht, kann nur selten festgestellt werden, ob es zu einer Fehlinterpretation der Situation beispielsweise kommt oder ob der Mensch in Erinnerungen versunken ist. Die halluzinatorischen Vortellungen sollten weder bejaht noch verneint werden. In einigen Situationen ist es wichtig, die Dinge für den alten Menschen richtig zu interpretieren, um so Erregungszustände zu verringern. Auf jeden Fall sollte auf den emotionalen Grundaspekt der Aussage eingegangen werden, damit der alte Mensch die Möglichkeit hat, über seine momentanen Gefühle zu sprechen.

Niedergeschlagenheit und Depressivität entstehen meist aus dem Bewußtsein, viele Dingen nicht mehr so bewältigen zu können, wie es der Mensch gewohnt ist. Ebenso können Erinnerungen oder ein Lebensrückblick Anlaß von Traurigkeit sein. Meist wird reagiert, indem Trost zugesprochen wird, es ist alles nicht so schlimm, es wird schon noch besser werden. Gefühle können aber nicht weggeredet werden, vielmehr sollte ermöglicht werden, daß der Mensch über seine Gefühle offen reden kann. Wenn es gelingt, den älteren Menschen in seiner Selbständigkeit zu fördern, ist das Leben sinnvoller. Die Aufgabenbereiche, die noch bewältigt werden können, sollten auch selbständig ausgeführt werden. Die Beurteilung, ob eine Aufgabe noch bewältigbar ist, überlassen sie zunächst einmal dem älteren Menschen. Als Ursache der depressiven Verstimmung wird sehr häufig die chronische Erkrankung angesehen, dies kann muß aber nicht der Fall sein. Deshalb ist es notwendig, daß die Ursache der Depression von einer Ärztin herausgefunden wird, um eine entsprechende Behandlung einzuleiten.

3. Unangemessene Reaktionen

Unter unangemessenen Reaktionen werden solche Reaktionen verstanden, die für eine außenstehende Person unvorhersehbar, spontan und nach allgemein gültigen Regeln unangemessen sind, wie beispielsweise: ein älterer Herr steht vor dem Waschbecken, will sich die Zähne putzen, hält Zahnbürste und Zahncreme in der Hand und schmeißt plötzlich beides auf den Boden. Eine an sich nicht dramatische Situation ruft bei dem Betroffenen eine unkontrollierte Reaktion hervor. Wie kommt so etwas?

Die kognitive Verarbeitung ist bei einem an Demenz erkrankten Menschen gestört. Wenn eine Handlung nun aus mehreren kleineren Handlungsabläufen besteht, kann es sein, daß die Koordination dieser kleinen Handlungsschritte den Menschen überfordert. Ebenfalls zeigt sich, daß Geräusche, mehrere Menschen, allgemeines Durcheinander, ungewöhnliche Situationen oder viele Fragen für den Menschen zu schwierig sind zu verarbeiten. Er reagiert für uns unangemessen, in dem er weint, sich aufregt, um sich schlägt oder ärgerlich wird. Vielfach werden solche Reaktionen als Verstocktheit mißverstanden. Die Möglichkeit, solche Reaktionen zu vermeiden, hängen von vielerlei Faktoren ab. In aller erster Linie von dem Schweregrad der Erkrankung, ferner von Ihrer Beobachtung, welche der Situationen die Reaktionen auslösen und aus der Vermeidung solcher Situationen. Da bei den unangemessenen Reaktionen immer eine Überforderung eine große Rolle spielt, können durch einen regelmäßigen Tagesablauf und eine unveränderte Umgebung die Reaktionen gemildert werden. Anweisungen, die einen komplexen Handlungsablauf erfordern, sollten in kleinen Handlungsschritten benannt und erklärt werden. Die Anzahl der Signale, die auf den älteren Menschen einwirken müssen verringert werden.

Die Ausführungen beziehen sich nur auf wenige Bereiche im Umgang mit dem dementiell erkrankten Menschen, dennoch können wir im Rahmen dieses Buches nicht auf die weiteren Lebensbereiche eingehen. Auch für die hier nicht geschilderten Situationen gilt jedoch, daß der Umgang mit dem Menschen in dem Wissen um Krankheit, Achtung vor dem Menschen und der Förderung jeglicher Selbständigkeit geprägt sein sollte.

Wie auch in der Arbeit mit Hochbetagten ein Pflegemodell zugrunde gelegt sein sollte, ist dies auch bei der Pflege dementiell erkrankter älterer Menschen notwendig. In der Praxis hat sich das Orem-Pflegemodell bewährt. Hierbei wird Pflege als Kompensation fehlender Befähigung des älteren Menschen zur Selbstpflege verstanden. Die Pflegeperson wird also nur dann eingreifen, wenn die Fähigkeiten der zu betreuenden Person sich selber zu pflegen, nicht ausreichen. Eine Pflegehandlung wird demnach ausgeführt, wenn ein Handlungsdefizit auf seiten des älteren Menschen auftritt.

Verhaltensweisen der Selbstpflege umfassen eine Reihe von Handlungen, welche zusammengefaßt ein sinnvolles Ganzes ergeben. Bei der Unterstützung und Förderung der Selbständigkeit älterer Menschen ist es dementsprechend notwendig, ein Klassifikationssystem nötiger Fähigkeiten bei einem Verhaltensmuster zu entwickeln. Für den Bereich der Morgentoilette bei dementen Alzheimer-Patientinnen wurde von Sandmann (1994, 283) folgendes Klassifizierungssystem vorgestellt:

1. Zum Mitmachen motiviert sein und die Verrichtung ausführen.
2. Den eigenen Körper erkennen und verstehen.
3. Die sensorischen und motorischen Fähigkeiten besitzen, um die Verrichtungen auszuführen, z. B. Hören, über die nötige Kraft verfügen.
4. Den Sinn jeder Teilhandlung verstehen, z. B. daß die Hände sauber und trocken sein sollten.
5. Die bei der Morgentoilette benutzten Untensilien erkennen und verstehen, z. B. Seife, Handtuch.
6. In der Lage sein, die nötigen Handlungen auszuführen, z. B. die Bewegungen zu machen, die notwendig sind, um sich zu waschen.
7. Fähigkeit, die verschiedenen Teilabläufe zu einer sinnvollen, zielgerichteten Folge von Handlungen zusammenzufügen, z. B. Naßmachen, Reiben, Spülen und Trocknen.
8. Fähigkeit, die verschiedenen Teilhandlungen, z. B. Waschen, Anziehen und Kämmen, zu einem sinnvollen Ganzen zusammenzufügen.
9. Ein angemessenes Zeitgefühl haben und abschätzen können, wieviel Zeit auf jede einzelne Handlung zu verwenden ist.
10. Ein qualitatives Urteil haben, z. B. ob die Hände trocken genug sind.

Sofern die Patientin von einer Pflegeperson abhängig ist:
11. Fähig sein, sich zu verständigen.
12. Die Rolle der Pflegeperson erkennen und verstehen.

Zur Förderung und Erhaltung der Selbständigkeit des alten Menschen am Beispiel der Morgentoilette ist es erforderlich, das Vorhandensein bzw. das Fehlen der aufgeführten Fähigkeiten festzustellen und dann entsprechend pflegerisch tätig zu werden. Bei einer kompetenzfördernden Pflege wird es also darum gehen, die Fähigkeiten der zu betreuenden Person fortwährend abzuschätzen und eine ständige Bewertung der Hilfehandlungen vorzunehmen. Studien in diesem Bereich haben gezeigt, daß die Möglichkeit der Ausführung von Handlungen älterer Menschen von Tag zu Tag unterschiedlich ist. Erstellte Pflegeziele werden somit immer wieder modifiziert werden müssen. Für die Förderung und Erhaltung bestimmter Fähigkeiten des alten Menschen sind Kenntnisse aus unterschiedlichen Fachbereichen notwendig. Diese Kenntnisse, die häufig als eine bestimmte Technik verstanden werden, können nur sinnvoll angewendet werden, wenn sie in einem ganzheitlichen Pflegeverständnis eingebettet sind. Zum Abschluß dieses Kapitels wollen wir ihnen einen der neueren Ansätze innerhalb der Pflege für den Umgang mit chronisch verwirrten Menschen vorstellen.

Basale Stimulation in der Pflege

Basale Stimulation, ursprünglich ein Konzept zur Förderung der Wahrnehmungsmöglichkeiten schwerstbehinderter Kinder, wurde in den 70er Jahren von Prof. A. Fröhlich für den Bereich der Sonderpädagogik entwickelt. In Zusammenarbeit mit Christel Bienstein wurde versucht, dieses Konzept in die Pflege zu übertragen. Gerade in der Pflege haben wir es häufig mit wahrnehmungsgestörten Menschen zu tun, die Ursachen dafür sind mannigfaltig. Es kann sich um akut oder chronisch verwirrte Menschen handeln, um bewußtlose, um bettlägerige, um Menschen mit Schlaganfall, Morbus Alzheimer, Depressionen und andere mehr. Über die Basale Stimulation wird versucht einen Zugang zum älteren Menschen zu finden, seine Bedürfnisse, Möglichkeiten und Fähigkeiten einzuschätzen, diese aufzunehmen und durch gezielte Anregung zu unterstützen. Dadurch wird der Mensch unter Umständen in die Lage versetzt, mit anderen in Kontakt zu treten, sich in Aktivität zu erleben, sich zu bewegen und sich wahrzunehmen, das heißt, sich zu spüren. Basal bedeutet unten, an der Grundfläche; Stimulation bedeutet Anregung. Was aber sind basale Anteile, die angeregt, stimuliert werden sollen? Die Erfahrungen, die wir mit unseren Sinnen machen sind elementar, sie werden schon in der praenatalen und frühkindlichen Phase geprägt. Druck, Wärme, Bewegungen, wie schaukeln, wiegen, um die Körperachse drehen und anderes, empfinden wir schon im Mutterleib. Wir alle haben „Erfahrung“ mit diesen Dingen. Basale Stimulation knüpft hier an, es werden Angebote gemacht, die sich auf die Sinne beziehen und für die der Mensch keine „Voraussetzungen“ benötigt, die physische Anwesenheit ist ausreichend. Es sind einfachste Angebote die gemacht werden, es wird Anregung dort angeboten, wo der erkrankte Mensch nicht mehr in der Lage ist für angemessene sich selbst betreffende Anregung zu sorgen.

Um es sehr deutlich zu sagen, Basale Stimulation ist keine Technik, es ist zuallererst eine Sichtweise und Wertschätzung des Menschen. Es bedeutet den Menschen so zu akzeptieren, wie er gerade ist, seine Einschränkungen wahrzunehmen und diese als zu ihm gehörend zu verstehen. Wir können den Menschen nur da abholen, wo er gerade steht und ihn mit Basaler Stimulation auf seinem Weg begleiten. Wohin dieser Weg letztendlich führt, ist nebensächlich, das Ziel ist den Menschen „Hier und Jetzt“ in die Lage zu versetzen, mit anderen in Kontakt zu treten, sich in Aktivität zu erleben, sich wahrzunehmen. Schwere körperliche, geistige oder seelische Beeinträchtigung bedeutet in der Regel einen extremen Verlust an Aktivität. Der betroffene Mensch ist oft gezwungen, sich auf die Lebensvollzüge zu beschränken, die seinen Körper betreffen, die Umwelt scheint oft nicht existent, er kann keine Kontaktmöglichkeit entwickeln. Auch die Pflegenden sehen oft keine Möglichkeit einen Zugang zu dem betroffenen Menschen zu finden, was sinnvoll erscheint, stößt nicht immer auf Resonanz, es besteht kein Kontakt. Hier sollte gelernt werden, gemeinsam mit der Betroffenen einen Weg zu finden, erspüren, was für sie akzeptabel ist. Das bedeutet auch Ruhe, Interesse an der Person, beobachten und erkennen, welche Resonanz das Angebot hat. Die Negativreaktionen einer Bewohnerin müssen akzeptiert werden; denn vielleicht ist gerade dies die Möglichkeit für den Menschen zu zeigen, daß er mit etwas nicht einverstanden ist. Auch hier zeigt sich, daß Basale Stimulation ein Angebot ist, es kann von der Anderen angenommen und auch abgelehnt werden.

Bereiche der Basalen Stimulation

1. Somatische Stimulation
   Somatische Stimulation betrifft den ganzen Körper. Unsere Haut stellt die Begrenzung unseres Körpers nach außen dar, gleichzeitig ist sie aber auch Kontaktstelle zur Umwelt. Empfindungen wie Druck, Berührung, Wärme, Kälte werden über die Haut wahrgenommen. Somatische Anregung soll positive Erfahrung mit dem eigenen Körper vermitteln, der Körper soll wahrgenommen werden, die eigenen Gren-

zen, die eigene Figur erspürt werden. Hierbei spielt die Berührung eine wesentliche Rolle. Beide Hände der Pflegeperson umfassen beispielsweise eine Extremität, fahren daran entlang und „modellieren" die Form. Die Anregung wird erst dann intensiv, wenn zusätzliche Materialien einbezogen werden. Frotteetücher, Mullwindeln, Fellhandschuhe, Massagehandschuhe intensivieren das Erleben.
Das Berühren mit der bloßen Hand ist nicht bedeutungsvoll genug, hierbei würde das Erleben „Ich spüre die Andere" gefördert, aber genau das ist ja nicht beabsichtigt. Neben der eigentlichen Berührung ist auch ein gewisser Druck vonnöten, streichelnde, kurzfristige Berührungen führen eher zur Irritation, als das sie für die Eigenwahrnehmung hilfreich sind. Es gibt viele Möglichkeiten somatischer Stimulation. Baden, Duschen, Abfrottieren, Eincremen, barfuß gehen lassen sind nur einige Beispiele. Auch hier, wie bei allen anderen Anregungen gilt, sich Zeit zu nehmen, sich auf den Menschen einzulassen, ihn wahrzunehmen, seine Reaktion zu verstehen.

2. Vibratorische Stimulation
   Bei der vibratorischen Stimulation geht es insbesondere darum, das knöcherne System spürbar zu machen. Wir alle, wenn wir in Bewegung sind, „spüren unsere Knochen", wir haben den Eindruck davon, was in unserem Körper ist, wo wir beweglich sind. Dieser Eindruck wird über Schwingungen und veränderte Belastung vermittelt. Schwere Beeinträchtigungen führen oft dazu, daß dieser Eindruck verloren geht, auch hier wird der eigene Körper nicht mehr wahrgenommen. Vibrationen können helfen, Informationen über einen Teil unseres Körperinneren zu vermitteln, denn die Vibration wird über das Knochensystem weitergeleitet. Vibration erzeugt wache Aufmerksamkeit.
3. Vestibuläre Stimulation
   Durch vestibuläre Stimulation wird es möglich, dem Menschen mit sehr schwerer Beeinträchtigung Informationen über seine Lage im Raum und über die Bewegung des Körpers im Raum zu vermitteln. Vereinfacht gesagt geht es um die Anregung des Gleichgewichtssinnes. Allein ein regelmäßiger Lagerungswechsel bei bettlägerigen Menschen trägt schon zur Anregung des Gleichgewichtssinnes bei. Das Aufsetzen oder das Wiegen der Betroffenen in den eigenen Armen sind andere Möglichkeiten, die Sie haben, um vestibuläre Stimulation anzubieten.

Die drei oben beschriebenen Bereiche knüpfen an früheste und elementarste Wahrnehmungen des Menschen an, man weiß heute, daß schon im vierten Schwangerschaftsmonat eine ausdifferenzierte Wahrnehmung dieser Bereiche vorliegt.

Weitere Stimulationsmöglichkeiten:

- Anregung des Geruchssinnes;
- Anregung des Geschmackssinnes;
- Anregung des Mundes;
- Anregung des Gehörs;
- Anregung des Sehens;
- Anregung des Tastsinnes.

Auch in diesen Bereichen kann auf viele alte Erfahrungen im Leben eines Menschen zurückgegriffen werden. Das Konzept der Basalen Stimulation erscheint zunächst einfach und ist es auch. Dennoch ist darauf hinzuweisen, daß Sie nicht „einfach mal ein bißchen stimulieren" sollten. Es ist wichtig eigene Erfahrungen zu machen, wie fühle ich mich, wenn ich über einen längeren Zeitraum bewegungslos liege; was empfinde ich, wenn mich jemand berührt und ich ihn nicht sehe, was passiert, wenn ich keine Anregung bekomme. Um das Konzept im Sinne der Bewohnerin anwenden zu können, bedarf es mit Sicherheit Fortbildung und weitergehender Informationen.

4.3.4 Affektive Störungen – Depressionen

Traurigkeit und eine gewisse Niedergeschlagenheit sind Zustände, die wohl jede von uns im Laufe ihres Lebens schon mal erlebt hat. Und doch werden wir dabei nicht von einer Depression im engen medizinischen Sinne sprechen. Umgangssprachlich wird das Wort „Depression" und „depressiv" häufig verwandt, von daher ist es notwendig, eine Begriffsbestimmung vorzunehmen, was wir im weiteren darunter verstehen wollen. Wir werden weder auf die Klassifizierungen einzelner depressiver Krankheitsbilder eingehen wie beispielsweise der Manie oder endogenen Depressionen, noch werden wir die unterschiedlichen Modelle der Ursachenerklärung aufführen. Vielmehr werden wir uns der sogenannten depressiven Verstimmung zuwenden, worunter wir einen bestimmten (Gefühls)Zustand verstehen, der im engen Zusammenhang mit einem erlebten, befürchteten oder vorgestellten Verlust steht.

Was ist aber nun unter einer depressiven Verstimmung genau zu verstehen, also welche Gefühle und Verhaltensweisen (Symptome) treten bei dem Menschen auf?

1. Traurige und niedergeschlagene Stimmung
   Wir haben bereits oben erwähnt, daß die depressive Verstimmung mit einem Verlust in Zusammenhang steht. Etwas oder Jemanden zu verlieren macht traurig, manchmal hoffnungslos und verzagt. Das

Leben scheint keinen rechten Sinn mehr zu machen und die Zukunft wird ohne jede Zuversicht auf Besserung erlebt.

2. Veränderung des Antriebes
Der Antrieb ist der innere Motor für die Initiative, Leistungsfähigkeit, Spontanität oder Freude. Dieser Antrieb kann bei einer depressiven Verstimmung verändert sein. So erleben die meisten depressiv verstimmte Menschen den Alltag äußerst lust- und freudlos. Die alltäglichen Verrichtungen fallen schwer und werden irgendwann gar nicht mehr bewältigt. Initiative und Spontanität gehen verloren und was ehemals Freude gemacht hat, wird nicht mehr wahrgenommen. Darunter leidet auch die Kontaktfähigkeit, viele Menschen ziehen sich zurück und wollen lieber alleine sein. Mit der Zeit fällt selbst das Sprechen schwer. Zunächst wird es langsamer mit längeren Pausen, die Stimme wird monoton und leise und letztendlich kann es dazu kommen, daß die Menschen ganz verstummen. Auf der anderen Seite ist die sogenannte „Agitiertheit" zu beobachten. Agitierte Menschen können nicht stillsitzen und laufen ruhelos auf und ab, sehr häufig klagen, stöhnen und seufzen sie.

3. Konzentrationsschwierigkeiten
Sich auf eine neue Sache oder Situation zu konzentrieren ist für Depressive äußerst anstrengend. Sie nehmen nur schwer wahr, was um sie herum geschieht. Andererseits sind sie in ständiges Grübeln versunken und beschäftigen sich bei immer wieder kreisenden Gedanken, mit dem, was sie gerade bewegt. Somit nehmen sie auch immer weniger an ihrer Umwelt teil, sie wirken gleichgültig gegenüber anderen Menschen und sich selbst. Die Vernachlässigung der eigenen Person kann dazu führen, daß sowohl der Kleidung als auch der eigenen Hygiene keine Beachtung geschenkt wird. Jede Tätigkeit erscheint als zu anstrengend. Ein weiteres wesentliches Merkmal der Depression ist, daß eine positive Einstellung zu sich und anderen verloren geht. Negative Situation oder Bemerkungen beziehen die Menschen auf sich selbst, bei positiven Reaktionen von außen reagieren sie mit großem Mißtrauen. Dies führt zu einem negativen Selbstkonzept, daß bedeutet, daß depressive Menschen von sich selbst glauben, wertlos, nutzlos und schuldig zu sein.

4. Angstgefühle
Ein erlebter oder auch ein antizipierter Verlust wird meist begleitet von Angstgefühlen. Etwas zu verlieren, auf das ich angewiesen bin, macht Angst. Dabei muß die Angst sich nicht auf eine bestimmte Situation oder Person beziehen, vielmehr kann ein diffuses – also nicht näher bestimmbares – Angstgefühl vorhanden sein. Eine andere Art der Angst zeigt sich in den hypochondrischen Ängsten, dabei kommt es zu einer starken Sensibilisierung gegenüber physiologi-

schen Veränderungen und einer Überbewertung von auftretenden Symptomen. Herzrasen oder ein erhöhter Pulsschlag werden als sichere Symptome für eine schwere Erkrankung angesehen.

Die aufgezeigten Gefühle und Verhaltenweisen können aber müssen nicht alle gleichzeitig oder nacheinander auftreten. Ebenso verhalten sich Menschen in ähnlichen Situationen nicht gleich. Und damit ist ein wesentlicher Punkt angesprochen. Menschen reagieren auf bestimmte Situationen unterschiedlich.

Wir haben weiter vorne beschrieben, daß die depressive Verstimmung im engen Zusammenhang mit einem erlebten oder vorgestellten Verlust steht. Fast jede von uns kennt die Situation, daß ein liebgewordener Mensch verstirbt oder wir uns aus anderen Gründen von ihm trennen müssen. Die allermeisten Menschen werden darüber traurig sein, aber keine oder nur in sanfter Ausprägung depressive Verhaltensweisen zeigen bzw. sie nach einer relativ kurzen Zeit überwinden. Nun gibt es aber auch Menschen, die von vornherein eine hohe depressive Reaktionsbereitschaft zeigen und nur über sehr wenig Abwehrkräfte verfügen, solche Reaktionen zu verarbeiten. Ein solches Reaktionsmuster besteht dann meist schon seit frühester Jugend an und scheint kein spezifisches Muster von älteren Menschen zu sein. Da jedoch die depressive Verstimmtheit im Alter zunimmt, eine Verbindung zwischen der Verstimmtheit und einem Verlust angenommen wird, bleibt die Frage, was als Ursache für die depressive Verstimmung angesehen werden kann, das Alter oder der Verlust oder eine noch ganz andere Ursache.

Eine eindeutige Antwort darauf können wir nicht geben. Allerdings ist festzustellen, daß ein hoher Anteil der älteren Menschen depressiv verstimmt sind und die Verlusterlebnisse vielfältig sind. Ein einschneidender Verlust ist der der Gesundheit. Die körperliche Vitalität ist in den jüngeren Jahren eine Selbstverständlichkeit. Erst mit zunehmendem Alter wird der Verlust der körperlichen Vitalität spürbar, Erkrankungen mehren sich und die Wahrscheinlichkeit wieder völlig zu genesen schwindet (bedingt durch chronische Erkrankungen). Mit einer depressiven Reaktion kann vor allen Dingen dann gerechnet werden, wenn die subjekte Einschätzung des Gesundheitszustandes dahingehend tendiert, daß der alte Mensch sich in seiner Unabhängigkeit und Selbständigkeit eingeschränkt fühlt.

Fast gleichbedeutend mit dem erlebten Verlust der Gesundheit ist der Verlust des Geistes. Das Vorhandensein des Geistes unterscheidet unter anderem den Menschen vom Tier. Im täglichen Leben zurechtzukommen, bedeutet zu denken, sich zu erinnern oder zu lernen. Diese Fähigkeiten zu verlieren ist gleichbedeutend mit Unselbständigkeit und auf Hilfe angewiesen zu sein. Das Bewußtsein über den Verlust des Geistes, heißt ein Bewußtsein darüber zu haben, als Mensch die wesentlichste Fähigkeit zu verlieren. Die Annahme, daß der Mensch aufgrund seiner Vergeßlichkeit den Verlust des Geistes nicht mehr realisiert, ist falsch. Vielmehr wird beispielsweise gerade eine beginnende dementielle Erkrankung von den Symptomen der Depression überlagert.

Der Verlust des Geistes ist wohl eine der gravierendensten Einschränkungen, die ein Mensch erleben kann. Weitere Verlustereignisse sind das Ausscheiden aus dem Beruf, Auszug der Kinder, Tod der Lebenspartnerin/des Lebenspartners, Tod von Freundinnen und Bekannten, ungünstige Wohnverhältnisse oder der Umzug in ein Altenheim. Die Verlustereignisse können prinzipiell einen Menschen jeder Altersgruppe treffen. Mit zunehmendem Alter erhöht sich jedoch die Wahrscheinlichkeit, daß ein Mensch mehrere der Verluste erleben wird. Zudem sind einige der Verluste politisch verursacht, das bedeutet, die Gesellschaft gibt mit ihren Bedingungen den Verlust vor. So ist beispielsweise das Pensionsalter und damit der zwangsweise Austritt aus der Berufsrolle eine politische und nicht persönliche Entscheidung. Das bedeutet auch, daß eine individuelle Veränderungsmöglichkeit nicht gegeben ist. Was der ältere Mensch leisten muß, ist ein solches Ereignis bzw. mehrere Verlustereignisse zu verarbeiten. Ein mögliche Reaktion stellt dabei die depressive Verstimmung dar. Diese Reaktionsform ist dabei aber eher aus den psychosozialen oder gesellschaftlichen Gegebenheiten zu erklären, als aus persönlichkeitsspezifischen Merkmalen und damit steigt auch die Wahrscheinlichkeit, daß die depressive Verstimmung als eine mögliche Reaktion im Alter öfter auftritt.

Wie reagieren nun aber Pflegekräfte auf einen depressiv verstimmten Menschen. Zunächst sicherlich mit einem Hilfeangebot im Sinne von Zuwendung. Zum einen, weil dieses Verhalten Bestandteil ihres Berufes ist, zum anderen aber sicherlich auch, weil Traurigkeit und Niedergeschlagenheit schwer zu ertragen sind. Der depressiv verstimmte Mensch wird die Zuwendung gerne annehmen, da er darin Trost und Aufmerksamkeit erfährt und die Pflegeperson wird auf diese Art und Weise für ihr Verhalten belohnt. In einer solchen Interaktion gibt es jedoch eine Reihe von Problemen:

1. Das Bedürfnis nach Zuwendung kann so groß werden, daß die Pflegeperson nicht mehr in der Lage ist, das Bedürfnis zu stillen. Die eigene Grenze der Belastbarkeit ist erreicht.
2. Depressive äußern selten Bedürfnisse und Wünsche, vielmehr erwarten sie still, daß die Pflegeperson merkt, was sie von ihr erwarten. Wenn dies nicht der Fall ist, kommt es zu versteckten Vorwürfen, was wiederum häufig zu Schuldgefühlen auf Seiten der Pflegenden führt, nicht genug getan zu haben. Um die Schuldgefühle zu

beseitigen wird die Beziehung zu der zu Pflegenden oft abrupt unterbrochen.
3. Die vom Pflegepersonal gegebene Zuwendung hat meist ein Ziel: Die Traurigkeit des älteren Menschen soll sich auflösen. Wird das erhoffte Ziel nicht erreicht, die Belohnung für das eigene Verhalten also ausbleibt, kann dies zu Wut und Aggressionen führen.
4. Die depressive Stimmung findet Resonanz bei der Pflegeperson und führt dazu, daß diese selbst depressiv verstimmt.

Für die aufgeführten Probleme gibt es keine Patentlösungen, vielmehr geht es darum, sensibel für solche Beziehungsstörungen zu werden. Es geht auch nicht darum, jegliche Zuwendung zu vermeiden. In erster Linie geht es darum, einen depressiven Menschen so zu akzeptieren, wie er ist. Das emphatische Verstehen des depressiven Menschen und seiner Situation sollte deshalb ein wesentlicher Bestandteil der Beziehung sein. Darunter wird verstanden, einen Menschen, seine Gedanken und Gefühle aus der Sicht (Welt) des betreffenden Menschen zu verstehen. Dazu ist es notwendig, mein Gegenüber aus ihrem biographischen Zusammenhang zu begreifen und eigene Vorstellungen, Gedanken, Normen und Werte außen vorzulassen. Ferner sollte die Pflegeperson für sich abklären, was sic bereit ist zu geben und welche Art von Beziehung ihr möglich ist. Ein depressiver Mensch ist darauf angewiesen, gemocht und geachtet zu werden, da sein Selbstwertgefühl bereits herabgesetzt ist. Deshalb ist es besonders notwendig, echt zu sein. Dies bedeutet, die eigenen Gefühle wahrzunehmen und entsprechend zu handeln. Es sollte beispielsweise keine Geduld aufgebracht werden, wo sie längst nicht mehr vorhanden ist. Ehrlicher wäre es dann, sich für eine Zeit aus der Pflege depressiver Älterer herauszunehmen. Auf der Grundhaltung der Akzeptanz, Wertschätzung, Echtheit und des Verstehens können weitere Pflegemaßnahmen entsprechend der Situation angewendet werden.

Die kompetenzfördernde Pflege wäre eine sinnvolle Möglichkeit der Unterstützung. Durch die Aktivierung der vorhandenen Fähigkeiten wird der depressive Mensch aus seiner Lethargie herausgenommen und durch die Ausführung einer Tätigkeit kann das Selbstwertgefühl gesteigert werden, vor allen Dingen dann, wenn es im Laufe der Zeit zu einem Aufbau neuer Fähigkeiten käme. Dabei ist stets darauf zu achten, daß es nicht zu einer Überforderung kommt, da sonst eher die depressive Verstimmtheit gefördert würde. Die Möglichkeiten einer Förderung sind jedoch zum einen begrenzt durch die Belastbarkeit der Pflegenden und gleichzeitig durch die zur Verfügung stehenden Zeit. Denn kompetenzfördernde Pflege setzt eine kontinuierliche und zeitaufwendige Arbeitsmöglichkeit voraus.

4.4 Die gesellschaftliche Konstruktion des Alterns

„Die menschlichen Lebensalter sind sozial konstruiert. Der Begriff „soziale Konstruktion" bezieht sich auf zwei Dimensionen: daß die Lebensalter nicht einfach vorgegeben, sondern das Ergebnis eines Konstruktionsprozesses sind, und daß es sich dabei um einen sozialen Prozeß handelt" (Kohli 1992, 234).

Wir wollen mit diesem Zitat die Aufmerksamkeit auf eine wichtige und notwendige Ergänzung zu unseren bisherigen Ausführungen machen. Denn wir können viel darüber schreiben, wie menschliches Altern aus dem Blickwinkel welcher Modelle aussehen könnte, welche Entfaltungs- und Gestaltungsaufgaben es aus psychologischer Perspektive gibt oder nicht mehr gibt und welche Verläufe bestimmte untersuchte Bereiche im Alter nehmen. Bei all dem dürfen wir aber eins nicht aus dem Auge verlieren: Die Tatsache, daß wir überhaupt über einen potentiellen Gestaltungsraum der letzten Lebensjahre bzw. -Jahrzehnte reden können, ist das Ergebnis eines sozialen Konstruktionsprozesse, und zwar im doppelten Sinn: Einmal ist die Verlängerung der Lebensspanne sozial konstruiert, denn nur durch unsere veränderten Lebensbedingungen leben wir heute überhaupt so lange. Zum anderen können wir historisch erst seit kurzem eine Zeit ausmachen, in der Menschen gegen Ende ihres Lebens nicht mehr arbeiten müssen, um ihren Lebensunterhalt zu sichern.

Diese Veränderungen aber sind Konstruktionen des Menschen, sie sind damit sozial konstruiert. Sozial konstruiert ist heute, daß zunehmend mehr Menschen zunehmend später ins Erwerbsleben eintreten, nämlich erst mit fast 30 Jahren (wenn sie studieren), daß diese dann etwa 30 Jahre arbeiten, dabei aber pro Jahr wesentlich weniger arbeiten als noch vor 30 Jahren, und schließlich mit 60 oder 65 eine Zeit vor sich haben, wo sie nicht mehr arbeiten sollen, aber durch Pension oder Rente ihren Lebensunterhalt gesichert sehen. Die soziale Konstruktion hat somit zu einer Verlängerung der Lebenserwartung und Verdichtung der Erwerbsarbeit geführt (s. Abb. 6). Letztere findet während einer gegenüber früheren Zeiten kürzer gewordenen Zeitspanne statt. Erst durch

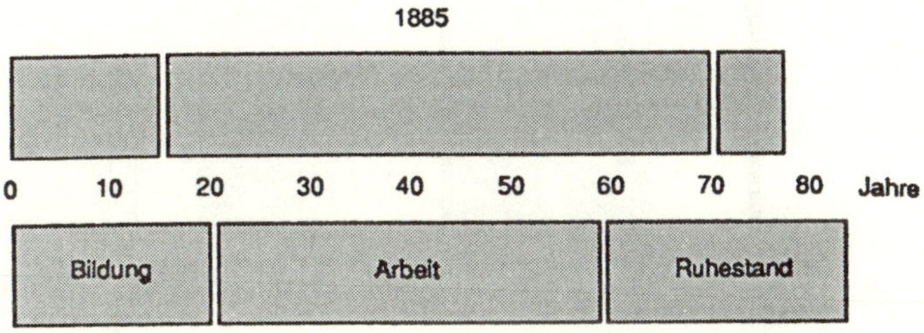

Abb. 6. Verdichtung der Erwerbsarbeit (aus: Riley & Riley 1992, 449)

diese sozialen Konstruktionen wird eine Gestaltbarkeit der letzten Lebensjahre/Jahrzehnte möglich.

Zu dieser Verdichtung noch zwei Anmerkungen: Zum einen ist diese wenig sinnvoll, und zwar weder psychologisch, noch soziologisch oder ökonomisch. Psychologisch geht es um den Erhalt und die Entwicklung von Kompetenzen, was bei der gegenwärtigen „Zwangsverrentung" deutlich schwieriger ist, als wenn eine Teilnahme am Arbeitsprozeß noch möglich wäre. Soziologisch geht es um die Teilhabe am gesellschaftlichen Leben, was mit dem Ausscheiden aus dem Erwerbsleben auch nicht gerade einfacher wird. Ökonomisch geht es schließlich um das System sozialer Sicherung, was ebenfalls mit der gegenwärtigen sozialen Konstruktion nicht gerade einfach ist, wie die Dauerdiskussion um die Sicherheit der Rentenzahlungen in Deutschland zeigt. Insofern wird es verständlich, wenn Soziologinnen mittlerweile eine sogenannte „altersintegrative Gesellschaft" (Riley & Riley 1992) fordern. Eine Gesellschaft, in der die drei Bereiche Bildung, Arbeit, Freizeit nicht ungleichmäßig auf Junge, Erwachsene, Ältere verteilt sind, sondern wo jede Altersstufe an diesen Bereichen teilnehmen kann. Die Abbildung 7 veranschaulicht grafisch diesen Unterschied zwischen unserer gegenwärtigen „altersdifferenzierten" und einer möglichen altersintegrierten Gesellschaft.

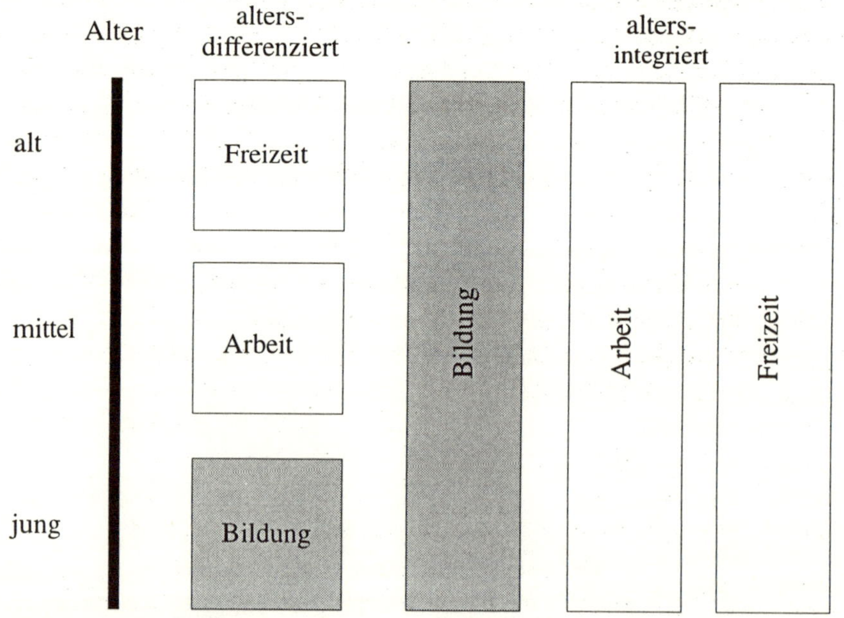

Abb. 7. Altersdifferenzierte vs. altersintegrative Gesellschaft (aus: Riley & Riley 1992, 454)

Zum anderen sind die Grenzen zwischen den einzelnen Phasen bei weitem unschärfer als in der Abbildung 7 dargestellt. Das sogenannte Drei-Phasen-Modell (Ausbildung, Erwerbsleben, Ruhestand) ist nämlich nur noch bedingt gültig. Einerseits galt es in dieser Form für Frauen ohnehin nie. Andererseits sind mittlerweile für alle Erwerbstätigen die Grenzen verschwommen. Arbeitslosigkeit, Erwerbsunfähigkeit, zunehmende Ausgrenzung älterer Arbeitnehmer aus dem Erwerbsleben lange vor der derzeitigen Altersgrenze, vermehrte Teilzeitarbeitsplätze, unsichere oder fragliche Übergangsmöglichkeiten von der Ausbildung in den Beruf u.v.m. machen Zeiten „ökonomischer Inaktivität" zu jeder Zeit möglich; sie treten häufiger auf und sind unberechenbarer.

Nichtsdestotrotz sind wir – trotz unscharfer Grenzen zwischen den einzelnen Lebensphasen – von einer altersintegrierten Gesellschaft noch weit entfernt und nichtsdestotrotz zeigt sich der allgemeine „Fahrplan" des Lebens in unserer altersdifferenzierten Gesellschaft sozial konstruiert.

Neben diesen allgemeinen Strukturen gibt es nun eine Reihe weiterer gesellschaftlicher Konstruktionen, die das Altern bestimmen. Denn die Kompetenzmodelle des Altern können die Möglichkeiten eigenständiger und neuer Entwicklungen im Alter oder die Schaffung einer Alterskultur betonen und untersuchen. Sie kommen nicht umhin, immer wieder festzustellen, daß die konkreten Entwicklungsmöglichkeiten im Alter nicht nur von psychologischen Kompetenzen abhängen. Sondern daß diese in erheblichem Ausmaß von gesellschaftlichen und sozialen Faktoren abhängen, wie Schulbildung, Qualität und Anforderungsniveau der Berufsausbildung und der ausgeübten Berufstätigkeiten, Wohnbedingungen, Rentensystem, Struktur der Altenhilfe u.v.m. Dieser Sachverhalt kann an der Situation älterer Arbeitnehmer sehr gut verdeutlicht werden. Einerseits zeigen gerontologische Untersuchungen deutlich, daß ältere Arbeitnehmer nicht generell „schlechter arbeiten" als jüngere, also etwa häufiger krank sind, mehr Fehler machen, weniger leistungsfähiger sind usw. Andererseits ist die Lage auf dem Arbeitsmarkt und in den Betrieben für diese Arbeitnehmer in den letzten Jahren zunehmend schlechter geworden. Sie sind häufiger von Arbeitslosigkeit, insbesondere Langzeitarbeitslosigkeit betroffen, werden häufig schlechter gestellt und sind von vielfältigen Altersdiskriminierungen (etwa Karriereabstieg, Zugang zu Schulungen oder Weiterbildungen, Aufstiegsmöglichkeiten) betroffen.

Dies zeigt deutlich die tiefgreifende Bedeutung der Auffassung von der sozialen Konstruktion der Lebensalter. Die wesentlichen Rahmenbedingungen der letzten Lebensjahrzehnte sind sozial konstruiert, sie sind kein Naturereignis und nicht die Folge eines biologischen Alterungsprozesses. Selbst für den kompetentesten Älteren sind diese Rahmenbedingungen aber nur bedingt beeinflußbar und zugänglich. Individuelle psychologische Modelle haben somit hier ihre Grenze. Was aber andererseits nicht bedeutet, diese Rahmenbedingungen (individuell wie politisch) nicht beeinflussen zu können.

4.5 Abschließende Bemerkungen

Bilanzieren wir unsere bisherigen Erörterungen zur Gerontologie: Wenn wir die beiden Grundfragen betrachten, die wir zu Beginn gestellt haben (Wer ist alt? Gibt es etwas Besonderes am alten Menschen?), dann ist eine vorläufige Antwort darauf schon möglich.

Der Kern dieser Antwort: Das Alter ist hauptsächlich eine historisch-soziale Konstruktion. Es hat keinen Sinn über chronologische, biologische, psychologische oder soziologische Altersgrenzen zu reden, wenn dies aus dem Auge verloren wird. Altersgrenzen, die, wie wir gezeigt haben, obendrein nur sehr unklar formuliert werden können. Wer heute alt ist und was dies für die betreffende Person bedeutet und was das Besondere daran ist, wird durch historisch-soziale Konstruktionen bestimmt. Aufgabe gerontologischer Forschung kann und muß es zunächst einmal sein, diese Konstruktionen zu erkennen und zu beschreiben und sich nicht an ihrer Herstellung zu beteiligen! Das heißt, daß es zunächst einmal unsinnig ist, die Frage „Wer ist alt?" mit wissenschaftlichen Methoden zu beantworten. Denn wie gezeigt, führen diese Versuche nur zu vielen überflüssigen Untersuchungen und Definitionsversuchen, wann ein Mensch aus der Perspektive einer bestimmten Wissenschaft als alt bezeichnet werden kann. Keiner dieser Versuche aber kommt umhin, letztlich durch bestimmte Entscheidungen eine Altersgrenze festzulegen. Denn keine wissenschaftliche Untersuchung kann beweisen, daß ein älterer Mensch bei einem bestimmten biologischen Leistungsabbau oder bei einer bestimmten psychischen Veränderung alt oder krank ist. Sie kann lediglich die jeweilige Veränderung feststellen. Womit aber zunächst nur eine Andersartigkeit oder Unterschiedlichkeit aufgezeigt wurde. Die Gefahr ist nun groß, daß die Wissenschaft sich bei ihrer Festlegung, was alt ist, an den ohnehin vorgefundenen Konstruktionen für „Altsein" orientiert, etwa an gängigen Maßen für die Leistungsfähigkeit und Gesundheit des Menschen oder an diversen gesellschaftlichen Altersgrenzen.

Fruchtbarer erscheint insofern die Perspektive, zu untersuchen, wie und wodurch in dieser Gesellschaft Menschen alt gemacht werden, wie die Konstruktion des Alters durch Medizin, Biologie, Psychologie, aber auch durch Politik, Medien, Kultur, Gesellschaft und letztlich auch durch junge und alte Menschen geschieht. Hier gibt es aber noch eine erhebliche Zurückhaltung in der Gerontologie, dies zu untersuchen. Wir halten es andererseits für dringend geboten, dies zu verändern. Denn die Frage „Wer ist alt?“ ist heute nicht mehr sinnvoll zu beantworten; sie muß ersetzt werden durch Fragen wie die folgenden: „Wie wird ein Mensch alt gemacht?“, „Warum geschieht dies?“, „Welche Funktion hat dieser Konstruktionsprozeß für den einzelnen, einzelne Gruppen oder Institutionen oder für die Gesamtgesellschaft“. Oder: „Welche Rückwirkungen haben die derzeitigen Konstruktionsprozesse (des Alt-machens) und deren Ergebnisse (die so „konstruierte“ Gruppe der Älteren) auf Staat, Kultur und Gesellschaft?“

Die Gerontologie muß sich hierbei auch damit auseinandersetzen, daß ihr Wirken unter Umständen von Modellen über das Alter beeinflußt wird. Diese Modelle stehen heute noch vor der Gefahr, zwischen einem diskriminierenden Defizitmodell und einem genauso problematischen leistungsorientierten Kompetenzmodell hin- und herzupendeln. Der Aufbau einer Alterskultur bleibt, was das Alter sowieso ist, ein sozialer Konstruktionsprozeß. Hier stehen wir – auch in der Gerontologie – aber noch am Anfang.

Letztlich: Hinsichtlich der Besonderheiten des Alters ist äußerste Vorsicht angebracht. Wir müssen bedenken, daß viele Forschungsarbeiten in der Gerontologie mit dieser Perspektive begannen, und auch heute noch beginnen. Die meisten sind aber als gescheitert einzustufen. Die Unterschiede zwischen Älteren sind zu groß, die Unterschiede zwischen Jüngeren und Älteren meist zu klein, als daß sich vorschnell besondere Merkmale des Alters aufzeigen lassen. Bedenken Sie zudem: Auf der Grundlage der These von der sozialen Konstruktion der Lebensalter hat diese Fragestellung auch weitgehend ihren Sinn verloren. Denn wenn die Gesellschaft die Möglichkeiten der Lebensalter konstruiert, wenn einer Person aufgrund ihres Alters der Zugang zu bestimmten Lebensbereichen zugeschrieben oder aberkannt wird, dann hat es wenig Sinn, nach der Besonderheit des Alters zu fragen. Fraglos gibt es diese, aber sie wurde sozial konstruiert. Dies heißt auch immer: Es könnte anders sein.

4.6 Der Nutzen der Gerontologie für die Pflege

Bereits unsere bisherigen Ausführungen können – neben dem gerade erwähnten Fazit – für Pflegende einiges deutlich machen.

- Zunächst einmal sind die eigenen Altersmodelle kritisch zu hinterfragen. Die Wahrscheinlichkeit von Defizit- oder leistungsorientierten Kompetenzmodellen beeinflußt zu werden, ist recht groß.
- Die soziale Konstruktion des Alters macht auch vor den Institutionen der Altenhilfe nicht halt. Die Struktur der Hilfsangebote, der Um-

gang des Pflegepersonals mit Bewohnerinnen u.v.m. tragen häufig ihren Teil dazu bei, alte Menschen erst alt zu machen, etwa indem die Unselbständigkeit von Bewohnerinnen durch die Pflegenden gefördert wird.

Wie in anderen Bereichen auch, führt eine intensive wissenschaftliche Beschäftigung mit einem Thema immer zu einer Fülle von Nachteilen. Den wichtigsten wollen wir hier „systematische Erfassung des Alters/Alterns" nennen. Darunter verstehen wir den Versuch, Alter/Altern nach bestimmten Maßstäben festzulegen, also zu entscheiden, was generell durch den Alterungsprozeß geschieht, was „erfolgreiches" Altern ist, welche Bedürfnisse Menschen im Alter haben, haben können und haben dürfen, welcher Unterstützung sie bedürfen, was eine alternsgerechte Ernährung, Wohnform, Beschäftigung, Sexualität, Bildung usw. ist. Kurz: Unser Altern wird zu einem Riesenprojekt, es geschieht nicht einfach, sondern muß bereits in jungen Jahren geplant werden. Mit wissenschaftlicher Hilfe gelingt uns dabei die Definition von Planzielen sowie von Mitteln und Wegen, diese zu erreichen. Nur: Dieser Prozeß führt auch zu vielen gesellschafts- oder sozialpolitischen Veränderungen, die nun einerseits Chancen oder Hindernisse für die Standortbestimmung älterer Menschen sein können, andererseits mit Sicherheit das Altern heutiger und zukünftiger Generationen verändern werden. Ob diese Veränderungen immer zum Besten der Betroffenen sein werden, ist noch eine weitgehend offene Frage. Denn wie häufig bei großangelegten (wissenschaftlichen und politischen) Projekten, wird zwar viel über, aber wenig mit den Betroffenen geredet.

Für Sie als (zukünftige) Altenpflegerin hat dieser Prozeß der Verwissenschaftlichung unter anderem die Konsequenz, daß Sie in ihrer Ausbildung zunehmend mehr „professionelles" wissenschaftliches Wissen erlernen. Viele Wissenschaften (Medizin inklusive der Gerontopsychiatrie, Geragogik, Psychologie, Soziologie) liefern ihnen einen beachtlichen Fundus (vermeintlich) sicheren Wissens.

Dies hat nun Vor- und Nachteile: Der offensichtlichste Vorteil ist zunächst einmal, daß Sie eine sichere Grundlage für ihr berufliches Handeln gewinnen, denn Wissen erwerben bedeutet, mit vielen Situationen oder Problemen (besser) zurechtzukommen. Nun zum wichtigsten Nachteil: in unserer mittlerweile mehrjährigen Tätigkeit in der Aus- und Weiterbildung von Altenpflegerinnen erleben wir leider auch immer die Schattenseite professioneller, wissenschaftlich fundierter Ausbildungen: Die Orientierung am Mythos wissenschaftlichen Wissens führt bei vielen Altenpflegerinnen zu einer doppelten Verunsicherung, und zwar hinsichtlich ihrer eigenen Person als auch hinsichtlich der zu Betreuenden. Das Vertrauen auf die Richtigkeit eigener und fremder Bedürfnisse, Gedanken, Wünsche oder Handlungen fehlt, solange diese nicht durch gesicherte Erkenntnisse (der Wissenschaft) gerechtfertigt sind. Die dadurch erreichte Orientierungslosigkeit schafft häufig mehr Probleme im Arbeitsalltag als allen Beteiligten recht sein kann. Bei aller Verwissenschaftlichung der Pflegeberufe: Einen behutsamen Umgang mit dem wissenschaftlichen Wissen können wir nur empfehlen. Nicht alles, was Sie denken, fühlen oder empfinden, ist schon falsch, nur weil es nicht wissenschaftlich bestätigt wurde.

5 Die Beanspruchungen des Altenpflegeberufs

Carla ist seit 15 Jahren Altenpflegerin. Sie arbeitet auf einer Wohn- und Pflegeeinheit mit 41 Bewohnerinnen, von denen 23 schwer pflegebedürftig sind. Carla hat vor 2 Jahren die Wohnbereichsleitung übernommen; sie hat allerdings keine entsprechende Fortbildung besucht, was sich in nächster Zeit laut Pflegedienstleitung auch nicht ändern wird. Der Bereich von Carla hat 10 Vollzeitstellen, von denen allerdings seit langem nur 8 besetzt sind, weil das Haus kein Personal findet. Neben Carla ist nur eine weitere examinierte Altenpflegerin im Bereich beschäftigt, alle anderen Kolleginnen sind nicht oder nur unzureichend ausgebildet (Pflegehelferinnen oder Helferinnen mit pflegefremder bzw. ganz ohne Ausbildung).

Der knappe Personalbestand des Wohnbereichs führt dazu, daß Carla – gerade wenn noch jemand durch Urlaub oder Krankheit ausfällt – immer wieder länger bleiben muß. Auch am Wochenende springt sie immer wieder ein. Das letzte vollständig freie Wochenende hatte sie vor 7 Wochen. Die Problematik vergrößert sich noch durch die seit Oktober 1993 geltende Heimpersonalverordnung und deren Durchführung im Heim, nach der Pflegehelferinnen viele bislang durchgeführte Tätigkeiten nicht mehr tun dürfen. Daraus ergibt sich eine noch stärkere Arbeitsbelastung für die beiden examinierten Altenpflegerinnen.

Die starke Arbeitsbelastung führt dazu, daß Freiräume für wichtige Verwaltungstätigkeiten kaum bestehen, da Carla oft in der Pflege mithelfen muß. Den Dienstplan für die letzten drei Monate hat sie deswegen meist am freien Wochenende Zuhause gemacht. In letzter Zeit rufen ihre Heimleitung und Mitarbeiterinnen Carla auch immer öfter Zuhause an, wenn irgendetwas im Wohnbereich geregelt werden muß. Die hohe Überstundenzahl und diese Anrufe bewirken, daß sie kaum noch Abstand von ihrer Arbeit gewinnen kann.

Auch wenn es auf den ersten Blick überzogen und unrealistisch scheint, ist dieses Beispiel auch im Jahre 1994 sicher keine Seltenheit für eine erste Beschreibung der Arbeitsbedingungen in der Altenpflege, wie alle dort Arbeitenden sicher wissen. Ähnliche (und weitere) Ergebnisse finden wir, wenn wir uns die Befragungen von Altenpflegerinnen anschauen, die im Rahmen verschiedener Untersuchungen bislang vorgenommen wurden (etwa Stengel 1990, regelmäßige Berichte in der Zeitschrift Altenpflege).

Bevor wir darüber hinausgehend die Ergebnisse wissenschaftlicher Untersuchungen darstellen, sind vorab drei wichtige Anmerkungen unerläßlich.

5.1 Vorüberlegungen

1. Im deutschsprachigen Raum ist der Altenpflegebereich wissenschaftlich wenig untersucht. Während für den Krankenpflegebereich mittlerweile eine Vielzahl mehr oder weniger differenzierter Studien vorliegen (etwa Büssing 1992, Galuschka, Hahl, Neander & Osterloh 1993, Güntert, Orendi & Weyermann 1989, Herschbach 1993, Mergner 1992, Schlüter 1992), lassen sich entsprechende Arbeiten für den Altenpflegebereich kaum finden (eine der wenigen Ausnahmen sind etwa die Forschungen der Arbeitsgruppe um Kurt Landau an der Universität Hohenheim in Stuttgart; vgl. Landau 1991, Landau & Imhof-Gildein 1990, Landau, Imhof-Gildein & Schreiber 1991).
   Dies gilt, obwohl durch den Kontakt mit Altenpflegerinnen schnell deutlich wird, daß die Belastungen im ambulanten und stationären Bereich sehr hoch sind, und Verbesserungen im Interesse der Pflegenden und der Bewohnerinnen dringend geboten sind. Desweiteren machen Analysen des Arbeitsmarktes Altenpflege ebenfalls seit langem darauf aufmerksam, daß in diesem Beruf „irgendetwas nicht stimmen" kann, denn der Personalnotstand, die Verweildauer im Beruf, die Fluktuation (Stellenwechsel) oder die Fehlzeiten sind überdurchschnittlich hoch. Ebenso deutlich ist mittlerweile, daß trotz der Zunahme des Personals in den letzten 20 Jahren durch die Verkürzung der Jahresarbeitszeit und die Zunahme schwer Pflegebedürftiger sowohl im ambulanten als auch im stationären Bereich keine Entlastung der Pflegenden einerseits, keine oder nur eine geringfügig verbesserte Versorgung der Bewohnerinnen erfolgte.
   Verfolgt man die diesbezüglichen Diskussionen oder Stellungnahmen in Fachzeitschriften, dann tauchen immer wieder dieselben Begriffe oder Vorstellungen auf, die gegen die bekannten Arbeitsbelastungen ins Feld geführt werden: Supervision, Balintgruppen, verbesserter Personalschlüssel, optimalere Organisation der Arbeit, Rückzugsmöglichkeiten fürs Personal, bessere Qualifikation usw. Wir würden nun keineswegs bestreiten, daß diese Maßnahmen für Einzelpersonen oder -teams zu einer spürbaren Entlastung und Verbesserung der Arbeitsbedingungen führen können. Wir bestreiten auch nicht, daß ein

verbesserter Personalschlüssel, eine höhere Qualifikation des Personals oder die generelle Einführung von Supervision in die Altenpflege diese im allgemeinen deutlich verbessern würden. Aber damit ist es nicht getan! Warum, wird deutlich, wenn Sie sich wesentlich besser untersuchte Berufsgruppen anschauen, beispielsweise aus der Krankenpflege oder der Industrie. Denn trotz vieler Forschungsanstrengungen existieren
a) auch in diesem Bereich noch viele Wissenslücken und sind
b) die Arbeitsbedingungen nicht wesentlich verändert worden.

2. Eine umfassende Beurteilung der menschlichen Arbeit ist immer erst dann möglich, wenn einige grundlegende Fragen geklärt sind. Was für Fragen das sein können, wollen wir ausschnittsweise für den Altenpflegebereich verdeutlichen:
   a) Wie sollen gesamtgesellschaftlich die erforderlichen Pflegeleistungen erbracht, organisiert und finanziert werden? Damit ist etwa gefragt, welche Berufsgruppen Pflege erbringen sollen. Bekanntlich ist der Beruf der Altenpflegerin typisch für Deutschland. In anderen Ländern fehlt er als Ausbildungsberuf. Eine Neuordnung der Pflegeberufe wird derzeit aus vielen Gründen gefordert und diskutiert. So soll die Berufsausbildung in der Pflege aus berufspolitischen Gründen andere Züge bekommen. Hierbei wird etwa gefordert:
      - eine stärkere Eigenständigkeit gegenüber anderen Berufsgruppen
      - die Abkehr von einer Orientierung, Unterordnung oder Beherrschung durch die Medizin oder diesbezüglicher Krankheitsvorstellungen, ohne „vom Regen in die Traufe“, also zu einer Versozialwissenschaftlichung der Pflege zu kommen,
      - eine gemeinsame Grundausbildung aller Pflegeberufe,
      - die Schaffung eines einzigen und einheitlichen Pflegeberufs, der die verschiedenen Einsatzfelder (Kranken-, Alten-, Familienpflege u. ä.) abdecken kann,
      - die Eingliederung in das duale Berufsausbildungssystem oder
      - eine Akademisierung der Lehrerinnen usw.

      Weiterhin werden in Zukunft veränderte Qualifikationen für die Pflege erwartet oder gefordert, etwa hinsichtlich der Bedeutung gerontopsychiatrischen, rehabilitativen oder gesundheitsfördernden Wissens oder der sogenannten Schlüsselqualifikationen.

   b) Ein weiterer Fragenkomplex betrifft die Organisation der Pflegeleistungen. Das im Zusammenhang mit dem Gesundheitsstrukturgesetz und der Pflegeversicherung viel diskutierte Kürzel „Ambulant vor stationär“ spielt auf diesen Themenbereich an.

- Sollen die Pflegeleistungen so weit wie möglich ambulant erbracht werden, also durch Sozialstationen, betreutes Wohnen u. ä.?
- Welche Aufgabe haben dann die stationären Altenpflegeeinrichtungen? Sind sie das Zuhause für eine doch recht große Gruppe älterer Menschen oder – wie es sich in den letzten Jahren abzeichnet – für maximal ein bis zwei Jahre die letzte traurige Station hochgradig verwirrter, multimorbider, bettlägriger, schwerstpflegebedürftiger Höchstaltriger?
- Welchen Zweck und welches Ziel hat die Arbeit im Altenpflegebereich generell? Geht es um „Überpflege", also um die teilweise bis vollständige Abnahme elementarer Selbstpflegeaktivitäten, wie Essen oder Waschen? Geht es um die Erhaltung der vorhandene Fähigkeiten, Aktivitäten oder Ressourcen? Geht es um Kompetenzerweiterung, also um die fragwürdige Interpretation neuerer gerontologischer Erkenntnisse, denen zufolge Heimbewohnerinnen mit immer neuen „aktivierenden" Heimstrukturen, Beschäftigungsinitiativen, Aktivierungs- oder Trainingsangeboten „beglückt" werden? Oder geht es letztlich darum, älteren Menschen ein Leben in Selbstbestimmung und Selbständigkeit zu ermöglichen, dessen Rahmenbedingungen von den Betroffenen selbst definiert werden?

Wenn diese (und weitere) Fragen geklärt sind, wenn die jeweiligen Ziele oder Wünsche unterschiedlichster Interessensgruppen zu diesen Fragen geklärt sind, kann das politische und gesellschaftlich-soziale Handeln beginnen. Dies heißt, es kann begonnen werden, eine Altenhilfestruktur aufzubauen, die diesen Anforderungen gerecht wird. Hier ist zur Zeit aber viel in Bewegung (siehe Kapitel 1.3). Die Beurteilung und Bewertung der Arbeitsbelastungen in der Altenpflege wird sich immer an den Antworten auf diese Fragen messen lassen müssen, denn von ihnen hängt ab, welche Belastungen überhaupt entstehen und wie diese bewertet oder in Kauf genommen werden!

Daran sollen und können wissenschaftliche Untersuchungen zur Arbeitsbelastung der Pflegenden nichts ändern. Sie sollen dies nicht, weil die Wissenschaft den Menschen nicht die Entscheidung, wie sie leben und arbeiten wollen, abnehmen darf. Sie können dies nicht, weil die Erfahrung zeigt, daß wissenschaftlichen Erkenntnissen gar kein so hoher Stellenwert zukommt. (So werden etwa die Veränderungen der beruflichen Altersgrenze in den letzten Jahren durch alle möglichen Überlegungen beeinflußt, nur offensichtlich nicht durch die Erkenntnisse der Gerontologie, andernfalls wäre die Diskussion über eine generelle Anhebung dieser Grenze auf 65 nicht denkbar gewesen.)

3. Generell kann gesagt werden, daß die Situation bei der Untersuchung menschlicher Arbeitsprozesse recht unübersichtlich ist. Dies deshalb, weil sehr verschiedene Berufsgruppen sich damit beschäftigen. Hinsichtlich der zugrundegelegten oder verwendeten Grundvorstellungen, Theorien, Untersuchungsansätze oder Meßmethoden ist es derzeit eben ein Riesenunterschied, wenn jemand fünf oder sechs Jahre Maschinenbau, Medizin, Psychologie oder Soziologie studiert hat und sich anschließend mit dem Thema Arbeitsbelastung beschäftigt. Das ist der Grund, warum selbst bei „einfachen" Arbeitsbelastungen, etwa das Rückenschmerzen und -schäden auslösende Heben und Tragen in der Pflege, lediglich die Feststellung, daß dies wohl ein Problem ist, schnell gelingt. Eine Einigung über die Ursachen und Verbesserungsvorschläge dauert meist wesentlich länger. (Wenn letztere in den Bereich politisch oder gesellschaftlicher Gestaltungsaufgaben hineinreichen, verzögert sich dies dann noch einmal um etliche Jahre, etwa bei der Anerkennung von Rückenbeschwerden durch die Berufsgenossenschaften als Berufskrankheit.)
In den letzten Jahren gibt es andererseits erfreuliche Versuche, dieses Chaos durch gemeinsame Arbeiten und durch Integration der verschiedenen Ansätze zu beheben. Wir wollen im folgenden einige Ansätze und deren Ergebnisse darstellen, dabei aber die Gemeinsamkeiten mehr berücksichtigen als die Unterschiede.

5.2 Die Arbeitswissenschaft: Belastung und Beanspruchung

Die Grundlage arbeitswissenschaftlicher Untersuchungen zu Arbeitsbelastungen im deutschsprachigen Raum ist der sogenannte Belastungs-/Beanspruchungsansatz. Dieser Ansatz wurde in den 70er und 80er Jahren entwickelt, mit dem Ziel, die menschliche Arbeit zu analysieren, zu messen, zu beurteilen und letztlich so zu gestalten, daß sie mindestens ausführbar und erträglich, nach Möglichkeit aber an Zumutbarkeit und Zufriedenheit orientiert sein sollte.

- Ausführbarkeit meint, daß eine Tätigkeit überhaupt langfristig von den Arbeitenden ausgeführt werden kann. Dies ist beispielsweise bei der Pflege Schwerstpflegebedürftiger in der Altenpflege nicht der Fall, da Lagerungen oder Waschungen nur mit der Hilfe von Kolleginnen oder Hilfsmitteln gelingen.
- Erträglich ist eine Arbeit, wenn geeignete Stelleninhaberinnen sie ohne Gesundheitsschäden ausführen können. Die Schäden an Wirbelsäule und Skelett bei vielen Altenpflegerinen weisen daraufhin, daß die Arbeit in Teilbereichen auch nicht erträglich ist.

- Zumutbar ist eine Arbeit, wenn sie den gegebenen wirtschaftlichen, technischen, rechtlichen und gesellschaftlichen Randbedingungen entspricht. Die Arbeitszeiten in der Altenpflege (Überstunden, Schaukeldienst) sind in diesem Sinne teilweise nicht mehr zumutbar.
- Zufriedenheit spricht die subjektive Einstellung des/der Arbeitenden zu ihrer Tätigkeit an.

Durch die Orientierung an diesen Kriterien sollte die menschliche Arbeit zugleich erträglicher (für den Menschen) und ertragreicher (für den Betrieb) werden, letztlich also auch immer bewertet werden, inwieweit dies bereits gegeben ist.

Die Grundüberlegung des arbeitswissenschaftlichen Ansatzes ist nun die, daß bei der Arbeit bestimmte belastende Ursachen (Belastungen) auf den Menschen einwirken, und daß diese zu bestimmten Wirkungen beim Menschen (Beanspruchungen) führen. So führt etwa das Heben oder Tragen von Bewohnerinnen (Belastung), zu einer Ermüdung der Muskeln (Beanspruchung) und langfristig zu Erkrankungen des Muskel-Skelett-Systems (Beanspruchungsfolgen, Schädigungen). Oder Schichtarbeit (Belastung) führt zu Schlaf- und Appetitstörungen (Beanspruchung). Diese Beispiele machen bereits deutlich, daß bei einer Tätigkeit nicht pauschal von einer Gesamtbelastung ausgegangen wird, sondern vielmehr von unterschiedlichen Teilbelastungen, hier etwa körperlicher (Heben, Tragen) oder organisatorischer Art (Arbeitszeit, Nachtarbeit). Jede Teilbelastung wird wiederum in ihrer Belastungshöhe und Belastungsdauer erfaßt. Sie kann mit anderen Teilbelastungen in Beziehung gesetzt werden. Dann zeigen sich gegebenenfalls Kumulations- oder Kompensationseffekte, also etwa gegenseitige Verstärkungen oder Entlastungen. Außerdem spielt eventuell die zeitliche Lage in einer Arbeitsschicht eine Rolle für die Wirkung einer Belastung auf den Menschen, sie muß also auch erfaßt werden.

Die Wirkung von Belastungen ist nun zunächst einmal individuell verschieden, da jeder Mensch

- mit unterschiedlichen Eigenschaften, Fähigkeiten, Fertigkeiten, Bedürfnissen und Handlungskompetenzen ausgestattet ist, die zu entsprechend unterschiedlicher Beanspruchung bei gleicher Belastung führen; Beispiel Hebe- und Tragebelastungen: Es ist leicht einzusehen, daß diese Belastungen je nach Körpergröße und -kraft zu unterschiedlichen Beanspruchungen führen. Wenn jemand über Hebetechniken verfügt, etwa durch einen Kinästhetik- Lehrgang, sind die Handlungskompetenzen vergrößert und die Belastung entsprechend geringer.
- auch über sehr verschiedene Möglichkeiten und Ressourcen verfügt, die Arbeitsbelastungen abzupuffern, zu kompensieren oder durch Entlastungsphasen auszugleichen. Beispiel Schichtarbeit: Alten-

pflegerinnen, die Nachtschicht machen, sind zunächst einmal alle derselben Belastung ausgesetzt: Verschiebung der Phasenlage von Arbeit und Schlaf, Arbeiten zu physiologisch „ungünstigen“ Zeiten, soziale Probleme, da andere Menschen ja „gegenschichtig“ leben, was Freizeitaktivitäten aller Art mit anderen Menschen schwierig macht. Je nach Lebensbedingungen ergeben sich aber durchaus unterschiedliche Beanspruchungen aus dieser Belastung. Denn je nach Ausprägung der im folgenden (ohne Anspruch auf Vollständigkeit) genannten Faktoren gelingt eine Umstellung der Phasenlage mehr oder weniger gut und kommen weitere Be- oder Entlastungen hinzu: ruhige Wohnung; verkehrsarme oder -reiche Straße, an der die Wohnung liegt; Anzahl der Mitbewohnerinnen, Familienmitglieder u. ä., die tagsüber aktiv sind, und mehr oder weniger viel Lärm machen; Anzahl der Kinder oder kinderlos, alleinerziehend oder nicht, Lebensalter usw.

In der Praxis wird zur Feststellung einer bestimmten Belastung/Beanspruchung, die jeweilige Arbeit zunächst in ihrer Tätigkeitsstruktur und hinsichtlich ihrer Arbeitsabläufe erfaßt. Hierbei geht es um eine lückenlose Erfassung der Pflegetätigkeiten und des entsprechenden Zeitaufwandes sowie um die zugrundeliegende organisatorische Situation, unter der die Arbeit getan werden muß (bauliche Bedingungen, Einrichtung und Ausstattung, Organisation der Pflege u.v.m.).

Zur weitergehenden Belastungsanalyse sind in der Arbeitswissenschaft spezielle Verfahren entwickelt worden, etwa das sogenannte Arbeitswissenschaftliche Erhebungsverfahren zur Tätigkeitsanalyse (kurz: AET). Wir wollen dieses Verfahren hier nicht vollständig vorstellen, sondern lediglich einige mögliche Untersuchungsbereiche, etwa die Arbeitsumgebung und die tätigkeitsspezifischen Anforderungen. Die Umgebung läßt sich weiter einteilen in:

- die physikalisch-chemische Arbeitsumgebung: Beleuchtung, Klima, Lärm, Schadstoffe usw.;
- die organisatorische Arbeitsumgebung: Personalschlüssel, Anerkennung durch Vorgesetzte, fachliche Unterstützung, Aufstiegschancen, Möglichkeiten zur Weiterbildung, häufige Überstunden, Zeitdruck usw.;
- die soziale Arbeitsumgebung: Möglichkeiten zum Teamwork, konfliktträchtige Hierarchien;
- die ökonomische Arbeitsumgebung: Grundgehalt, Überstundenhonorierung u. ä.

Die Anforderungen können eingeteilt werden in:

- muskuläre (mit weiteren Unterteilungen in statische Haltungs- und Haltearbeit und in schwere und einseitige dynamische Arbeit),

- sensumotorische (Koordination von Bewegung und Sinnen),
- reaktive (Umsetzen von Information in Reaktion),
- informatorische (Aufnahme und Verarbeitung von Information) und
- geistig-kreative Anforderungen.

Im folgenden wollen wir ausschnittsweise einige Ergebnisse arbeitswissenschaftlicher Untersuchungen zur Altenpflegearbeit nennen:
- Häufig finden sich ungünstige bauliche Bedingungen, etwa zu kleine Flächen der Bewohnerzimmer, zu schmale Flure, zu wenig Badezimmer und ein ungünstiger räumlicher Zuschnitt der Pflegearbeitsplätze.
- Die Arbeitsumgebung der Pflegenden gefährdet diese recht hoch. Zwar sind Umgebungsbelastungen wie Lärm, Schwingungen oder Klima recht gering, aber die Pflegetätigkeiten sind nur wenig mechanisiert (mechanisierbar). Dadurch ist der körperliche Einsatz recht hoch und die Gefahr von Verletzungen oder Erkrankungen ist es dementsprechend auch. So führt etwa das Betten und Lagern zu einem hohen Maß an schwerer dynamischer Arbeit sowie zu statischer Haltungs- und Haltearbeit. Diese körperlichen Anforderungen können mit anderen Frauentätigkeiten – etwa in Industrie und Verwaltung – nicht verglichen werden, sondern eher mit der Belastung männlicher Industriearbeiter.
- Die hohe Aufgabenbreite führt bei den Pflegenden zu einem häufigen Tätigkeitswechsel und zu Arbeiten an verschiedenen Stellen im Wohnbereich. Dadurch wird eine Anpassung der Arbeitsumgebung an die eigene Person meist unterlassen. Mit der Folge, daß ungünstige Bedingungen für viele Pflegende in Kauf genommen werden: Klassische Beispiele aus diesem Bereich wären etwa höhenverstellbare Betten oder Arbeitsplatten.
- Hinsichtlich der Belastung durch Informationsaufnahme und -verarbeitung zeigt sich bei Pflegetätigkeiten eine im Vergleich zu anderen Berufsgruppen (Verwaltung, Industrie) hohe Belastung. Diese wird hervorgerufen durch häufigen Tätigkeitswechsel, hohe Konzentration, komplexe Entscheidungen unter Zeitdruck und fehlende Besprechungs- und Beratungsmöglichkeiten bei der Entscheidungsfindung.
- Hinsichtlich der Organisation der Altenpflegearbeit finden sich folgende Mängel:
  - Schichtarbeit und hohe Überstundenanzahl,
  - der Anteil des Hilfspersonals ist teilweise sehr hoch,
  - die Übergabezeiten zwischen zwei Diensten sind häufig zu kurz,
  - eine Pflegeplanung fehlt häufig, genauso wie konkrete Dienst- oder Arbeitsanweisungen oder korrekt geführte Dokumentationssysteme,

- der Ausgleich zwischen Arbeitsspitzen und Leerlaufphasen gelingt wenig und Kombinationsmöglichkeiten zwischen verschiedenen Tätigkeiten werden nicht genutzt,
- es findet häufig keine Kontrolle von Pflegemaßnahmen statt,
- die Visitenzeiten werden nicht aufeinander bzw. mit dem Ablauf der Pflegetätigkeiten abgestimmt,
- Zubereitungsarbeiten für die Speiseversorgung der Bewohnerinnen werden oft vom Pflegepersonal durchgeführt,
- es zeigt sich immer wieder die Übernahme von Botengängen sowie von anderen pflegefremden Tätigkeiten durch das Pflegepersonal.

Um nun die Folgen dieser Belastungen auf den Gesundheitszustand der Altenpflegerinnen zu erfassen, werden die Beanspruchungen derselben bei ihrer Tätigkeit gemessen und ihr Gesundheitszustand und ihre subjektive Befindlichkeit erfaßt. Hierbei zeigen sich:

- keine Ermüdungsreaktionen des kardio-vaskulären Systems wohl aber der Muskeln im Schulter- /Rückenbereich,
- Katecholaminausscheidungen verweisen auf psychische Belastungen vor allem gegen Schichtende,
- der Gesundheitszustand ist gekennzeichnet durch Erkrankungen der Wirbelsäule, des Bewegungsapparates, Herz-Kreislauf-Erkrankungen und Allergien, einige dieser Erkrankungen nehmen mit zunehmendem Alter, Dauer der Berufstätigkeit und Qualifikation zu;
- das subjektive Befinden ist gestört durch Kopfschmerzen, Nervosität, Streßgefühl, Abgeschlagenheit, Leistungschwäche, Rücken-/Nakken- /Schulterbeschwerden,
- Burnout-Meßinstrumente zeigen niedrige bis mittlere Werte.

Zusammen mit den Belastungen und Beanspruchungen aus dem Freizeitbereich und dem Privatleben der Personen (aufgrund der dortigen weiteren Belastungs- und Entlastungsmöglichkeiten), den langfristigen Belastungsauswirkungen und früheren Situationen aus Arbeits- und Privatleben ergeben sich ein Fülle potentieller Belastungen und Beanspruchungen, die nicht nur in unterschiedlichem Maß aufeinander einwirken, sondern auch vielfältig untereinander abhängig sind. Die Arbeitswissenschaft versucht diesem komplexen Wirkungsgefüge mit entsprechend komplexen Methoden gerecht zu werden, und zwar mit der Modellierung in sogenannten Wirkungsnetzen. Hier liegen aber derzeit noch keine konkreten Erkenntnisse zur Arbeitsbelastung in der Altenpflege vor. Jedenfalls nicht derart, daß bestimmte Krankheitsbilder mit bestimmten Beanspruchungsfolgen (etwa Burnout) oder Belastungen ursächlich verknüpft werden können.

5.3 Die Arbeits- und Organisationspsychologie

Der Arbeits- und Organisationspsychologie geht es um die Beurteilung von Arbeitstätigkeiten und der organisatorischen Umgebung aus psychologischer Sicht. Hier hat sich im deutschsprachigen Raum ein Ansatz durchgesetzt, der hauptsächlich die psychische Regulation von Arbeitstätigkeiten betrachtet, also wie die Arbeitenden selbst ihre Tätigkeiten regulieren und repräsentieren. Letzteres bezieht sich auf die inneren Modelle oder Vorstellungen, die die Arbeitenden sich von ihrer Arbeitsumgebung und -aufgabe sowie von sich selbst machen. Auf der Grundlage dieser Modelle und der Ziele ihres Arbeitshandelns regulieren die Arbeitenden ihre Arbeitstätigkeiten, daß heißt verkürzt gesagt: sie legen fest, was, wann und wie gemacht wird, um das Arbeitsziel zu erreichen.

Hierzu bedarf es noch zwei Ergänzungen. Einmal wird deutlich, daß auch die Arbeits- und Organisationspspychologie die äußeren Arbeitsbedingungen untersuchen muß, denn diese beeinflussen die Möglichkeiten, überhaupt etwas regulieren zu können, natürlich sehr stark, wie etwa das Beispiel Fließbandarbeit verdeutlicht. Zum anderen benötigt die psychologische Untersuchung der Regulation von Arbeitstätigkeiten einen Bewertungsmaßstab, nachdem bestimmte Tätigkeiten in ihrer Auswirkung auf die menschliche Psyche als positiv oder negativ beurteilt werden können.

Solche Kriterien wurden auch aufgestellt, sie ähneln teilweise den oben benannten arbeitswissenschaftlichen Kriterien (Ausführbarkeit, Zumutbarkeit u. ä.), gehen aber an einer entscheidenden Stelle darüber hinaus. Denn neben der Forderung, daß die Arbeit ausführbar sein muß, den Arbeitenden nicht schädigen oder beeinträchtigen sollte, wird auch gefordert, daß sie persönlichkeitsfördernd sein soll. Darunter wird die „Aufrechterhaltung und Weiterentwicklung sowohl körperlicher als auch geistiger Fähigkeiten und motivbezogener Voraussetzungen" (Büssing 1992, 60) beim Menschen verstanden.

Dies geschieht etwa dann am besten, wenn die Arbeitsaufgabe von einer gewissen Vielfalt geprägt ist und nicht nur einseitige, monotone Verrichtungen verlangt werden. Die Möglichkeit eigener Entscheidungsfindung sowie Tätigkeitsspielräume sind weitere Bedingungen für persönlichkeitsfördernde Arbeitsplätze.

Auf der Grundlage dieser hier bruchstückhaft skizzierten Theorien geht die Arbeits- und Organisationspsychologie ähnlich vor, wie die Arbeitswissenschaft. Auch hier werden bestimmte Verfahren entwikkelt, um Arbeitsplätze oder – Tätigkeiten beurteilen und bewerten zu können. Für den Pflegebereich hat hier vor allem Andre Büssing in den letzten zehn Jahren etliche Arbeiten vorgelegt, allerdings ausschließlich für den Krankenhausbereich.

Wir wollen die verwendeten Verfahren kurz vorstellen, um deutlich zu machen, wie eine entsprechende Analyse und Bewertung der Pflegearbeit im Krankenhaus erfolgt. Es geht hier um die sogenannte Tätigkeits- und Arbeitsanalyse für das Krankenhaus bzw. für das Psychiatrische Krankenhaus (kurz: TAA-PKH), die in zwei Versionen existiert, einer objektiven (TAA-PKH-O) und einer subjektiven (TAA-PKH-S). Erstere mißt die „objektiven" Arbeitsbedingungen, wie Arbeitsaufgaben, Organisation der Arbeit u. ä., letztere die persönlichen Wahrnehmungen von Organisation und Arbeitstätigkeit. Die TAA-PKH-S ist ein Fragebogen, der Fragen zu folgenden Bereichen enthält (ausschnittsweise nach Büssing 1992, 162):

- Tätigkeits-/Qualifikationserfordernisse und – chancen.
  Hier geht es um die qualifikatorischen Anforderungen, die Aufgabenvielfalt, Qualifizierungschancen oder Verantwortung.
- Spielräume und personenbezogene Ressourcen.
  Hier geht es um Autonomie, Mitbestimmungschancen, um Kooperation und Kommunikation, um Feedback durch die Vorgesetzten oder Unterstützung durch die Kolleginnen.
- Streßbezogene Anforderungen.
  Hier wird die psychische Belastung erfaßt, sozialer Streß, die Klarheit oder Widersprüchlichkeit der Arbeitsanweisungen u. ä.

Mittels solcher Verfahren versucht die Arbeits- und Organisationspsychologie zu erfassen, inwieweit Arbeitstätigkeiten in ihrer Struktur zu psychischen Fehlbeanspruchungen führen und - darüberhinausgehend – inwieweit sie speziellen wünschenswerten Anforderungen an menschliche Arbeit (Persönlichkeitsförderung) entsprechen oder genügen. Leider liegen uns keine diesbezüglichen Studien aus dem Bereich der Altenpflege vor. Wir wollen aber kurz auf einige Ergebnisse der letzten Studie von Büssing (1992) aus dem Bereich psychiatrischer Krankenpflege eingehen, da ähnliche Resultate in der Altenpflege vermutet werden können (s. Mybes 1993, Voss 1990).

Büssing ging es in seiner letzten Arbeit darum, den Zusammenhang von Pflegetätigkeit, Organisationsstruktur und Pflegenden zu untersuchen. Übertragen auf die Altenpflege geht es dabei – neben vielen anderen Aspekten – um folgendes: Die stationäre Altenpflege kann auf sehr verschiedene Art getan werden. Dies hängt z. B. vom Pflegekonzept des Hauses ab, also welche Vorstellungen Träger, Heimleitung, Pflegende von ihrer Arbeit haben und welche Aufgabe letztlich als vorrangig betrachtet wird (satt und sauber, aktivierende Pflege, Förderung der Selbstpflege o. ä.).

Die gestellte oder gewünschte Aufgabe kann wiederum auf verschiedene Weise erfüllt werden. Das zeigen Untersuchungen zur Organisation der Pflegetätigkeit: Anzahl und Aufgabe der Hierarchieebenen, Arbeitszeiten, Pflegesysteme, Anzahl und Aufgabe einzelner Berufsgruppen u.v.m. können sich von Heim zu Heim deutlich unterscheiden. Je nach Aufgabe und Organisationsstruktur hat nun die geleistete Arbeit unterschiedliche Auswirkungen auf die Pflegenden, etwa hinsichtlich der Motivation, Belastung, Wohlbefinden, Zufriedenheit mit Kolleginnen, Leitung, Bezahlung u. ä. Es macht diesbezüglich einen Unterschied, ob eine Altenpflegerin in einem Heim mit einer starren, vielschichtigen Hierarchie arbeitet, in dem auf der Grundlage der Funktionspflege gearbeitet wird, sehr große Wohn-/Pflegebereiche zu versorgen sind, die anfallenden Aufgaben hoch arbeitsteilig bearbeitet werden (also verschiedene Personen und Berufsgruppen erledigen bestimmte kleine Teile der insgesamt zu erledigenden Pflegeaufgaben).

Oder ob diese Pflegende in einem Heim mit einer flachen Hierarchie, auf der Grundlage der Gruppenpflege und geringer Arbeitsteilung in enger Kooperation mit anderen arbeitet. So fand Büssing etwa bei seinen Untersuchungen in psychiatrischen Krankenhäusern einen motivierenden Aspekt von eigenständigen Zielsetzungs- und Entscheidungsmöglichkeiten sowie erhöhter Anforderungsvielfalt. Eine solche Organisationsstruktur führt andererseits unter Umständen zu einer erhöhten psychomentalen Belastung, die sich in hierarchischen Strukturen nicht findet, hier dominieren physische Belastungen. Solche zusätzlichen psychischen Belastungen können durch partizipative Führungsstile und den damit teilweise verbundenen unklaren oder widersprüchlichen Arbeitsaufträgen entstehen oder auch durch die bei Teamarbeit notwendige vermehrte Kooperation und den verstärkten Regelungsbedarf mit anderen.

Vergleichbare Untersuchungen aus der Altenpflege sind uns nicht bekannt. Unsere langjährigen Erfahrungen in der Weiterbildung von Altenpflegerinnen zeigen uns aber, daß die Organisationsstruktur und die Aufgabenstellung in Heimen häufig zu Problemen führen. Letztere ist nicht selten unklar oder kann aufgrund des Personalmangels nur lückenhaft bewältigt werden. Hinsichtlich der Organisationsstruktur fehlt es häufig an Gesamtkonzepten für einzelne Heime und die Kooperation zwischen unterschiedlichen Berufsgruppen und Arbeitsbereichen ist mangelhaft. Neue Konzepte (Gruppenpflege, übergreifende Dienste, gerontopsychiatrische Pflege, biographisches Arbeiten, Validation) werden häufig eingeführt, ohne hinreichend zu überprüfen, was ihr Sinn im Haus sein kann, wie und ob sie überhaupt unter den gegebenen Umständen machbar sind und – vor allem immer noch – ohne hinreichende Absprache mit den Pflegenden.

5.4 Die Streß- und Burnoutforschung

Standen wir bisher noch vor recht übersichtlichen Bereichen, so sieht dies bei der Streß- und Burnoutforschung schon ganz anders aus: Für diesen Bereich gibt es eine große Fülle an Theorien, Untersuchungen und Literatur. Da sich zumindestens die meisten Autoren darin einig sind, daß Burnout und Streß zusammenhängen können und daß Burnout eine Art Spätfolge von Streß ist oder sein kann, beginnen wir beim Streß.

5.4.1 Streß

Die Streßphysiologie

Die klassischen wissenschaftlichen Beschreibungen der körperlichen Streßreaktion entstanden bereits zu Beginn unseres Jahrhunderts durch den Physiologen Cannon (in den 20er Jahren) oder durch den bekannten Streßforscher Hans Selye (in den 30er und 40er Jahren). Demnach ist eine Streßreaktion eine Art körperliche Alarm- oder Notfallreaktion durch die körperliche Energien mobilisiert werden, um eben diesen Notfall zu überwinden (etwa einen körperlichen Angriff, eine Verletzung, Schmerz, Kälte u. ä.). Ein Streßreiz führt zu einer Alarmreaktion, einer anfänglichen Schockphase (der sogenannten Schrecksekunde) in der die Reaktionsfähigkeit und die Widerstandskraft vermindert sind (sehr starke Streßreize, wie Autounfälle, Überfälle o. ä. führen bekanntlich zu längeren Schockphasen), danach kommt der Mensch in die Widerstands- oder Aktivitätsphase in der körperliche Energien zur Abwehr des Streßreizes mobilisiert werden. Hält der Streßreiz jedoch über längere Zeit an (etwa weil er so stark ist oder mehrere Reize nacheinander kommen) und kann nicht bewältigt werden, kommt es zur Erschöpfungsphase, da der Körper sich weder erholen kann noch für längere Zeit über ausreichende Energien verfügt. In der Erschöpfungsphase läßt sowohl die Widerstandskraft gegen den Streßreiz als auch allgemein nach (dadurch erhöht sich unter Dauerstreß z. B. die Infektionsanfälligkeit). Bei erfolgreicher Bewältigung des Streßereignisses normalisiert sich der physiologische Zustand wieder.

Wir können Streß also als eine Form körperlicher Aktivierung verstehen. Das spezifische physiologische Aktivationsmuster eines Menschen hängt von sehr vielen Faktoren inner- und außerhalb des Körpers ab. Eine langandauernde Überaktivität eines physiologischen Reaktionsmusters führt zu einer Störung des körperlichen Gleichgewichts und damit unter Umständen zu einer Organstörung. Zu welcher, das hängt von vielen Faktoren ab, etwa dem aktivierten Reaktionsmuster, eventuellen organischen oder genetischen Prädispositionen, dem Streßbewältigungsverhalten u. ä. Daraus wird es verständlich, warum manche Menschen eine erhöhte Infektionsanfälligkeit unter Streß zeigen, andere Herz- Kreislauf-Störungen usw.

Und: Die physiologischen Aktivationsmuster sind keine automatisch ablaufenden Reaktionen zwischen Umwelt und Körper, psychische Einschätzungs- und Bewertungsprozesse spielen dabei eine wichtige Rolle. Eine ausschließlich physiologische Betrachtung des Stresses kann also lediglich aufklären, wie die menschliche Physiologie auf Streß reagiert, nicht aber, wann und warum eine spezifische Reaktion auftritt. Dazu bedarf es einer psychologischen Streßforschung, die die Art der erfolgten Wahrnehmungs- und Einschätzungsprozesse erforscht.

Die Streßpsychologie

Die Grundannahme psychologischer Streßmodelle ist insofern auch, daß es keine objektiven Streßreize gibt. Erst in einem komplizierten Miteinander von Person und Umwelt entscheidet sich, wie ein Mensch eine Belastung erlebt. Nach dem bekannten Streßmodell von Richard Lazarus ist auf seiten der Person vor allem die subjektive Einschätzung wichtig, also die individuelle Bedeutung einer Belastung. Diese Bedeutung ergibt sich zunächst in der sogenannten primären Einschätzung. Hier wird beurteilt, inwiefern eine Belastung, etwa Lärm,
- uninteressant,
- positiv oder
- streßreich ist.

Lärm am Arbeitsplatz ist vielleicht uninteressant, wenn lediglich Routinetätigkeiten ausgeführt werden, die keine starke Konzentration erfordern. Positiv kann Lärm sein, wenn er ein lästiges Gespräch beenden hilft. Streßreich kann Lärm sein, wenn er bei einer dringenden, alle Konzentration erfordernden Arbeit auftritt. Dies kann als zusätzliche Beanspruchung erlebt werden oder aber als Herausforderung an die eigenen Kräfte oder Fähigkeiten, die Arbeit sogar unter ungünstigen Bedingungen zu schaffen.

Nachdem die erste Einschätzung und Bedeutung einer Belastung geklärt wurde (Also was liegt an? Was ist los?), erfolgt in einem zweiten Schritt die Beurteilung der Bewältigungschancen. Lazarus nennt dies sekundäre Einschätzung. Hierbei geht es zunächst um die Frage „Was kann gegen die Belastung getan werden?“, also um die Beurteilung der persönlichen und sozialen Mittel, die zur Auseinandersetzung mit der Belastung notwendig sind, und die zur Zeit zur Verfügung stehen. Beim

Lärm wären das etwa alle Möglichkeiten der Lärmvermeidung oder -verminderung (etwa Fenster oder Türen schließen) oder Unterstützung durch andere, damit die aktuelle Arbeit eher beendet werden kann. Anschließend wird nach geeigneten Bewältigungsformen gesucht. Lazarus nennt vor allem drei Bewältigungsformen:

- direkte Aktionen;
- Aktionshemmung;
- intrapsychische Bewältigungsformen.

Direkte Aktionen sind alle Tätigkeiten, die jemand gegen eine Lärmbelastung unternehmen kann. Das können direkte Aktionen gegen die Lärmverursacher sein, also Bitten oder Forderungen, den Lärm zu unterlassen. Oder aber die Auswirkungen des Lärms werden vermieden, etwa dadurch, daß die Arbeit an einem anderen Platz erledigt wird oder die Türen und Fenster geschlossen werden. Aktionshemmung bedeutet letztlich, vom Streßereignis Lärm so gelähmt zu sein, daß gar nichts unternommen und die Sache einfach laufen gelassen wird. Unter Umständen werden dadurch aber negative Emotionen eingedämmt und Streß reduziert. Wenn Lärm lähmt, verhindert dies etwa die Entstehung von Wut gegen den Verursacher. Das kann hilfreich sein, wenn Konflikte oder Streitereien mit anderen Menschen sehr angstbesetzt sind, so angstbesetzt, daß sie unter Umständen mehr Streß erzeugen als der eigentliche Lärm.
Mit intrapsychischen Bewältigungsformen sind alle Versuche gemeint, die Folgen von Lärm im eigenen Kopf zu mildern. Bekannt sind z. B. Verleugnungs- oder Verdrängungsversuche, etwa hinsichtlich des Lärmstärke oder ihrer Konsequenzen („Mich stört der Lärm überhaupt nicht.")

Vor dem Hintergrund dieser Streßtheorie wird sicher deutlich, wie vielfältig und unterschiedlich Menschen letztlich auf Streß reagieren können; es hängt von ihrer persönlichen Einschätzung ab, ihren Ressourcen und ihren gelernten Bewältigungsformen. Wir können somit nicht sagen, daß diese oder jene Arbeitsbelastung in der Pflege bei allen Pflegerinnen diese oder jene Konsequenz hat. Umgekehrt haben aber weder Lazarus noch die mit seiner Theorie arbeitenden Forscherinnen nun alle Streßreaktionen zum persönlichen Problem der Betroffenen erklärt und damit die Bedeutung der Umwelt gegenüber den persönlichen Einschätzungsprozessen heruntergespielt. Beides – die Arbeitsbelastung und die persönliche Einschätzung und Bewältigung – spielt eine Rolle. Und beides zeigt sich im jeweiligen Einzelfall und ist in Abhängigkeit von der individuellen Person und der vorgefundenen Arbeitsbelastung eng miteinander verbunden.

Einige der im Pflegebereich gemachten Untersuchungen und ihre festgestellten Ergebnisse stellen wir im nächsten Unterkapitel vor.

5.4.2 Burnout

„Es scheint bei Menschen in unterschiedlichsten Lebenspositionen ... ein Syndrom zu existieren, dessen phänomenaler Kern so gleichartig ist, daß sich Beobachtern die Benennung mit einem gemeinsamen Namen aufdrängt“ (Burisch 1989, 6). Unterschiedlichste Lebenspositionen bedeutet vor allem, daß eine Vielzahl von Berufen (keineswegs nur die sogenannten helfenden Berufe) und diese auch qualifikations-, status-, prestige- oder hierarchieübergreifend betroffen sind. Der gemeinsame Name für das vielfach festgestellte und belegte Syndrom ist eben Burnout. Dieser Begriff wurde im Jahre 1974 von dem US- amerikanischen Psychoanalytiker Herbert Freudenberger eingeführt, der bei ehrenamtlichen Mitarbeiterinnen in alternativen Selbsthilfe- und Kriseninterventionseinrichtungen einen Wandel von anfänglicher Aufopferungsbereitschaft und hohem Engagement zu Zuständen der Erschöpfung, Reizbarkeit und Zynismus feststellte. (Es sei an dieser Stelle angemerkt, daß weder die Einführung eines Begriffes für ein Phänomen noch die vielfache Untersuchung desselben durch die Wissenschaft, bedeuten, daß dieses Phänomen erst seit diesem Zeitpunkt existiert. Wie lange also Burnout oder ähnliche Phänomene bei welchen Gruppen existieren und welche Folgen dies bislang hatte, wissen wir folglich nicht.)

Einigkeit besteht bislang darin, „daß Burnout eine negative, beeinträchtigende Erfahrung ist, einen Verlust an Energie bedeutet, bzw. Symptome von Erschöpfung beinhaltet und mit einem Rückzug der Helfer aus der Arbeit oder mit reduziertem Engagement verbunden ist. Darüber hinaus stimmen viel Autoren darin überein, daß Burnout ein Prozeß ist, und manche versuchen, unterschiedliche Stadien zu bestimmen“ (Enzmann & Kleiber 1989, 63). Und: in vielen Fällen wird Burnout als eine Spätfolge von Streß verstanden. Speziell zum Burnout in der Altenpflege gibt es nur wenige Studien, die in etwa die folgenden typischen Ergebnisse zeigen:

- Generell ist der Burnoutgrad in der Altenpflege nicht sehr hoch. Andere Berufsgruppen, wie etwa Ärztinnen, Krankenschwestern, Sozialarbeiterinnen zeigen in der Regel höhere Burnoutwerte.
- Je ausgebrannter eine Person ist, desto wahrscheinlicher sind psychosomatische Beschwerden, vor allem Herz– und Magenbeschwerden sowie Abgeschlagenheit.
- Je höher das Burnout, je höher ist der Drogenkonsum (Alkohol, Zigaretten, Kaffee, Medikamente). – Burnout tritt bei Frauen häufiger auf, insbesondere in der Ausbildung.
- Je vielfältiger die Arbeitsaufgaben sind, desto weniger häufig ist ausbrennen.
- Je ungünstiger der Personalschlüssel, desto stärker ist die Belastung und das empfundene Burnout.

- Ausweichmöglichkeiten, also Möglichkeiten den direkten Kontakt zu Klientinnen oder Bewohnerinnen zeitweise zu vermeiden, sind zur Burnoutvermeidung sehr wichtig, insbesondere bei langen Arbeitszeiten.
- Qualifizierte Ausbildungen führen (vermutlich über die dadurch bedingten hohen Ansprüche und Erwartungen) eher zu Burnout als weniger qualifizierte.
- Je mehr Belastungen vorliegen, je höher ist das Burnoutempfinden.
- Je höher die subjektiv empfundene Beanspruchung ist, desto wahrscheinlicher tritt Burnout auf.

Unterschiedliche Ansichten gibt es nun darüber, wodurch dieser Prozeß des fortschreitenden Energieverlustes verursacht wird. Wir beziehen uns dabei in der folgenden Darstellung auf die Arbeiten von Enzmann & Kleiber (1989) sowie Wagner (1993), ohne jedoch ins Detail zu gehen.

5.5 Ursachenerklärungen für Streß und Burnout

5.5.1 Personenzentrierte Ansätze

Gemeinsam ist allen diesen Ansätzen, daß die Erklärungen für den Burnoutprozeß in der Person der Betroffenen liegt, etwa in unrealistischen, zu hohen Erwartungen an die eigene Berufstätigkeit, die durch die konkrete Arbeit dann frustriert oder enttäuscht werden. So können etwa die Ziele der Arbeit so hoch gesteckt werden, daß diese gar nicht oder nur mit einem sehr hohen Energieaufwand erreicht werden. Oder die Diskrepanz zwischen dem Bedarf an und dem Wunsch nach Hilfe und den tatsächlichen Hilfsmöglichkeiten kann zu groß sein, etwa weil die Zeit oder die Hilfsmittel fehlen, keine Finanzierungsmöglichkeiten bestehen oder Vorgesetzte und Kolleginnen die Arbeit nicht wie erwartet unterstützen.

Ebenso können die eigenen Motive für die Arbeit das Burnout unterstützen. Wolfgang Schmidtbauers Buch „Die hilflosen Helfer“ aus dem Jahre 1977 ist in Deutschland eines der bekanntesten Bücher, das in diese Richtung geht. Gemeinsam ist aber all diesen Ansätzen, daß die vom Burnout betroffene Person in einem helfenden Beruf arbeitet, weil sie bestimmte ausgesprochene oder unausgesprochene Motive dazu hat, etwa das Bedürfnis gebraucht zu werden oder nach Macht und Kontrolle. Wenn diese Motive sehr stark sind, können sie das Burnout insofern fördern, als daß trotz ungünstiger Arbeitsbedingungen oder offensichtlich fehlender Bedürfniserfüllung die Anstrengungen beibehalten oder gar verstärkt werden.

5.5.2 Arbeits- und organisationsbezogene Ansätze

Diese Ansätze suchen die Ursache für den Burnoutprozeß mehr in den Arbeitsbedingungen der helfenden Berufe, wie etwa Überforderung, Organisation der Arbeit, Betriebs- und Arbeitsklima, Ausbildung u. ä. Zu diesen Ansätzen zählen auch streßtheoretische Arbeiten, die Burnout auf der Grundlage der oben skizzierten Streßtheorien als Ergebnis andauernden schlecht bewältigten Stresses sehen. Cherniss etwa konzipiert dies in Anlehnung an die Streßtheorie von Lazarus: Burnout ist demnach die Folge einer speziellen defensiven intrapsychischen Bewältigungsform, nämlich eines psychischen Rückzuges, einer Vermeidung und Distanzierung von der Arbeit. Dies wiederum geschieht aus einem Gefühl der Hilflosigkeit heraus, also aus dem Gefühl heraus, die Ursachen des Stresses oder der streßerzeugenden Bedingungen nicht beeinflussen oder verbessern zu können. Ähnlich wie Lazarus sieht auch Cherniss die Ursache für diesen Verlauf der Streßbewältigung nun nicht in einer ungeeigneten Bewältigung durch die Person, die lediglich verbessert werden muß. Vielmehr werden von ihm viele Faktoren aus den aktuellen gesellschaftlich-historischen Lebens- und Arbeitsbedingungen benannt, die – neben persönlichen Faktoren, die natürlich auch eine Rolle spielen – solche defensiven Bewältigungen fördern.

Christina Maslach (eine der bekanntesten und bedeutendsten Burnoutforscherinnen) und ihre Arbeitsgruppe betonen demgegenüber die emotionalen Belastungen, die durch den Kontakt zwischen Pflegerinnen und Bewohnerinnen entstehen, und die (aufgrund von Arbeitsbedingungen und persönlichen Faktoren) nicht oder unzureichend bewältigt werden können. In Deutschland hat eine Münchener Arbeitsgruppe diesen Prozeß unter dem Stichwort „Gefühlsarbeit“ untersucht.

5.5.3 Gefühlsarbeit

Gefühlsarbeit bedeutet zunächst einmal allgemein, daß durch den persönlichen und direkten Kontakt zwischen Menschen bei der Arbeit auch immer eine gefühlsmäßige Dimension angesprochen ist. Diese wiederum ist nicht nur ein unliebsames Nebenprodukt der Arbeit am und für den Menschen, welches eher störend ist, aber in der Begegnung zwischen Mensch und Mensch eben in Kauf genommen werden muß, sondern ein wichtiger und systematischer Bestandteil der Arbeit.

Gefühlsarbeit bedeutet:

Gefühle sind Gegenstand der Arbeit: Damit ist gemeint, daß die Gefühle eines anderen Menschen Gegenstand der Arbeit sind, in der Altenpflege beispielsweise die Gefühle Älterer. Es wird versucht, diese Gefühle durch die Pflegearbeit zu beeinflussen. Dieser Bereich ist in der Altenpflege offensichtlich und offenbart sich nicht nur in Extremsituationen, wie etwa bei Konflikten oder Sterbefällen. Auch im regulären Pflegealltag wird durch die Berücksichtigung individueller Bedürfnisse, durch mehr oder weniger einfühlsame Pflege oder durch Gespräche ein Einfluß auf die Gefühle der Bewohnerinnen oder Klientinnen genommen.

Diese Form der Gefühlsarbeit macht erforderlich, daß die Gefühle anderer wahrgenommen werden können, was natürlich nicht immer einfach ist, da diese unter Umständen nicht so einfach zu erkennen sind. Außerdem ist das, was erkannt wird (etwa Tränen) und das, was erlebt wird (Trauer), nicht dasselbe. Die erlebte Gefühlsqualität kann also immer nur ansatzweise nachempfunden werden.

Weiterhin können Gefühle nicht, wie Gegenstände oder viele Pflegehandlungen, einfach hergestellt oder getan werden. Vielmehr muß unter Einbringung der eigenen Person eine Situation hergestellt werden, die das Erleben bestimmter Gefühle ermöglicht. So wird eine Beeinflussung von Trauer nur möglich, wenn eine Situation hergestellt werden kann, in der die Bewohnerin ausreichend Vertrauen hat, die Trauer auch äußern oder zeigen zu können. Ferner ist ein Trost oder eine Unterstützung für die Trauer nur möglich, wenn die Beziehung zwischen Bewohnerin und Pflegenden eine bestimmte Intensität und Qualität hat. Hierzu ist aber ein emotionales Engagement der Pflegenden, ein zumindestens teilweises Beteiligtsein erforderlich.

Gefühle sind Mittel der Arbeit: Es wird also nicht nur an den Gefühlen gearbeitet, wie oben erläutert, sondern auch mit den Gefühlen. Damit ist gemeint, daß etwa im Rahmen der Pflegetätigkeit Gefühle insofern als Mittel eingesetzt werden, als daß sie Hilfsmittel zum Verständnis Älterer sind oder sein können. In der Psychologie/Psychotherapie wird dafür der Begriff der Empathie, des einfühlenden Verstehens verwendet. Einfühlendes Verstehen ist ein Vorgang bei dem sich in eine andere Person eingefühlt wird, um die dort erlebten Gefühle wahrnehmen und verstehen zu können. Dies ist ein deutlich anderer Vorgang als das Verständnis sprachlicher Sätze oder die Wahrnehmung körperlicher Bewegungen oder Gesten und Mimiken.

Gefühle sind Bedingung der Arbeit: Hiermit ist die Arbeit an den eigenen Gefühlen gemeint, diesmal aber nicht – wie oben –, um die Gefühle anderer direkt zu beeinflussen. Sondern: Zu den Bedingungen der Pflegearbeit gehört auch, daß bestimmte zwischenmenschliche Aufgaben erfüllt werden müssen oder sollen. Denn die Pflege beschäftigt sich nicht nur mit der körperlichen Pflege oder Versorgung, sondern auch mit der emotionalen Pflege der Beziehung zu den Bewohnerinnen oder Klientinnen. Pflegende sollen nett sein, freundlich, unterstützend, sicherheit- und vertrauengebend usw. Hierbei handelt es sich nicht nur um Berufsstereotype, sondern um ernstzunehmende, wichtige und konstitutive Merkmale vieler personenbezogener Dienstleistungen. Diese Bedingungen erfordern aber eine Arbeit an den eigenen Gefühlen, und zwar insofern, als daß diese entsprechend den Zielsetzungen beeinflußt werden müssen. Freundlichkeit oder Wertschätzung als Merkmal einer Beziehung erfordern beispielsweise von den Pflegenden auch das authentische Erleben dieser Gefühle. Sie müssen „wirklich freundlich sein“. Das erfordert auch, gegenteilige Gefühle – etwa Aggression – unter Umständen so weit zu unterdrücken, daß sie nicht zur ausschließlichen Grundlage eigenen Handelns gemacht oder gar unreflektiert ausgelebt werden, die Bewohnerinnen also beschimpft oder geschlagen werden. Letzteres bedeutet nicht – um dies hier auch in aller Deutlichkeit zu sagen –, daß Gefühle wie Aggression oder Ekel keinen Platz im Pflegealltag haben und von den Pflegenden vollständig unterdrückt werden müssen. Im Gegenteil! Es gilt einen dritten Weg, jenseits unreflektierten Auslebens einerseits, Unterdrückung andererseits, zu gehen. Dieser Weg kann hier nur schwer beschrieben werden, da er umfangreiche emotionale Lernprozesse erfordert, um verstanden werden zu können: Es gilt jedenfalls, Gefühle wie Aggression in die Beziehung mit einzubringen. Dies aber so zu tun, daß das Gegenüber nicht körperlich oder psychisch verletzt wird. Oder daß sich zumindestens die Wahrscheinlichkeit, daß dies geschieht, gegenüber alltäglichen Interaktionsformen erheblich verringert.

Gefühlsarbeit gehört zur täglichen Arbeit der Altenpflegerinnen. Sie kann mal gut, mal schlecht gelingen, aber immer muß sie in irgendeiner Form erbracht werden, eben weil sie zu den Grundvoraussetzungen gehört, den Beruf überhaupt tun zu können. Sie enthält folgende prinzipiellen Belastungsmomente:

- Gefühlsarbeit ist oft Mehrarbeit, die – weil von den Pflegenden viel gewünscht – zusätzlich zu der sonstigen Pflegearbeit geleistet wird. Durch diese Mehrarbeit vergrößert sich natürlich die Gesamtbelastung.
- Sie ist asymmetrisch, d. h. die Pflegenden gehen auf die emotionalen Bedürfnisse der Bewohnerinnen ein, umgekehrt ist dies meist nicht der Fall. Dies fördert langfristig das Burnout, hier vor allem den Zustand emotionaler Erschöpfung.
- Es findet oft eine Verschränkung sachlicher und emotionaler Arbeitsanteile statt, sprich: sachliche Arbeitsaufgaben (etwa morgendliches Waschen) werden mittels emotionaler Arbeitsanteile ermöglicht bzw. bewältigt (Widerstände der Bewohnerinnen gegen zu frühes Wecken werden etwa durch Zuwendung abgebaut). Einmal abgesehen davon, daß hier eine problematische Form von Beziehung gepflegt wird, bei

der Gefühle Mittel zum Zweck werden, wird durch diese Verschränkung die ohnehin gegebene emotionale Belastung der Pflegenden durch sachliche Arbeitsanteile zusätzlich erhöht.

Neben vielen möglichen individuellen und gesellschaftlichen Faktoren können nun die Arbeitsbedingungen in der Pflege dafür verantwortlich sein, daß die Bewältigung dieser Arbeit schlecht gelingt. Dazu gehört etwa die gesellschaftliche Organisation der Pflegearbeit, die ja durch die fortdauernde Spezialisierung zu einer Konzentration bestimmter Aufgaben bei den Pflegenden führt. Dazu gehört auch die betriebsspezifische Organisation (Heim, Wohnbereich), die bestimmt, inwieweit Bewältigungshilfen in die Arbeitsabläufe eingebaut werden, etwa Rückzugsmöglichkeiten, soziale Unterstützungssysteme u. ä.

5.5.4 Gesellschaftstheoretische Modelle

Allgemein zählen in diese Kategorie alle Ansätze, die das Leiden der helfenden Berufe auf gesellschaftliche Entwicklungen zurückführen, die in der ein oder anderen Form zu Unvereinbarkeiten, Widersprüchen u. ä. in der Aufgabe dieser Berufe führen. Entwicklungen, die letztlich nicht individuell bewältigt werden können, so daß Erscheinungen wie Burnout zwangsweise auftreten müssen. Um dies einmal konkreter zu machen: Die moderne Gesellschaft wird nicht zu Unrecht „Dienstleistungsgesellschaft" genannt, eben weil zunehmend mehr Dienstleistungen verberuflicht oder professionalisiert werden. Bei personenbezogenen Dienstleistungen, wie etwa der Pflege, geschieht nun aber etwas sehr Auffälliges: Zwischenmenschliche Beziehungsmerkmale, wie etwa Gefühle oder Nähe zwischen Menschen, werden verberuflicht. Das heißt letztlich nichts anderes, als daß Menschen dafür bezahlt werden, anderen Menschen bestimmte Gefühle entgegenzubringen. Dies hat auch für die Pflegenden erhebliche Konsequenzen. So ist z. B. zu fragen, inwieweit die permanente Begegnung mit dem Leiden anderer, mit Krankheit, Tod und Sterben, nicht eine prinzipielle Überforderung der Pflegenden beinhaltet. Eine Verberuflichung (Geld für Leistung) verstellt den Blick womöglich darauf, daß im zwischenmenschlichen Bereich nicht alles machbar ist. Und das zwischenmenschliche Beziehungen nicht wie der Bau eines Autos oder einer Waschmaschine rationell organisiert und bestimmten Berufsgruppen anvertraut werden können, die sich ausschließlich damit beschäftigen.

Zu diesen Ansätzen gerade im Pflegebereich zählen aber auch alle Theorien, die sich speziell mit den Merkmalen und Aufgaben von Frauenberufen beschäftigen, also mit all den Konsequenzen und Belastungen, die sich für die Pflegenden ergeben, eben weil dieser Beruf hauptsächlich von Frauen ausgeübt wird. Dazu gehören die fehlende gesellschaftliche Anerkennung genauso wie Qualifikations- und Aufstiegsdefizite oder die Doppelbelastung durch Beruf und Familie. Merkmale, die ja aufgrund der bisher referierten Theorien, durchaus burnoutfördernd sind. So führt etwa arbeitswissenschaftlich betrachtet die Doppelbelastung durch Haushalt und Beruf nicht nur zu fehlenden Entlastungen von der Arbeit, sondern unter Umständen zu zusätzlichen Belastungen durch Haushalt und Familie. Oder: Fehlende Qualifikationen im psycho-sozialen Bereich erschweren streßpsychologisch gesehen eine nicht-defensive Streßbewältigung, weil die entsprechenden Kompetenzen fehlen. Die Qualifikation erfolgte aber bislang nicht, weil Frauen solche Kompetenzen durch ihr Geschlecht zugeschrieben wurden.

5.6 Verbesserungen der Arbeitsbelastungen

Die bisherigen Ausführungen haben sicher deutlich gemacht, daß das Thema Arbeitsbelastungen der Altenpflege nicht so einfach zu beurteilen ist. Wenn es nun um die Verbesserungen dieser Belastungen geht, dann müssen zwei Seiten betrachtet werden, erstens die Prognosen zur Entwicklung der Altenpflege, und zweitens die aus den Untersuchungen ableitbaren Vorschläge zur besseren Gestaltung der Pflegearbeit.

Prognosen zur Entwicklung der Altenpflege sind derzeit sicher nicht einfach, weil dieser Bereich von sehr vielen nicht abschätzbaren Veränderungen betroffen ist, etwa Gesundheitsstrukturgesetz, Heimpersonalverordnung, Pflegeversicherung. Für den stationären Bereich wird von vielen eine Verstärkung vorhandener Tendenzen prognostiziert, und zwar durch die „Psychiatrisierung der Heime" aufgrund der Zunahme höchstaltriger, dementer Bewohnerinnen und dem damit zusammenhängenden zunehmendem Eintrittsalter, der sinkenden Verweildauer und der steigenden Mortalität.

Die mit diesen Entwicklungen zusammenhängenden strukturellen und rechtlichen Aspekte, die konkreten Versorgungsformen und die institutionelle Eigendynamik sind von den Pflegenden nicht oder nur indirekt zu beeinflussen. Die in dieser Hinsicht und auf dieser Ebene empfohlenen Verbesserungen der Belastung, nämlich Regionalisierung, gemeindenahe Versorgung, Verteilung der Lasten auf viele Schultern, Verknüpfung von ambulanter und stationärer Pflege müssen gesellschaftspolitisch gewollt werden. Ob dies gelingt, ist derzeit zu bezweifeln.

Andererseits verweisen die vorliegenden Untersuchungen darauf, daß unter den gegenwärtigen Umständen auch viele positive Veränderungsmöglichkeiten nicht ausgeschöpft werden (etwa im Bereich Arbeitsorganisation, Arbeitsablauf, Dokumentation, Pflegeplanung, Übergabe, Tagesablauf, pflegefremde Tätigkeiten usw.). Hier können also durch arbeitswissenschaftliche Untersuchungen konkrete Mängel aufgedeckt und auch behoben werden. Eine entsprechende Maßnahme kann nur jedem Haus empfohlen werden, in dem die Organisation zwischen einzelnen Arbeitsbereichen nicht gelingt, in dem eine hohe Personalfluktuation, viele Fehlzeiten u. ä. existieren.

Die Arbeits- und Organisationspsychologie verweist auf einen gewissen organisatorischen Freiraum bei der Durchführung von Pflegetätigkeiten. Die Pflege Älterer vor Ort kann also verschieden organisiert werden. Hier geht es weniger um allgemeine Empfehlungen für die „beste" Organisation eines Heimes, sondern darum, die Aufgabe der Pflegenden und die Organisationsstruktur „hausspezifisch" so zu gestalten, daß möglichst wenig Belastungsmomente auftreten.

Viele offene Fragen existieren derzeit noch hinsichtlich der psychischen Belastung der Altenpflegerinnen. Die oft gefundenen niedrigen Burnout-Werte sind kein Grund zur Beruhigung, insbesondere nicht in einem Beruf, in dem die durchschnittliche Verweildauer nur 5–6 Jahre beträgt. Einer der Kernpunkte der psychischen Belastung, die Gefühlsarbeit, ist für die Wissenschaft zudem noch ein recht dunkler Bereich. Zwar gibt es seit vielen Jahrzehnten in Psychotherapie, Psychologie oder Soziologie Versuche, die Gefühle und ihr Erleben zu beschreiben, und durch Theorien „in den Griff zu bekommen". Aber dieser Bereich läßt sich nun aufgrund seiner Eigenschaften eben nicht so gut wissenschaftlich untersuchen, wie die Arbeitsbelastungen durch Lärm, Desinfektionsmittel oder schweres Heben und Tragen. Dies deshalb, weil die individuelle Gefühlsarbeit jedes Menschen für dritte nur schwer zugänglich ist. Aus diesem Grund liegen auch so gut wie keine Studien zur Gefühlsarbeit im Beruf Altenpflege vor. Aber das ist nicht das einzige Problem: Wir leben in einer Zeit, in der sich vieles verändert: die Einstellung zum Leben und zur Arbeit, Familienstrukturen, die Lebensvorstellungen vieler Frauen, Berufsanforderungen und -wünsche usw. Für die Einschätzung der Gefühlsarbeit in der Altenpflege haben diese Entwicklungen insofern Konsequenzen, als daß sich hier viele Entwicklungen und Veränderungen abzeichnen, diese aber unter Umständen gegenläufige Auswirkungen haben.

Dies sei kurz erläutert: Über eine historische Entwicklung der Pflegeberufe ist mittlerweile viel geschrieben worden, nämlich über die Entwicklung eines traditionellen Frauenberufs, der zu Beginn an angeblichen typischen Fraueneigenschaften anknüpft (Mütterlichkeit, Altruismus), die nicht gelernt werden müssen, und in dem der grundlegende Charakter dieses Berufes sich an anderen Eigenschaften oder Zuschreibungen orientiert, etwa an der angeblichen Fähigkeit oder dem Wunsch der Frauen, dem Mann zu dienen.

Demgegenüber entstanden in den letzten Jahrzehnten deutliche Professionalisierungstendenzen in allen Pflegeberufen, die diesem Bild ein anderes gegenüberstellten: das Bild einer professionellen Pflege, in der – auf wissenschaftlicher Basis – die Grundlagen pflegerischer Tätigkeit in einer qualifizierten Ausbildung erworben werden konnten. Hierzu zählen zweifelsohne auch die Fähigkeiten zur Gefühlsarbeit, zumal hier in den psychosozialen Ausbildungsberufen (Psychotherapie, Beratung) seit Jahrzehnten entsprechende Ausbildungen existieren. Wenn diese Arbeit also Bestandteil der Altenpflege und gemäß dem Ideal der Beziehungspflege sogar ein ganz grundlegender Bestandteil ist, dann müßte sie vor dem Hintergrund der Berufsentwicklung auch professionell gelernt werden. Die Altenpflegeausbildungen der letzten Jahre werden dem auch in Ansätzen bereits gerecht, da hier die sozialpflegerischen und kommunikativen Anteile stark erhöht wurden.

Zur Verbesserung der Belastungen durch die Gefühlsarbeit in der Altenpflege könnte somit abschließend festgehalten werden: Eine stärkere Professionalisierung des Berufs führt zu einer professionelleren Ausbildung, in der bisher als natürlich angesehene Fraueneigenschaften systematisch erlernt werden. Dadurch ist ein kompetenterer Umgang mit dieser Gefühlsarbeit möglich, was wiederum zu einer besseren (Beziehungs-)Pflege führt und natürlich zu einer besseren Verarbeitung der Gefühlsarbeit durch die Pflegenden. Letzteres wiederum senkt die Belastungen durch diesen Teil der Pflegearbeit.

Doch so einfach liegen die Dinge nicht!

1. Als erstes möchten wir auf eine bedenkliche generelle Entwicklung in der Gesellschaft und auch in der Pflege hinweisen, die den gerade beschriebenen Verbesserungen der Pflege und dem damit einhergehenden Belastungsabbau entgegensteht: die sogenannte funktionale Diffenzierung/Spezialisierung. Damit ist gemeint, daß es einen Trend gibt, immer speziellere Funktionen an immer speziellere Berufsgruppen mit immer spezielleren Qualifikationen zu überweisen. Für die Altenpflege gehört unseres Erachtens wenig Phantasie dazu, sich eine Zukunft vorzustellen, in der der stationäre Bereich zur kurzfristigen Endstation für hochaltrige, demente, schwerpflegebedürftige und bettlägerige Menschen wird. Geht der Trend der letzten Jahre so weiter wie bisher, dann bedeutet „kurzfristig“ sicher bald eine Verweildauer der Bewohnerinnen von unter einem Jahr. Es ist leicht einzusehen, daß diese Spezialisierung der stationären Altenhilfe für alle dort arbeitenden Menschen eine extreme Belastung darstellt, und daß die erforderliche Gefühlsarbeit angesichts der extremen Situation (viele Sterbefälle und Demenzerkrankungen) enorm ist. Hier stellt sich die Frage nach

der Grenze des Möglichen. Wieviel dieser Art von Gefühlsarbeit kann ein Mensch eigentlich in welchem Zeitraum bewältigen? Wir warnen deutlich vor einer zuweitgehenden Spezialisierung, weil wir nicht glauben, daß die in dieser Gesellschaft insgesamt geforderte Auseinandersetzung mit der Situation hochaltriger, dementer, schwerpflegebedürftiger Menschen und mit deren allerletzten Lebensabschnitt auf sehr wenige Schultern verteilt werden sollte. Wir glauben nicht, daß diese extreme Belastung auf Dauer gut bewältigt werden kann. Die sogenannten „malignen", also bösartigen Bewältigungsformen (Petzold 1992), setzen deutliche Warnzeichen, etwa Gewalt bis hin zu Tötungsfällen. Hier gibt es andererseits für den ambulanten und stationären Bereich durchaus Ansätze, die zu bewältigenden Probleme anders zu lösen bzw. deren Lösung anders zu organisieren (vgl. etwa Engelke 1987, Plein 1993). Ihre Umsetzung wäre Burnout-Prophylaxe im eigentlichen Sinne: die psychische Belastung der Altenpflegerinnen würde von vorneherein begrenzt. Ballusek (1989, 22) fordert beispielsweise eine „institutionalisierte Rotation". Sie versteht darunter:

- „Die Möglichkeit der gleichzeitigen Ausübung pflegerischer Tätigkeit und verwaltender Tätigkeit (jeweils halbtags) in der gleichen Institution";
- „die Rotation von einer Institution der Altenpflege zu anderen Institutionen mit pflegerischen oder sozialen Aufgaben";
- „die Institutionalisierung einer sozialen und pflegerischen Ausbildung für alle Personen und damit die Möglichkeit, während des ganzen Erwerbslebens soziale bzw. pflegerische Phasen ohne Einkommensverlust in die eigene Erwerbsbiographie integrieren zu können".

5.7 Die Belastungen in der nicht-professionellen Pflege Älterer

Manchmal hat man bei der Lektüre gerontologischer oder soziologischer Literatur den Eindruck, als wenn die Belastungen in der familiären Pflege gar kein Thema wären, weil viel von den strukturellen Veränderungen der Generationsbeziehungen die Rede ist. Hierbei geht es aus dem Blickwinkel dieses Buches vor allem um die sogenannte Ausgliederung der Älteren aus den Familien. Damit ist gemeint, daß eine Tendenz besteht, daß die Familien nicht mehr generationsübergreifend unter einem Dach wohnen, sondern daß die einzelnen Generationen selbständig leben, also auch die älteren Menschen als Kleinfamilie.

Die Ausgliederung der Älteren aus den Familien führt dazu, daß die Versorgung im Falle der Pflegebedürftigkeit oder Krankheit nicht mehr durch die Familien geleistet wird oder werden kann. Damit müssen sozialstaatliche Institutionen diese Leistungen übernehmen, die wiederum finanziert werden müssen. Je nach Ausprägung dieser Sichtweise wird hier eine gravierende Umgestaltung der derzeitigen Versorgungsleistungen vorhergesehen, aber auch ein drohender Generationenkrieg der Jungen gegen die Alten um die knapper werdenden Ressourcen.

An dieser – hier sehr verkürzt wiedergegebenen – Diskussion ist nun einiges stark verzerrt (wie verschiedentlich deutlich gemacht wird; s. Backes 1992). Richtig ist sicher, daß heute eine Kluft besteht zwischen den Anforderungen an Sozial-, Hilfe- oder Pflegeleistungen und dem Angebot. Diese Kluft resultiert aus drei Entwicklungsmomenten der letzten drei Jahrzehnte:

- einer Zunahme an erforderlichen Hilfsleistungen dadurch, daß immer mehr Menschen immer älter und immer kränker werden (was beides übrigens unabhängig voneinander ist bzw. sein kann),
- der Ausbau oder die Veränderung der sozialstaatlichen und gesellschaftlichen Hilfsangebote hat mit diesem zunehmenden Bedarf nicht Schritt gehalten (z. B. aufgrund der Erwerbsgebundenheit der sozialen Sicherungen),
- veränderte Familien-, Arbeits- und Lebensverhältnisse.

Nun läßt sich viel darüber streiten, welche dieser Entwicklungstendenzen denn nun eigentlich das Problem erzeugt, nämlich das Defizit zwischen Hilfsanforderungen und -angeboten, sicher ist es nicht nur die veränderte Familienstruktur und die beklagte Ausgliederung der älteren Menschen aus den Familien. Diese Diskussion verkennt nämlich häufig, daß derzeit 80 – 90% der Pflegeleistungen in den Familien erbracht werden. Zugegebenerweise nicht immer freiwillig, denn fehlende Alternativen und Finanzierungshilfen führen häufig zur „erzwungenen“ Familienpflege, aber nichtsdestotrotz ist es so.

Nun verbindet die Pflege Angehöriger in der Familie zwei Tätigkeitsbereiche miteinander, die viel miteinander zu tun haben, und die vor ähnlichen Problemen stehen: die Haushaltsarbeit oder Hausarbeit und die Pflege. Beides sind Bereiche, die eine stark belastende Arbeit beinhalten: hohe körperliche und psychische Belastungen; lange, diskontinuierliche Arbeitszeiten – auch weit jenseits oder außerhalb der normalen Arbeitszeiten, etwa spät abends oder an den Wochenenden; hohe Anteile an „Gefühlsarbeit“, usw. Beide Bereiche werden überwiegend von Frauen bearbeitet, die gesellschaftliche Anerkennung ist gering, die Entlohnung ebenfalls, die Eingliederung in die normale Erwerbsarbeit fehlt oder ist unvollständig, etwa in bezug auf Ausbildung, Aufstiegschancen, soziale Sicherung u. ä.

Insofern ließe sich vermuten, daß es bei der Pflege Angehöriger in der Familie durch die Frauen zu einer Häufung von Belastungen kommt, etwa dadurch, daß die Arbeitsbelastung durch Hausarbeit plus Pflege zunimmt, daß theoretische und praktische Pflegekenntnisse fehlen, ebenso wie Pflegehilfsmittel und persönliche, soziale und organisatorische Unterstützungsmöglichkeiten. Weiterhin macht der große Verwandtschafts- und Bekanntheitsgrad komplizierter und belastender, was ohnehin durch die Pflegebeziehung entsteht: Konfrontation mit dem Leiden, der Not, der Intimität, dem Körper eines anderen Menschen, Abhängigkeit, Macht und Ohnmacht u.v.m. Die Arbeitsbelastung durch die Pflege Angehöriger trifft häufig Frauen, die selbst die „Pensionierungsgrenze“ (also etwa 65) bereits erreicht haben.

Leider bestätigen Untersuchungen zur Situation pflegender Familienangehöriger schnell diese Vermutungen. Zunächst einmal bleibt festzustellen, daß wir es hier mit einem sozialpolitischen Skandal erster Güte zu tun haben. Die Versorgung pflegebedürftiger Menschen wurde in Deutschland still und heimlich in die Hände der Frauen gelegt. (Nach einer Hochrechnung des Bundesministeriums für Familie und Senioren werden etwa 550.000 der 862.000 Pflegebedürftigen in Deutschland von der Tochter, Ehefrau oder Mutter gepflegt; aus: Heim und Pflege 4/94, 127) Ein Ausbau ambulanter und stationärer Hilfseinrichtungen wurde im Gegensatz zu anderen Ländern nicht vollzogen. Stattdessen wurde die demographische Chance der sogenannten „Fürsorgereserve“ genutzt. Heißt: Im Vergleich zu anderen Ländern gab es in Deutschland während des gesamten 20. Jahrhunderts einen relativ zum Anteil Älterer an der Bevölkerung hohen Anteil von Frauen zwischen 45 und 59 Jahren. Es sind diese Frauen, die die Pflege Älterer überwiegend übernahmen und übernehmen, und die im Gegensatz zu pflegenden Männern spezifischen Belastungen ausgesetzt sind.

Hat die geschlechtsspezifische Arbeitsteilung die Frauen bereits größtenteils an das Haus und an die Hausarbeit, an die Versorgung des Mannes und der Kinder gebunden, so kommt mit der Pflege der Familienangehörigen eine weitere Belastung hinzu, die allerdings die gleichen Züge hat, wie die Familienarbeit generell: sie erfolgt unbezahlt, ohne Unterstützung und Qualifikation, privat und ohne gesellschaftliche Zurkenntnisnahme oder gar Anerkennung, weit außerhalb geltender Arbeits- und anderer Rechtsvorschriften (Löhne, Arbeitszeiten, Sozialversicherungsregelungen, Schutz vor zu hohen Belastungen, Verletzungen oder gar Mißhandlungen u. ä.). Im einzelnen:

– Die Pflege Familienangehöriger hat in der Regel zur Folge, daß die pflegenden Frauen einer Erwerbsarbeit nicht oder nur in minderen Maßen nachgehen können, also ihren Beruf aufgeben müssen, vor der Unmöglichkeit des Wiedereinstiegs stehen, Stundenreduktionen oder vollständige Arbeitslosigkeit in Kauf nehmen müssen. Dies hat natürlich finanzielle Einbußen zur Folge und gilt auch für Frauen, die noch

erwerbstätig sind, aufgrund reduzierter oder jenseits der Normalarbeitszeiten liegender Arbeitszeiten, Arbeitsplatzwechsel oder gering qualifizierter Tätigkeiten. Da die Pflege in ihrer Zeitdauer nicht absehbar ist, die Pflegebedürftigkeit sich aber verändern kann und somit die Belastungen der Pflegenden sich jederzeit erhöhen können, ist jegliche Arbeitstätigkeit auch in ihrem Bestand und Umfang ständig bedroht. Gleichzeitig veringert sich durch die eingeschränkte Möglichkeit zur eigenen Erwerbsarbeit die Teilhabe am sozialen Sicherungssystem und damit die eigene, partnerunabhängige Vorsorge gegen Armut im Alter.
- Die Familienarbeit wird durch die Übernahme familialer Pflegeleistungen zusätzlich belastet. Das insgesamt zu erledigende Arbeitsvolumen erhöht sich unter Umständen erheblich, und zwar nicht nur durch die üblichen und zusätzlichen Haushaltsarbeiten, wie Wäschewaschen, sondern auch durch Belastungen, die sonst in dieser Form nicht anfallen, etwa die Betreuung zweier Haushalte oder schwerkranker, psychisch veränderter familiärer Beziehungen, etwa zwischen den Ehepartnern.
- Für die pflegende Frau verschärft sich natürlich ihre allgemeine gesellschaftliche Situation: Die Möglichkeit, ein eigenständiges Leben zu führen, verringert sich enorm, da die zeitliche Belastung wächst. Gleichzeitig vergrößert sich die finanzielle und psycho-soziale Abhängigkeit vom Ehemann und die Einschränkungen hinsichtlich Zeit, Geld, Urlaub, Freizeit u.v.m.

Aus psycho-sozialer Perspektive zeigen sich erhebliche Belastungen, Konflikte oder Krisen, die durch die Übernahme familialer Pflege entstehen (vgl. Seubert 1991, Urlaub 1988).

Diese beginnen bereits in der Anfangsphase, wenn die anstehende Pflegebedürftigkeit absehbar ist. Dies führt natürlich zunächst einmal zu erheblichen Veränderungen in bezug auf die Alterserwartungen. Die Zielvorstellungen über das Leben der nächsten Jahre oder Jahrzehnte müssen revidiert werden. Sodann muß entschieden werden, wer die Hauptpflegeperson sein wird (Ehefrau oder Ehemann, Kinder). Eine Entscheidung, die in dem komplizierten Feld familiärer Beziehungen getroffen werden muß, und die von vielen Erwartungen, Verpflichtungen und Normen beeinflußt wird, etwa von Solidaritätseinstellungen zwischen Eheleuten oder von der Ablehnung von Hilfen durch die Kinder aus verschiedenen Gründen (Intimitätsschranken, Konflikterwartungen). Weiterhin spielen Ängste und Hilflosigkeitsempfindungen in der Anfangsphase eine Rolle, etwa hervorgerufen durch fehlende Pflegekompetenzen bei hohen Erwartungen der Umwelt. Auch die vielfältigen Umstellungsprobleme der Familienarbeit und der Familienbeziehungen wirken als Belastungsfaktoren, ändern sich hierdurch doch die bisher praktizierten Beziehungsmuster zwischen den Eheleuten oder Familienmitgliedern erheblich, etwa:

- wenn Ehepaare sich voneinander entfremden, weil die Frau den Vater oder die Mutter pflegt,
- wenn die Kinder die Eltern pflegen und die gewohnten Muster zwischen Eltern und Kindern sich umdrehen (weil nun die Eltern wie Kinder von den Kindern gepflegt werden),
- wenn die Beziehungsprobleme zwischen beiden deutlich werden, etwa bei einer autoritären Beziehung zwischen Mutter und Tochter.

Auch die Tagesrhythmen und die zeitliche Beanspruchung verändern sich unter Umständen erheblich, etwa wenn der Nachtschlaf oft unterbrochen wird, Arbeits- und Entspannungszeiten sich verändern, neue Ordnungen aber (erstmal) nicht entstehen oder Rückzugsräume (Freizeit, Urlaub) nicht mehr zur Verfügung stehen.

Letztlich kann es zu Dauerbeeinträchtigungen der eigenen Lebensform kommen, die mit der Übernahme der Pflegebeziehung verbunden sind.

- Sei es, weil sich auf Dauer Kontaktverluste zu anderen Menschen etablieren („nicht mehr raus können"),
- sich bei Ehepaaren die Beziehung zwischen diesen nachteilig verändert, etwa weil der zu pflegende Partner oder die Partnerin sich verändert hat („es ist nicht mehr so wie früher mit ihm/ihr"),
- weil sich dauerhafte Konflikte innerhalb der Pflegebeziehung herausbilden, etwa wenn Krankheit zur Machtausübung über die Pflegenden benutzt wird, es permanente Auseinandersetzungen über „richtige" oder „falsche" Pflegemaßnahmen gibt oder Rücksichtnahme auf die Bedürfnisse der Pflegenden eingeklagt werden („nicht schon wieder betten oder trinken oder oder oder")
- oder weil die Dauerbeanspruchung zu einer permanenten Überforderung führt.

Die Pflege selbst beinhaltet etliche Belastungen, etwa durch

- das Verhalten und die psychische Situation der zu Pflegenden, insbesondere bei Dementen. Niedergeschlagenheit, Aggressivität, eingeschränkte Kommunikationsmöglichkeiten, Gefahr der Verletzung u.v.m. sind hier zu nennen.
- Harn- oder Stuhlinkontinenz, Dekubitus u. a. führen häufig zu Abscheu oder Ablehnung. Die notwendigen Pflegemaßnahmen erzeugen eine erhebliche körperliche und psychische Belastung, etwa beim Waschen, durch Toilettengänge oder umlagern.
- die Pflege dementer Eltern. Hier verändert sich die Beziehung zu diesen erheblich, etwa durch entstehende Abhängigkeiten, Persönlichkeitsveränderungen u. ä.

Ähnlich wie im stationären Bereich führen diese Belastungen unter Umständen zu „malignen“ Formen (Petzold) der Bewältigung, also zu Aggression in Form von Schlagen oder Drohungen, zu Bestrafungen, Isolation, Überdosierung mit Medikamenten, Vernachlässigung u. ä. Bewältigungsformen, die neben den Ausführungen zu den allgemeinen Belastungen der Familienpflege, die Notwendigkeit von Unterstützungs- und Hilfsangeboten deutlich machen.

Diese Angebote sind auch prinzipiell entwickelt, allerdings sicher noch quantitativ und qualitativ unzureichend. Hier ist sicher auf sozialpolitischer Ebene ein enormer Handlungsbedarf gegeben, um die Verteilung der Pflegeleistungen zwischen Familie und Staat umzuschichten. Dazu wäre in erster Linie darüber nachzudenken, durch welche Maßnahmen Pflegebedürftigkeit überhaupt verhindert werden könnte. Nichtsdestotrotz ist ein umfangreicher Ausbau des gesamten stationären, teilstationären und ambulanten Altenpflegebereich notwendig. Darüberhinaus wären sozialpolitische Maßnahmen hilfreich, die den unmittelbar Betroffenen eine familiare Pflege ermöglichen oder erleichtern, und diese anerkennen und honorieren. Hier wären zu nennen: Angehörigengruppen, Beratungsmöglichkeiten, betrieblicher Pflegeurlaub, soziale Absicherung der Familienarbeit u. ä.

Wenn Sie darüberhinaus – jenseits dieser eher politischen Dimensionen – als pflegende Angehörige Hilfe benötigen, dann ist zunächst eine Orientierung vor Ort über die Hilfsangebote notwendig. Diese erfolgt am besten zunächst bei ihrer Krankenkasse oder bei der Allgemeinen Ortskrankenkasse (AOK). Denn insbesondere die Pflegeversicherung dürfte dazu führen, daß diese umfassend über Hilfsangebote informiert sind. Konkrete Hilfsangebote könnten sein:

- Sozialstationen,
- Tages- oder Kurzzeitpflegeeinrichtungen,
- Pflegewohnungen,
- Kurzzeitunterbringungsmöglichkeiten in Heimen,
- Angehörigengruppen (eventuell mit therapeutischer Begleitung),
- Beratungsangebote auf allen Ebenen (medizinisch, pflegerisch, psycho-sozial, sozialpolitisch, gemeinde-/stadtteilbezogen),
- Angehörigenschulen zum Erwerb pflegerischer und psycho-sozialer Kompetenzen (diese werden von der Krankenkasse oder diversen Bildungseinrichtungen angeboten).

Zu diesen Hilfsangeboten – insbesondere zu den Sozialstationen – ist allerdings folgendes zu sagen: Sie sind nach wie vor regional sehr unterschiedlich ausgebaut. Derzeit (trotz oder gerade wegen der Pflegeversicherung) ist ihr Unterstützungscharakter noch alles andere als optimal. Hier ist in erster Linie natürlich die nach wie vor unzureichende

Finanzierung zu nennen, inklusive der häufig undurchsichtigen Ansprüche, in Frage kommenden Hilfsmöglichkeiten, Antragswege usw. Weiterhin verändert sich durch die Hinzuziehung professioneller Pflegekräfte die Pflegebeziehung zwischen allen Betroffenen erheblich, etwa wenn

- die zu Pflegenden eine stärkere oder intensivere Beziehung zu den „Profis“ entwickeln als zu den Angehörigen,
- Mißtrauen gegenüber professionellen „Fremden“ besteht, – Konkurrenz zwischen Angehörigen und Pflegerinnen (auf beiden Seiten) entsteht,
- professionelle Pflege die Ängste, Unzulänglichkeitsgefühle oder das schlechte Gewissen der Angehörigen verstärkt.

Sodann kann professionelle Hilfe häufig nicht das leisten, was erwartet wird:

- So ist etwa der insgesamt mögliche Hilfsrahmen aus finanziellen Gründen relativ eng.
- Für die vielen Probleme oder Fragen bei der Betreuung psychisch veränderter Angehöriger fehlt den professionellen Helferinnen derzeit in der Regel noch die Qualifikation.
- Die Zusammenarbeit, etwa mit dem Hausarzt oder mit anderen Hilfseinrichtungen, funktioniert meist noch nicht sehr gut. Dies mindert die Effektivität der Hilfe erheblich.
- Insbesondere Nachts und an den Wochenenden sind professionelle Helferinnen nicht verfügbar. Dies wird sich zwar unter dem Einfluß der Pflegeversicherung vermutlich ändern, was aber andererseits
  a) eine Zeit dauern wird und
  b) regional mit großen Unterschieden fortschreiten wird.

Diese Einwände sind von uns nicht als Einwand gegen die Benutzung professioneller Hilfe überhaupt gedacht. Sie sollen aber deren begrenzte Möglichkeiten deutlich machen, Sie als Angehörige darauf hinweisen und deutlich vor überzogenen Erwartungen oder Ansprüchen warnen.

5.8 Gewalt, Macht, Aggression

Wer heute aufmerksam die Zeitungen und Medien studiert, wird feststellen, daß insbesondere aus der stationären Altenpflege häufig von „Skandalen“ in Zusammenhang mit Gewaltanwendungen berichtet wird. Tötungen von Heimbewohnerinnen sind hier die Spitze des Eisbergs, Mißhandlungen, Fixierungen und andere Formen der Gewalt folgen.

Insider kennen darüber hinaus auch viele versteckte und/oder indirekte Gewaltanwendungen, etwa durch

- Über- oder Unterdosierung von Medikamenten,
- die Verabreichung von Schlafmitteln oder Psychopharmaka ohne direkte Indikation,
- die zwangsweise Ausübung bestimmter Pflegehandlungen, etwa bei der Körperpflege oder beim Essen und Trinken,
- die bewußte Vernachlässigung oder Ignoranz bestimmter Bedürfnisse, Wünsche oder Erfordernisse einer Heimbewohnerin.

Ferner läßt sich innerhalb des „normalen" Pflegealltages häufig die Frage stellen, inwieweit Ablauf und Struktur Bewohnerinteressen bewußt vernachlässigen, etwa bei der Wahl und Zusammensetzung von Zwei- und Mehrbettzimmern, bei den Weck- oder Essenszeiten, der Mißachtung der Intimität und Privatsphäre der Bewohnerinnen u.v.m.

Umgekehrt berichten Altenpflegerinnen ihrerseits auch immer wieder über Gewalt, die sie von Bewohnerinnen und/oder Angehörigen erfahren, etwa in Form von Beschimpfungen, Schlägen, Kratzen, sexuellen Belästigungen u.v.m.

Natürlich gelten diese Sachverhalte nicht nur für den stationären Bereich, sie betreffen auch den ambulanten Bereich, gleich ob dieser von professionellen oder von nicht-professionellen Pflegenden (etwa von Angehörigen) durchgeführt wird. Alles in allem sind somit mehrere Millionen (pflegende und zu pflegende) Menschen davon betroffen.
Hier gilt es zunächst einmal dreierlei festzuhalten:

1. Professionelle wie nicht professionelle Pflegende müssen sich bei der Ausübung ihrer Tätigkeit mit einem Problem auseinandersetzen, und zwar den eigenen und fremden Ansprüchen an ihr Hilfeverhalten. Damit ist gemeint, daß Pflegetätigkeiten häufig von einer Ideologie der aufopferungsvollen Hilfeleistung durchzogen werden, die den Helfenden kaum noch Freiraum für ihr eigenes Leben läßt. Raubbau am eigenen Körper, psychische Überbelastungen, fehlende soziale Kontakte u.v.m. werden deswegen in Kauf genommen, nur um einem völlig überzogenen, wirklichkeitsfremden und menschenfeindlichen Ideal einer aufopferungsvollen und selbstlosen Helferin nahezukommen. Für die professionelle Pflege bedeutet dies: Rückenschmerzen, Schlaflosigkeit, hohe Überstunden, übermäßige Wochenendarbeit, eingeschränkte Freizeit, hohe psychische Belastung, mangelnde Verarbeitung emotionaler Beanspruchungen durch die Pflegearbeit – um nur einige Konsequenzen zu nennen. Pflegende Angehörige klagen häufig über fehlenden Urlaub, reduzierte Freizeit- und Berufsaktivitäten, Vernachlässigung der eigenen Familie u.v.m. Dieses Ideal helfender Berufe und Tätigkeiten verhindert auch

den angemessenen Ausdruck persönlicher Grenzen, Verletzungen, unzumutbarer Belastungen und Grenzüberschreitungen, und eben auch den Ausdruck erlebter Aggressivität – insbesondere gegenüber den zu Pflegenden.

2. Jede Pflegetätigkeit steht heute vor bestimmten strukturellen Eigenschaften und Problemen, gleich ob sie im ambulanten oder stationären Bereich, durch „Profis" oder durch Laien durchgeführt wird. Neben den bereits genannten Belastungen gehören dazu etwa die Personalsituation in der Pflege, der Ausbildungsstand, die Unterstützung von Pflegeleistungen durch politische und gesellschaftliche Anerkennung, angemessene Honorierung, belastungsvermindernde Arbeitsorganisation u.v.m., aber auch darüber hinausgehende gesellschaftliche Faktoren, wozu schlechte wirtschaftliche und soziale Lebensbedingungen gehören, etwa Arbeitslosigkeit, Wohnungsnot, fehlende sozialpolitische Unterstützungen wie Kindergartenplätze. Eine Bewohnerin, die beispielsweise nach einem Krankenhausaufenthalt plötzlich in ihrer Selbständigkeit stark eingeschränkt ist und daraufhin in ein fremdes Heim eingewiesen wird, ohne eigene Wohnung und eigene Möbel plötzlich ein 20 m² großes (kleines) Zimmer mit einer ihr fremden Person teilen soll, die dann täglich von anderen Menschen gepflegt wird, von denen wiederum etwa die Hälfte nichtmal mit ihr sprechen können, weil sie die deutsche Sprache nicht beherrschen, die zu einer Zeit geweckt wird, die in ihrem bisherigen Leben noch Schlafenszeit war, die in einem großen Essenssaal ihre Mahlzeit neben einer stark verwirrten Bewohnerin einnehmen soll und einmal in der Woche von einem Pfleger in einer Gummischürze „abgeduscht" werden soll, hat bestimmt ein gewisses Aggressionspotential. Begegnet sie nun einer Altenpflegerin, die seit 4 Wochen durchgearbeitet hat, die beständig zwischen verschiedenen Schichten pendelt, um notdürftig die „Personallöcher" zu stopfen, die ohne Unterstützung mit un- oder angelerntem Hilfspersonal arbeitet, die „nebenbei" noch die Schichtleitung macht, die keine „Zeit" hat, ihre Grippe auszukurieren, die kurz vor ihrer Belastungsgrenze (vor dem Zusammenbruch) arbeitet, die körperlich und psychisch völlig erschöpft ist, dann wird vielleicht verstehbar, was passiert, wenn diese Altenpflegerin die Bewohnerin morgens waschen will und diese sich weigert und stattdessen schimpft oder weint oder beides.

Hier ist schnell ein Punkt erreicht, wo beide „ausflippen" und es zu irgendeiner der genannten Gewalt- oder Aggressionsakte kommt. (Sicher ist dieses Beispiel stark überpointiert und wird in dieser Form nicht in jedem Heim täglich vorkommen, aber unsere jahrelange Tätigkeit in der Fort- und Weiterbildung sowie Supervision von Pfle-

genden hat uns gezeigt, daß dies leider auch im Jahre 1995 nicht so selten ist, wie wir es uns erhoffen, sondern eher so häufig, wie wir befürchten. (Und: Die Pflege ist andererseits mit Gewaltphänomenen keine unrühmliche Ausnahme, die nun besonders verurteilt, therapeutisiert oder pathologisiert werden muß. Auch andere Institutionen, etwa Krankenhäuser, Schulen oder Gefängnisse produzieren durch die ihnen zu eigenen Strukturen Phänomene, die sie eigentlich lindern oder verhindern wollen, etwa Krankheit oder Gewalt. Damit sei nun wiederum die Gewalt in der Pflege und anderswo nicht gerechtfertigt oder bagatellisiert als quasi-normale Erscheinung unserer Zeit und Gesellschaft.)
Diese genannten Beispiele lassen sich nun auch noch vielfältig ausdifferenzieren, um den verschiedenen Erscheinungsformen von Gewalt und Aggression gerecht zu werden. Denn es muß nämlich nicht immer die direkte mehr oder weniger schnelle Eskalation der Aggressivität sein. Es kann auch eine im Heim erworbene Inkontinenz sein, die vielleicht Angst oder Einsamkeit signalisiert, aber beim Personal durch die damit verbundene Mehrarbeit Aggressionen weckt. Oder umgekehrt: permanente Diskriminierungen oder Mißachtungen der Intimität und Privatssphäre der Bewohnerin führen nicht zu direkter Aggression (schimpfen, schlagen, beißen), sondern zu indirekten Formen, wie häufiges Einkoten, Essensverweigerungen oder betonter Schwerhörigkeit oder Langsamkeit bei den Tätigkeiten, die die Pflegenden zusammen mit ihr ausführen. (Eine Übersicht über die Vielzahl möglicher Gewaltakte in der täglichen Pflege in Anlehnung an die ATL's gibt eine vom DBfK herausgegebene Broschüre „Gewalt in der Pflege". Die dort vorgetragenen Ausführungen sind zwar äußerst kritisch zu reflektieren, insbesondere in ihrem theoretischen Teil, aber als Anregung zur kritischen Betrachtung des eigenen Arbeitsalltags jeder Altenpflegerin zu empfehlen.)

3. Umgekehrt ist natürlich auch die Beziehung zu einem pflegebedürftigen alten Menschen durch dessen Eigenschaften, Merkmale, Gesundheitsstatus, seine Biographie u. ä. geprägt. Hier gibt es nun – aus welchen Gründen auch immer – sicher Menschen, mit denen eine (Pflege-)Beziehung schwer zu leben ist, die vereinsamt, verbittert, durch Krankheiten verändert, durch schlimme Lebensereignisse geprägt u.v.m. es den Pflegenden auch nicht leicht machen. Sicher ließe sich in dem ein oder anderen Fall durch eine behutsame Beziehungspflege eine gute Pflegebeziehung aufbauen, doch lassen die täglichen Zustände in der Pflege dies häufig nicht zu. Aber auch die Biographie der Pflegenden kann eine gewaltarme Beziehung zu den Bewohnerinnen verhindern, etwa durch Gewalterfahrungen in der eigenen Familie, durch Belastungen außerhalb des Berufs u.v.m.

Die bisherigen Ausführungen (auch in den anderen Kapiteln) zeigen somit, daß die bekannt gewordenen Gewalt- und Aggressionsakte sicher nicht so einfach zu beheben sind, etwa durch moralische Appelle an die Pflegenden, durch Verstärkung der Heimaufsicht, durch Kurse und Gesprächskreise für pflegende Angehörige oder durch sonstige „Feuerwehrmaßnahmen", etwa die schnelle Einführung von Supervision in die Pflege. Sicher sind sie auch nicht zu beheben durch individuelle, kollektive oder institutionelle Verleugnung.

Gewalt, Aggression und Macht in der Pflege hat – das wollten wir deutlich machen – viele Ursache, sie kann somit nicht durch eine Maßnahme verhindert werden. Sie kann auch nicht einseitig erklärt werden, etwa durch rein psychologische Theorien, wie die Frustrations-/Aggressionstheorie, derzufolge Frustrationen (= mangelnde Bedürfnisbefriedigung oder Zielerreichung) aggressives Verhalten fördern. (Einen Überblick über die Vielzahl psychologischer und soziologischer Theorien, die die Entstehung von Agressivität und Gewalt erklären, gibt etwa Grond 1991 in der Zeitschrift Altenpflege, Heft 7–9.)

Dieses Buch kann somit auch keine Lösung, kein fertiges Rezept für den Umgang mit Gewalt, Aggression oder Macht geben. Grundlegend kann sicher nur gesagt werden:

1. Diese Phänomene sollten weder verleugnet, kaschiert oder toleriert werden, sondern bei ihrem Auftreten (am besten frühzeitig) klar benannt und akzeptiert werden.
2. Anschließend muß eine sorgfältige Analyse erfolgen, auf welcher Ebene eine oder mehrere Ursache(n) liegen könnten:
   - Ist es ein individuelles Problem einer Altenpflegerin? Anzeichen: Aggressivität und Gewalt gehen nur von ihr und unabhängig von den Bewohnerinnen aus? Es kann also jeden oder jede treffen.
   - Ist es ein Problem der Bewohnerin?
   - Liegt die Ursache in der Beziehung zweier oder mehrerer Menschen, etwa wenn eine Bewohnerin, die sonst überhaupt nicht agressiv reagiert, immer wenn Pflegerin A Dienst hat, ausflippt?
   - Liegt die Ursache auf der Ebene des Wohnbereichs oder gar des Heimes, etwa durch Personalmangel, zuviel unqualifiziertes Personal, durch eine für dieses Heim nicht geeignete Bewohnerinnenstruktur (etwa durch vermehrte Aufnahme gerontopsychiatrischer Bewohnerinnen, für die die baulichen Bedingungen gar nicht vorliegen)? Dafür kann etwa sprechen, daß die Gewalt gehäuft in einem Heim/Wohnbereich zu beobachten ist.
   - Letzteres kann nun wieder gesellschaftliche Ursachen haben oder durch eine fehlerhafte Geschäftsführung verursacht worden sein, etwa wenn die veränderte Bewohnerinnenstruktur eine Folge der Pflegeversicherung ist und zusätzlich eine Differenzierung des Lei-

stungsangebotes durch die Geschäftsführung versäumt wurde (und somit eine weniger einseitige Bewohnerinnenstruktur und eine abwechselungsreichere Tätigkeit für das Personal).

Diese Ursachenforschung muß unter Umständen mit Hilfe professioneller Beratung geleistet werden, was je nach Art der Ursache, eine Supervision oder Unternehmens- oder Organisationsberatung sein kann. Dies deshalb, weil

a) es hier um ein hoch-sensibles Thema geht, was inner-institutionell nicht so ohne weiteres angesprochen und geregelt werden kann,

b) Gewalt in einer Institution meist in ein sehr komplexes Handlungs- und Beziehungsgeflecht eingebunden ist, was einmal schwer zu durchschauen ist und zum anderen noch schwerer aus sich heraus zu verändern ist – denn es hat ja seinen Grund, daß es so ist, wie es ist.

3. Nachdem die Ursache oder die Ursachen bekannt sind, muß beurteilt werden können, was daran veränderbar ist und was nicht. Veränderbares sollte dann schnellstens verändert, nicht-veränderbares auf jeden Fall und nach Möglichkeit kompensiert werden.

6 Literaturempfehlungen

In diesem Kapitel wollen wir Ihnen einige Literatur empfehlen, die uns zur Vertiefung der hier besprochenen Inhalte geeignet erscheint. Vertiefung bedeutet: Wenn Sie sich über einen der hier behandelten Bereiche informieren wollen, dann kann die unten angegebene Literatur ein Einstieg sein.

Allgemein läßt sich zur Literatur zu diesem Themenbereich sagen, daß viele Schriften von Verbänden, Institutionen der Altenhilfe oder von Ministerien und Wohlfahrtsverbänden herausgegeben werden. Informationen zu diesen Schriften werden von Zeit zu Zeit in den einschlägigen Fachzeitschriften bekanntgemacht oder können von den jeweiligen Institutionen angefordert werden, etwa durch das entsprechende Schriftenverzeichnis. Ansonsten sind sie aber wenig bekannt und zugänglich. Aufgrund der Vielzahl der möglichen Adressaten können wir an dieser Stelle keinen Überblick geben. Lediglich auf zwei dieser Institutionen wollen wir aufgrund ihrer Wichtigkeit hinweisen, auf das Kuratorium Deutsche Altershilfe (KDA) in Köln und auf das Deutsche Zentrum für Altersfragen (DZA) in Berlin. Beide Institutionen haben mittlerweile eine Fülle von Literatur zu einer Vielzahl von altersspezifischen Fragen veröffentlicht, die obendrein in der Regel zum Selbstkostenpreis, also sehr günstig, zu erhalten ist. Ein Überblick ist aufgrund der Vielzahl der Veröffentlichungen hier nicht möglich, fordern Sie dazu das Schriftenverzeichnis von KDA und DZA an:

- Kuratorium Deutsche Altershilfe
  An der Pauluskirche 3, 50677 Köln
- Deutsches Zentrum für Altersfragen
  Manfred-von-Richthofen-Straße 2, 12101 Berlin

Eine Hilfe bei der Literatursuche ist zudem der Band:

Bahr, I. (1993). „Alten.../Alters.../Geronto..." Literatur finden zu Fragen aus Gerontologie und Altenhilfe. Eine Arbeitshilfe. Köln: Kuratorium Deutsche Altershilfe.

Zeitschriften

Über die hier behandelten Themen informieren mittlerweile auch viele Zeitschriften aus dem Pflegebereich.

Für den Altenpflegebereich wären hier zu nennen:
- Altenheim,
- Altenpflege auch für den ambulanten Bereich
- Forum Sozialstation,
- Häusliche Pflege,
- Pflegen ambulant,
- ambulante Pflege,
- Heim und Pflege.

Ferner informieren auch Krankenpflegezeitschriften über gerontologische, geriatrische oder altenpflegerische Themen, etwa
- Pflege-Zeitschrift,
- Die Schwester/Der Pfleger,
- Pflege aktuell,
- Dr. med. Mabuse,
- Pflege,
- das Krankenhaus,
- krankenhaus umschau.

Weiterhin gibt es eine Fülle von Fachzeitschriften, die durch Berufs- oder Wohlfahrtsverbände, Institutionen aus dem Wohlfahrtsbereich, kirchliche Einrichtungen usw. herausgegeben werden, so etwa die von den Pflegeverbänden (Deutscher Berufsverband für Pflege, Deutscher Berufsverband für Altenpflege) herausgegebenen Zeitschriften. Diese Publikationen sind einerseits so zahlreich, andererseits nicht so ohne weiteres in Buchhandlungen, Bibliotheken oder Fachseminaren zugänglich, so daß wir sie hier nicht weiter behandeln. Ein Überblick kann aber den jährlichen Zeitschriftenbibliographien des Deutschen Zentrums für Altersfragen entnommen werden.

Zur Gerontologie:
Im deutschsprachigen Raum gibt es nur wenige bedeutende Zeitschriften zur Gerontologie, die wichtigsten sind:
- Zeitschrift für Gerontologie,
- Zeitschrift für Gerontopsychologie und -psychiatrie

sowie Geriatrische Fachzeitschriften, etwa
- Geriatrie Praxis
- Geriatrie Forschung

Bücher

Hier haben wir unkommentiert eine Auswahl zusammengestellt. Einige der empfohlenen Bücher sind sehr teuer, wir halten sie aber für lesenswert. So kostet der Band von Baltes & Mittelstraß beispielsweise DM 150,–. Eine Anschaffung lohnt sich hier sicher nur in Ausnahmefällen. Aber vielleicht kann der Band in einer Bibliothek entliehen werden. Dies gilt auch für andere Empfehlungen.

Zur Lebenslage/-situation Älterer aus verschiedenen Perspektiven und zur gerontologischen Forschungslage informieren:

Alteninitiativen: Jung & Alt, Berlin u. (Hrsg.). (1989). Morgens um sieben ist der Tag schon gelaufen: der alltägliche Skandal im Pflegeheim (7. Aufl.). Frankfurt/M.: Mabuse.

Bäcker, G., Dieck, M., Naegele, G. & Tews, H.P. (1989). Ältere Menschen in NRW. Düsseldorf: Ministerium für Arbeit Gesundheit und Soziales NRW.

Baltes, P. B. & Mittelstraß, J. (Hrsg.). (1992). Zukunft des Alterns und gesellschaftliche Entwicklung. Berlin: deGruyter.

Bundesministerium für Familie und Senioren (BMFuS). (Hrsg.). (1993). Erster Altenbericht. Die Lebenssituation älterer Menschen in Deutschland. Bonn: BMFuS.

Dirschauer, K. (Hrsg.). (1990). Emanzipiertes Alter. Ein Werkbuch. Göttingen: Vandenhoeck & Ruprecht.

Göckenjan, G. & Kondratowitz, H.J. (1988). Alter und Alltag. Frankfurt/M.: Suhrkamp.

Gronemeyer, R. (1991). Die Entfernung vom Wolfsrudel. Frankfurt/M.: Fischer.

Howe, J. u. (Hrsg.). (1988). Lehrbuch der psychologischen und sozialen Alternswissenschaft. Heidelberg: Asanger.

Infratest, Sinus & Horst Becker. (1991). Die Älteren – Zur Lebenssituation der 55– bis 70jährigen. Bonn: Dietz.

Karl, F. & Tokarski, W. (Hrsg.). (1989). Die „neuen" Alten. Kassel: Kasseler Gerontologische Schriften.

Lehr, U. (1987). Psychologie des Alterns. Heidelberg: Quelle & Meyer.

Lehr, U. & Thomae, H. (Hrsg.). (1987). Formen seelischen Alterns. Stuttgart: Enke.

Naegele, G. & Tews, H. P. (Hrsg.). (1993). Lebenslagen im Strukturwandel des Alters. Opladen: Westdeutscher Verlag.

Niederfranke, A., Lehr, U., Oswald, F. & Maier, G. (Hrsg.). (1992). Altern in unserer Zeit. Beiträge der IV. und V. Gerontologischen Woche am Institut für Gerontologie, Heidelberg. Heidelberg: Quelle & Meyer.

Oswald, W. D., Herrmann, W. M., Kanowski, S., Lehr, U. M. & Thomae, H. (1991). Gerontologie. Medizinische, psychologische und sozialwissenschaftliche Grundbegriffe (2. Aufl.). Stuttgart: Kohlhammer.

Schmidthals, O. (Hrsg.). (1992). die grauen kommen. Chancen eines anderen Alters. Bamberg: Palette.

Strecker, D. (1988). Die Altenrepublik. Fellbach: Körner.

Wahl, H.W. (1991). „Das kann ich allein!": Selbständigkeit im Alter: Chancen und Grenzen. Bern: Huber.

Zander, M. (Hrsg.). (1987). Anders Altsein – Kritik und Perspektiven der Altenpolitik. Essen: Klartext.

Zur Situation der Altenpflege:

Asam, A. (Hrsg.). (1992). Neue Altenpolitik. Sicherung der Pflege durch Sozialplanung. Freiburg: Lambertus.

Beimdick, U., Hollenrieder, J. & Keyser, P. (1992). Der Pflege-Fall. Perspektiven des Alters und der Pflegeberufe. Hamburg: Ergebnisse.

Dörner, K. (Hrsg.). (1991). Aufbruch der Heime. Gütersloh: Hoddis.

Frieling-Sonnenberg, W. (1992). Altenheime in der Krise? Handbuch zu den Perspektiven einer Institution. Hannover: Vincentz.

Garms-Homolova, V. & Schaeffer, D. (1992). Versorgung alter Menschen. Sozialstationen zwischen wachsendem Bedarf und Restriktionen. Freiburg: Lambertus.

Hummel, K. (1991). Öffnet die Altersheime! Gemeinwesenorientierte, ganzheitliche Sozialarbeit mit alten Menschen (4. Aufl.). Weinheim: Beltz.

Karl, F. (1990). Neue Wege in der sozialen Altenarbeit. Freiburg: Lambertus.

Kühnert, S. & Naegele, G. (Hrsg.). (1994). Perspektiven moderner Altenpolitik und Altenarbeit. Hannover: Vincentz.

Voss, H. (1990). Motivation und Organisation im Altenheim. Theorie und Praxis individueller Altenpflege. Hannover: Vincentz.

Zur Arbeitssituation Pflegender:

Landau, K. (1991). Arbeitsbedingungen im Krankenhaus und Heim. München: Bayerisches Staatsministerium für Arbeit, Familie und Sozialordnung.

Kruse, A., Kröhn, R., Langerhans, G. & Schneider, C. (1992). Konflikt- und Belastungssituationen in stationären Einrichtungen der Altenhilfe und Möglichkeiten ihrer Bewältigung. Stuttgart: Kohlhammer.

Wallrafen-Dreisow, H. (Hrsg.). (1990). Ich bin Altenpflegerin. Hannover: Vincentz.

Zur Pflege Angehöriger und ihren Belastungen bzw. Entlastungsmöglichkeiten:

Beratungsstelle für ältere Menschen und ihre Angehörigen (Hrsg.). (1993). Die Unterstützung von Angehörigen älterer Menschen. Hamburg. (Nur bei der Beratungsstelle zu bestellen: Martinistraße 29, 20251 Hamburg).

Bottke, B. (1989). Gesprächskreise und Seminare für pflegende Angehörige. Köln: Kuratorium Deutsche Altershilfe.

Urlaub, K. H. (1988). Krisen, Konflikte und Überforderungstrukturen in familiären Pflegebeziehungen. Eine sozialpsychologische Studie über Bedingungen und Formen der Bewältigung. Wuppertal: Deutscher Paritätischer Wohlfahrtsverband, Landesverband Nordrhein-Westfalen.

Speziell zur Demenz:

Buijssen, H. (1994). Senile Demenz. Eine praktische Anleitung für den Umgang mit Alzheimer-Patienten. Weinheim: Beltz.

Denzler, P., Markowitsch, H.J., Frölich, L., Kessler, J. & Ihl, R. (1989). Demenz im Alter. Pathologie, Diagnostik, Therapieansätze. Weinheim: Beltz.

Gruetzner, H. (1992). Alzheimersche Krankheit. Ein Ratgeber für Angehörige und Helfer. Weinheim: Beltz.

Klessmann, E. (1990). Wenn Eltern Kinder werden...und doch die Eltern bleiben. Bern: Huber.

Mace, N.L. & Rabins, P.V. (1988). Der 36-Stunden-Tag (2. Aufl.). Bern: Huber.

Reisberg, B. (1987). Hirnleistungsstörungen: Alzheimersche Krankheit und Demenz (2. Aufl.). Weinheim: Beltz.

Schützendorf, E. & Wallrafen-Dreisow, H. (1991). In Ruhe verrückt werden dürfen. Für ein anderes Denken in der Altenpflege. Frankfurt/ M.: Fischer.

Wettstein, A. (1990). Senile Demenz. Bern: Huber.

7 Literatur

Backes, G. M. (1992). Familie und Alter: zwischen traditionellem Leitbild und modernen Lebensformen. Zeitschrift für Sozialreform, 38, 457–477.

Backes, G. M. (1994). Überlegungen zum Profil Sozialer Gerontologie in der Bundesrepublik Deutschland. In Karl, F. & Schmitz-Scherzer, R., Soziale Gerontologie – Wissenschaft und Praxis (S.59–78). Kassel: Universität (Kasseler Gerontologische Schriften Band 15).

Bahro, M. (1993). Depressionen im Alter. Deutsche Krankenpflege-Zeitschrift, 46, 9–13.

Balluseck, H. v. (1989). Gefühlsarbeit in der Altenpflege – von der Unmöglichkeit eines Berufs. Sozialmagazin 6, 19–22.

Baltes, P. B. & Baltes, M. M. (1992). Gerontologie: Begriff, Herausforderung und Brennpunkte. In Baltes, P. B. & Mittelstraß, J. (Hrsg.), Zukunft des Alterns und gesellschaftliche Entwicklung (S. 1–34). Berlin: de Gruyter.

Basaglia, F.O. (1985). Gesundheit – Krankheit. Das Elend der Medizin. Frankfurt/M.: Fischer.

Beimdick, U., Hollenrieder, J. & Keyser, P. (1992). Der Pflege-Fall. Perspektiven des Alters und der Pflegeberufe. Hamburg: Ergebnisse.

Bienstein, Ch. & Fröhlich, A. (1992). Basale Stimulation in der Pflege. Pflegerische Möglichkeiten zur Förderung von wahrnehmungsbeeinträchtigten Menschen. Düsseldorf: Verlag Selbstbestimmtes Leben.

Böhm, E. (1988). Verwirrt nicht die Verwirrten. Neue Ansätze geriatrischer Krankenpflege (6. Aufl.). Bonn: Psychiatrie-Verlag.

Böhm, E. (1991). Alte Verstehen. Grundlagen und Praxis der Pflegediagnose (2. Aufl.). Bonn: Psychiatrie-Verlag. Böhm, E. (1992). Ist heute Montag oder Dezember? Erfahrungen mit der Übergangspflege. Bonn: Psychiatrie-Verlag.

Brähler, E. & Unger, U. (1994). Sexuelle Aktivität im höheren Lebensalter im Kontext von Geschlecht, Familienstand und Persönlichkeitsaspekten – Ergebnisse einer repräsentativen Befragung. Zeitschrift für Gerontologie, 27, 110–115.

Braemer, S. (1992). Modellprojekt „Gerontopsychiatrische Versorgung" der Sozialstation Hamburg-Wilhelmsburg. Köln: Kuratorium Deutsche Altershilfe.

Bron, B. (1993). Die Bedeutung des Schulderlebens bei depressiven Menschen. Deutsche Krankenpflegezeitschrift, 46, 2–4.

Buijssen, H. (1994). Senile Demenz. Eine praktische Anleitung für den Umgang mit Alzheimer-Patienten. Weinheim: Beltz.

Büssing, A. (1992). Organisationsstruktur, Tätigkeit und Individuum. Untersuchungen am Beispiel der Pflegetätigkeit. Bern: Huber.

Bundesministerium für Familie und Senioren (BMFuS). (Hrsg.). (1993). Erster Altenbericht. Die Lebenssituation älterer Menschen in Deutschland. Bonn: BMFuS.

Burisch, M. (1989). Das Burnout-Syndrom. Berlin: Springer.

Danner, D. B. & Schröder, H. C. (1992). Biologie des Alterns (Ontogenese und Evolution). In Baltes, P. B. & Mittelstraß, J. (Hrsg.), Zukunft des Alterns und gesellschaftliche Entwicklung (S. 95–123). Berlin: de Gruyter.

Delius, P. (1990). Das Kometenzmodell des Alters: Möglichkeiten klinisch-psychiatrischer Umsetzung am Beispiel einer Geschichtsgruppe. Zeitschrift für Gerontologie, 23, 293–299.

Denzler, P., Markowitsch, H. J., Frölich, L., Kessler, J. & Ihl, R. (1989). Demenz im Alter. Pathologie, Diagnostik, Therapieansätze. Weinheim: Beltz.

Dethlefsen, T. & Dahlke, R. (1988). Krankheit als Weg (23.Aufl.). München: Bertelsmann.

Deutscher Berufsverband für Pflegeberufe (DBfK) (1994). Gewalt in der Pflege. Eschborn: DBfK-Verlag

Deutsches Zentrum für Altersfragen (DZA) (Hrsg.). (1989). Die ergraute Gesellschaft (2. Auflage). Berlin: DZA Deutsches Zentrum für Altersfragen/Kuratorium Deutsche Altershilfe. (1991). Heimkonzepte der Zukunft. Altenheim, 30, 178–179.

Dieck, M. (1993). Heime für alte Menschen – heute und morgen. In Forum Altenhilfe Band 2: Altenhilfe. Prognosen, Probleme, Chancen (S. 137–154). Stuttgart: Evangelische Heimstiftung e.V.

Engelke, E. (1987). Die Pflege Schwerst- und Sterbenskranker – Zur Humanisierung der Situation von Pflegekräften. Theorie und Praxis der sozialen Arbeit, 38, 91–98.

Enzlberger, A., Laireiter, A., Baumann, U., Feichtinger, L., Lettner, K. & Untner, A. (1992). Soziale Netzwerke und Unterstützungsressourcen bei Bewohnern von Altenheimen. Zeitschrift für Gerontopsychologie und -psychiatrie, 5, 71–85.

Enzmann, D. & Kleiber, D. (1989). Helfer-Leiden. Streß und Burnout in psychosozialen Berufen. Heidelberg: Asanger.

Feil, N. (1992). Validation. Ein neuer Weg zum Verständnis alter Menschen (2. Aufl.). Wien: Altern & Kultur.

Fleischmann, U. M. (1990). Intelligenz im Alter. In Mayring, Ph. & Saup, W. (Hrsg.), Entwicklungsprozesse im Alter (S. 105–123). Stuttgart: Kohlhammer.

Franke, A. (1981). Psychosomatische Störungen – Theorien undVersorgung. Stuttgart: Kohlhammer.

Fritzsche, K. & Dornberg, M. (1992). Krankheit als Lösungsversuch. Eine Kasuistik zum psychosomatischen Krankheitsverständnis im Alter. Zeitschrift für Gerontologie, 25, 466–470.

Galuschka, L., Hahl, B., Neander, K.D. & Osterloh, G. (1993). Die Zukunft braucht Pflege. Eine qualitative Studie über die Belastungswahrnehmungen beim Pflegepersonal. Frankfurt/M.: Mabuse.

Geuß, H. (1988). Intellektuelle Leistungsfähigkeit. In Howe, J. u. (Hrsg.), Lehrbuch der psychologischen und sozialen Alternswissenschaft. Band 1: Grundlagen (S. 95–110). Heidelberg: Asanger.

Grond. E. (1992). Die Pflege verwirrter alter Menschen. Psychisch Alterskranke und ihre Helfer im menschlichen Miteinander (7. Aufl.). Freiburg: Lambertus.

Gruetzner, H. (1992). Alzheimersche Krankheit. Ein Ratgeber für Angehörige und Helfer. Weinheim: Beltz.

Güntert, B., Orendi, B. & Weyermann, U. (1989). Die Arbeitssituation des Pflegepersonals – Strategien zur Verbesserung. Bern: Huber.

Häfner, H. (1992). Psychiatrie des höheren Lebensalters. In Baltes, P. B. & Mittelstraß, J. (Hrsg.), Zukunft des Alterns und gesellschaftliche Entwicklung (S. 151–179). Berlin: de Gruyter.

Herschbach, P. (1991). Psychische Belastung von Ärzten und Krankenpflegekräften. Weinheim: Edition Medizin, VCH.

Hofecker, G. (1991). Biologische Alternsvorgänge und deren Einflüsse auf die Leistungsfähigkeit des Organismus. In Lang, E. & Arnold, K. (Hrsg.), Altern und Leistung. Medizinische, psychologische und soziale Aspekte (S. 19–40). Stuttgart: Enke.

Howe, J. (1988). Sexualität im Alter. In Howe, J. (Hrsg.). Lehrbuch der psychologischen und sozialen Alternswissenschaft (Bd. 1) (S. 129–157). Heidelberg: Asanger.

Howe, J. (1990). Epidemologie psychischer Störungen im höheren Lebensalter. In Howe, J. (Hrsg.). Lehrbuch der psychologischen und sozialen Alternswissenschaft (Bd. 2) (S.9–26). Heidelberg: Asanger.

Karl, F. (1990). Neue Wege in der sozialen Altenarbeit. Freiburg: Lambertus.

Karsdorf, S. (1992). Krankheit und Gesundheit in ihren sozialen Bezügen. Deutsche Krankenpflege- Zeitschrift, 45, 843–847.

Keupp, H. & Röhrle. B. (Hrsg.) (1987). Soziale Netzwerke. Frankfurt: Campus.

Klein, G. (1992). Verwirrtheit im Alter. In Birk, M- L., Knoll, G., Krauß, B., Steinacker, B. & Uhlmann, G. (Hrsg.). Gerontopsychiatrie und Altenarbeit II 57–74). Berlin: Deutsches Zentrum für Altersfragen.

Klessmann, M. (1994). Die Sprache der Sterbenden. Pflegezeitschrift, 47, 168–173.

Kohli, M. (1992). Altern in soziologischer Perspektive. In Baltes, P. B. & Mittelstraß, J. (Hrsg.), Zukunft des Alterns und gesellschaftliche Entwicklung (S. 231–259). Berlin: de Gruyter.

Krämer, W. (1992). Altern und Gesundheitswesen: Probleme und Lösungen aus der Sicht der Gesundheitsökonomie. In Baltes, P.B.& Mittelstraß, J. (Hrsg.), Zukunft des Alterns und gesellschaftliche Entwicklung (S. 563–580). Berlin: de Gruyter.

Krauß, B. (1991). Depression im Alter. In Hirsch, R.D. & Krauß,B. (Hrsg), Gerontopsychiatrie und Altenarbeit I (S. 11–22).Berlin: Deutsches Zentrum für Altersfragen.

Kruse, A. (1992a). Alter im Lebenslauf. In Baltes, P. B. & Mittelstraß, J. (Hrsg.), Zukunft des Alterns und gesellschaftliche Entwicklung (S. 331–355). Berlin: de Gruyter.

Kruse, A. (1992b). Formen des Alterns. Theoretische Überlegungen und empirische Befunde. In Niederfranke, A., Lehr, U. M., Oswald, F. & Maier, G. (Hrsg.), Altern in unserer Zeit. Beiträge der IV. und V. Gerontologischen Woche am Institut für Gerontologie, Heidelberg (S. 39–50). Heidelberg: Quelle & Meyer.

Kruse, W. (1993). Aspekte medikamentöser Primär- und Sekundärprävention in der Geriatrie. Zeitschrift für Gerontologie, 26, 436–445.

Kübler-Ross, E. (1975). Interviews mit Sterbenden (9. Aufl.). Stuttgart: Kreuz.

Landau, K. (1991). Arbeitsbedingungen im Krankenhaus und Heim. München: Bayerisches Staatsministerium für Arbeit, Familie und Sozialordnung.

Landau, K. & Imhof-Gildein, B. (1990). Psycho- physische Beanspruchung vom Mitarbeitern in der Altenpflege. Stuttgart-Hohenheim: Fachgebiet Arbeitswissenschaft der Universität Hohenheim.

Landau, K., Imhof-Gildein, B. & Schreiber, G. (1991). Beanspruchung des Pflegepersonals. Stuttgart: Ministerium für Arbeit, Gesundheit, Familie und Frauen Baden-Württemberg.

Lehr, U. (1987). Psychologie des Alterns. Heidelberg: Quelle & Meyer.

Lind, S. (1994). Strukturprobleme der Altenpflegeheime. Altenheim, 33, 508–512.

Mace, N. & Rabins, P.V. (1988). Der 36-Stunden-Tag (2. Aufl.). Bern: Huber.

Mahnkopf, B. & Beck-Dreßler, B. (1989). Soziale Intervention bei psychisch kranken alten Menschen – Erfahrungen aus einem Gerontopsychiatrischen Forschungsprojekt. In Zeman, P. (Hrsg.), Hilfebedürftigkeit und Autonomie – Zur Flankierung von Altersproblemen durch kooperationsorientierte Hilfe (S.75–86). Berlin: Deutsches Zentrum für Altersfragen.

McKeown, Th. (1982). Die Bedeutung der Medizin. Traum, Trugbild oder Nemesis?. Frankfurt/M.: Suhrkamp.

Mergner, U. (1992). Arbeitsbedingungen in der stationären Krankenpflege. Wiesbaden: HLT Gesellschaft für Forschung Planung Entwicklung mbh.

Minnemann, E. (1994). Geschlechtsspezifische Unterschiede der Gestaltung sozialer Beziehungen im Alter – Ergebnisse einer empirischen Untersuchung. Zeitschrift für Gerontologie, 27, 33–41.

Mybes, U. (1993). Wohnbereichsleitung: Stellenkonzeption und organisatorischer Kontext. Köln: Kuratorium Deutsche Altershilfe.

Naegele, G. & Tews, H. P. (Hrsg.). (1993). Lebenslagen im Strukturwandel des Alters. Opladen: Westdeutscher Verlag.

Obermann, E. & Reichert, M. (1993). Hochaltrigkeit und Strukturen gesundheitlicher und pflegerischer Versorgung. In Naegele, G. & Tews, H.P. (Hrsg.). Lebenslagen im Strukturwandel des Alters. Opladen: Westdeutscher Verlag.

Petzold, H. (1990). Die pathologischen Formen der Inhumanität. Altenpflege, 15, 566–571.

Plein, R. (1993). Hat das Altenheim ausgedient? Wohnformen für Senioren im Überblick. Heim und Pflege, 24, 464–468.

Referenten-Fachtagung. (1994). Wohnkonzepte für alte Menschen. Evangelische Impulse, 16, 29–30.

Reisberg, B. (1987). Hirnleistungsstörungen: Alzheimersche Krankheit und Demenz (2. Aufl.). Weinheim: Beltz.

Riley, M. W. & Riley, J. W., Jr. (1992). Individuelles und gesellschaftliches Potential des Alterns. In Baltes, P. B. & Mittelstraß, J. (Hrsg.), Zukunft des Alterns und gesellschaftliche Entwicklung (S. 437–459). Berlin: de Gruyter.

Röhrle, B. (1994). Soziale Netzwerke und soziale Unterstützung. Weinheim: Beltz.

Rückert, W. (1992). Bevölkerungsentwicklung und Altenhilfe. Köln: Kuratorium Deutsche Altershilfe.

Rupprecht, R., Gunzelmann, T., Oswald, W. D., Lang, E., Baumann, H. & Stosberg, M. (1994). Bedingungen der Erhaltung und Förderung von Selbständigkeit im höheren Lebens-Alter. Zeitschrift für Gerontopsychologie und -psychiatrie, 6, 217–227.

Sandman, P.O., Norberg, A., Adolfsson, R., Axelsson, K. & Hedly, V. (1994). Morgentoilette bei dementen Alzheimer-Patienten: ein auf direkter Beobachtung beruhendes theoretisches Modell. Pflege, 7, 280–290.

Saup, W. (1990). Übersiedlung und Aufenthalt im Alten- und Pflegeheim. In Mayring, Ph. & Saup, W., Entwicklungsprozesse im Alter (S. 75–100). Stuttgart: Kohlhammer.

Schachtner, Ch. (1990). Neue Wohn- und Lebensformen im Alter. Alt werden in einer Wohngemeinschaft. Zeitschrift für Gerontologie, 23, 34–38.

Scharfetter, Ch. (1985). Allgemeine Psychopathologie. Eine Einführung (2. Aufl.). Stuttgart: Thieme.

Scheidt, J. v., Scheidt, Chr. v. & Eikelbeck, M.-L. (1991). Psychologie für Krankenpflegeberufe. München: Quintessenz.

Scheidt, J. v. (1993a). Das Heute durch das Gestern verstehen lernen. Teil I: Zum Umgang mit Lebenslaufdaten in der Pflege. Forum Sozialstation 64, 17, 16–18.

Scheidt, J. v. (1993b). Das Heute durch das Gestern verstehen lernen. Teil II: Zur Praxis biographischen Handelns. Forum Sozialstation 65, 17, 44–45.

Scheidt, J. v. (1994). Reiseführer durch die wissenschaftliche Psychologie. München: Quintessenz.

Schlag, B. (1990). Empirische Untersuchungen zur Leistungsfähigkeit älterer Kraftfahrer. Zeitschrift für Gerontologie, 23, 300–306.

Schlüter, G. (1992). Berufliche Belastungen der Krankenpflege. Melsungen: Bibliomed.

Schubert, H.J. (1990). Wohnsituation und Hilfenetze im ALter. Zeitschrift für Gerontologie, 23, 12–22.

Seubert, H. (1991). Zu Lasten der Frauen. Benachteiligungen von Frauen durch die Pflege alter Eltern. Nachrichtendienst des Deutschen Vereins für öffentliche und private Fürsorge, 71, 335–340.

Sieker, H. (1993). Gerontopsychiatrische Patienten. Randgruppe oder Herausforderung für die Zukunft? Wallenhorst: Gerlach.

Steinhagen-Thiessen, E., Gerok, W. & Borchelt M. (1992). Innere Medizin und Geriatrie. In Baltes, P. B. & Mittelstraß, J. (Hrsg.), Zukunft des Alterns undnd gesellschaftliche Entwicklung (S. 124–150). Berlin: de Gruyter.

Stengel, M. (1990). Fehlende Motivation? Zur Situation des Alten- und Krankenpflegepersonals aus psychologischer Sicht. Zeitschrift für Arbeitswissenschaft, 44, 37–45.

Steinacker, B. (1991). Abhängigkeit und Eigenständigkeit in der Arbeit mit depressiven Älteren. In Hirsch, R.D. & Krauß, B. (Hrsg), Gerontopsychiatrie und Altenarbeit I (S. 23–31). Berlin: Deutsches Zentrum für Altersfragen.

Tews, H. P. (1991). Altersbilder. Über Wandel und Beeinflussung von Vorstellungen vom und Einstellungen zum Alter. Köln: Kuratorium Deutsche Altershilfe.

Thomae, H. (1983). Alternsstile und Alternsschicksale. Ein Beitrag zur Differentiellen Gerontologie. Bern: Huber.

Urlaub, K. H. (1988). Krisen, Konflikte und Überforderungstrukturen in familiären Pflegebeziehungen. Eine sozialpsychologische Studie über Bedingungen und Formen der Bewältigung. Wuppertal: Deutscher Paritätischer Wohlfahrtsverband, Landesverband Nordrhein- Westfalen.

Voss, H. (1990). Motivation und Organisation im Altenheim. Theorie und Praxis individueller Altenpflege. Hannover: Vincentz.

Wagner, P. (1993). Ausgebrannt. Zum Burnout-Syndrom in helfenden Berufen. Bielefeld: Böllert.

Wahl, H.W. (1991). „Das kann ich allein!“: Selbständigkeit im Alter: Chancen und Grenzen. Bern: Huber.

Wahl, H.W. & Reichert, M. (1991). Psychologische Forschung in Alten- und Altenpflegeheimen in den achtziger Jahren. Teil I: Forschungszugänge zu den Heimbewohnern. Zeitschrift für Gerontopsychologie und -psychiatrie, 4, 233–255.

Weinert, F. E. (1992). Altern in psychologischer Perspektive. In Baltes, P. B. & Mittelstraß, J. (Hrsg.), Zukunft des Alterns und gesellschaftliche Entwicklung (S. 180–203). Berlin: de Gruyter.

Wiese, M. (1994). Häufigkeit und Verteilung der hausärztlichen Diagnose „dementielle Erkrankung". Zeitschrift für Gerontopsychologie & -psychiatrie, 7, 195–200.

Winter, G. & Zettl-Junger, S. (1991). Intervention und Beziehung in der Arbeit mit depressiven Älteren. In Hirsch, R.D. & Krauß, B. (Hrsg), Gerontopsychiatrie und Altenarbeit I(S. 32–38). Berlin: Deutsches Zentrum für Altersfragen.

Witterstätter, K. (1981). Soziologie für die Altenarbeit. Freiburg: Lambertus.

Wolfersdorf, M. & Grünewald, I. (1993). Erscheinungsformen depressiven Krankseins. Deutsche Krankenpflege-Zeitschrift, 46, 5–9.

Zgola, J.M. (1989). Etwas Tun! Die Arbeit mit Alzheimerkranken und anderen chronisch Verwirrten. Bern: Huber.